护理学专业器官系统教学系列教材

皮肤、感觉器官和神经系统

主　　编　高东明　张　莉
副 主 编　郑德宇　刘春娜　陈学军　庄晓燕
编　　委　（按姓氏笔画排序）
陈学军　高东明　李　垚　刘春娜
刘建生　田　鹤　张　莉　郑德宇
庄晓燕

科 学 出 版 社
北　京

内 容 简 介

本教材对现有的人体组织学、人体解剖学、生理学、病理学与药理学教材中与皮肤、感觉器官和神经系统相关的基础医学知识按器官系统进行重组整合，以器官系统为中心对其结构和生理功能以及疾病的病理和药物治疗进行详细阐述，将各学科知识完善地融合在一起，使学生整体地全面地认识人体科学，为从事医疗服务打下坚实的基础。全书共3篇7章。第一篇包括第1~2章，主要讲述皮肤与其附属器的结构和结缔组织疾病的病理。第二篇3~5章阐述视觉器官和前庭蜗器和结构与功能。第三篇第6~7章讲述神经系统的功能和药理学。

本书适用于各类医学院校临床医学、药学和护理学等医学相关专业开展以"以器官系统为中心"的基础医学课程。

图书在版编目(CIP)数据

皮肤、感觉器官和神经系统／高东明，张莉主编. —北京：科学出版社，2015.4

ISBN 978-7-03-043469-2

Ⅰ.①皮… Ⅱ.①高… ②张… Ⅲ.①皮肤-高等学校-教材②感觉器官-高等学校-教材③神经系统-高等学校-教材 Ⅳ.①R322

中国版本图书馆CIP数据核字(2015)第038405号

责任编辑：朱　华／责任校对：蒋　萍
责任印制：李　彤／封面设计：范璧合

科学出版社出版
北京东黄城根北街16号
邮政编码：100717
http://www.sciencep.com

天津市新科印刷有限公司印刷
科学出版社发行　各地新华书店经销

*

2015年4月第　一　版　开本：787×1092　1/16
2023年2月第四次印刷　印张：9　插页 4
字数：210 000

定价：40.00元

前　言

我校护理专业自1999年起实施“以器官系统为中心”的医学基础课程模式改革,并编写了《现代医学基础》,共6册教材,并正式出版发行。该套教材打破了原有的学科界限,开创了具有中国特色的医学教育课程新模式。该项改革项目曾获得国家级教学成果二等奖。

经过15年的教学实践,在充分论证的基础上,我们总结了《现代医学基础》教材在编写和应用过程中的经验与不足,在原有机能与形态、微观与宏观、生理与病理融合的基础上,实现基础与临床的对接。按照护理专业培养目标的要求,结合现代医学新进展,增加学生必须掌握的知识点,重新组合成新的基础医学教材共8个分册,即《人体基本形态与结构》、《细胞与分子生物学》、《免疫与病原生物学》、《病理学与药理学基础》、《血液、循环和呼吸系统》、《消化和内分泌系统》、《泌尿和生殖系统》、《皮肤、感觉器官和神经系统》。同时对护理专业课程的基础护理学、内科护理学、外科护理学、妇产科护理学、儿科护理学、急救护理学、五官科护理学、精神护理学等8门课程按人体器官系统进行整合,将不宜纳入器官系统的内容独立成册,重新组合成新的护理学教材共7个分册,即《护理基本技术》、《急危重症护理》、《血液、循环和呼吸系统疾病护理》、《消化、代谢和内分泌系统及风湿免疫性疾病护理》、《泌尿和生殖系统疾病护理》、《皮肤、感觉器官、神经精神和运动系统疾病护理》和《传染病护理》。本套教材是供护理专业“以器官系统为中心”课程模式使用的全新教材。

教材编写中各位专家教授不辞辛苦,夜以继日,查阅了大量文献资料,并结合多年教学和临床实践,梳理教材内容,完善编写思路,反复讨论修改,高质量地完成了编写任务。

在本套教材出版之际,我们特别感谢国家教育部、卫生和计划生育委员会、科学出版社等单位领导的关心和支持。感谢学校各级领导和老师的大力支持与帮助。感谢各位编委的辛勤工作。

限于编者水平,教材中难免有不足之处,恳请同行和专家批评指正。

刘学政

2015年1月12日

目　　录

第一篇　皮肤与结缔组织

第一章　皮肤的结构与附属器 ………… 1

第一节　表皮 ………… 1

第二节　真皮 ………… 5

第三节　皮肤的附属器 ………… 5

第四节　皮下组织 ………… 7

第二章　结缔组织疾病 ………… 8

第一节　结缔组织病 ………… 8

第二节　骨关节疾病 ………… 14

第二篇　感觉器官

第三章　概述 ………… 22

第四章　视觉器官 ………… 24

第一节　视觉器官的结构 ………… 24

第二节　视觉器官的功能 ………… 33

第五章　前庭蜗器 ………… 39

第一节　前庭蜗器的结构 ………… 39

第二节　耳的听觉功能 ………… 47

第三节　前庭器官的功能 ………… 50

第三篇　神经系统

第六章　神经系统的功能 ………… 53

第一节　神经系统功能活动的基本原理 ………… 53

第二节　反射活动的一般规律 ………… 63

第三节　神经系统的感觉分析功能 ………… 67

第四节　神经系统对躯体运动的调节 ………… 72

第五节　神经系统对内脏活动、本能行为和情绪的调节 ………… 80

第六节　脑的高级功能 ………… 84

第七章　神经系统药理学 ………… 93

第一节　肾上腺素受体激动药 ………… 93

第二节　肾上腺素受体阻断药 ………… 98

第三节　胆碱受体激动药 ………… 101

第四节　抗胆碱酯酶药及胆碱酯酶复活药 ………… 103

第五节　胆碱受体阻断药 ………… 106

第六节　局部麻醉药 ………… 110

第七节　镇静催眠药 …… 113
第八节　抗癫痫药 …… 116
第九节　治疗帕金森病药 …… 119
第十节　治疗阿尔茨海默病药 …… 121
第十一节　镇痛药 …… 122
第十二节　解热镇痛抗炎药 …… 126
第十三节　抗精神失常药 …… 131
参考文献 …… 138
彩图

第一篇　皮肤与结缔组织

第一章　皮肤的结构与附属器

皮肤(skin)是人体最大的器官,其面积为 1.2~2.0 m^2,约占体重的 16%。皮肤由表皮和真皮构成,借皮下组织与深层组织相连(图 1-1、彩图-1)。皮肤内有毛、皮脂腺、汗腺和指(趾)甲等,它们都是由表皮衍生的皮肤附属器。皮肤在阻挡病原体和异物侵入、防止体液丢失等方面具有重要的屏障作用。皮肤内的感觉神经末梢丰富,能感受外界的刺激。此外,皮肤还能调节体温、排出代谢产物等。

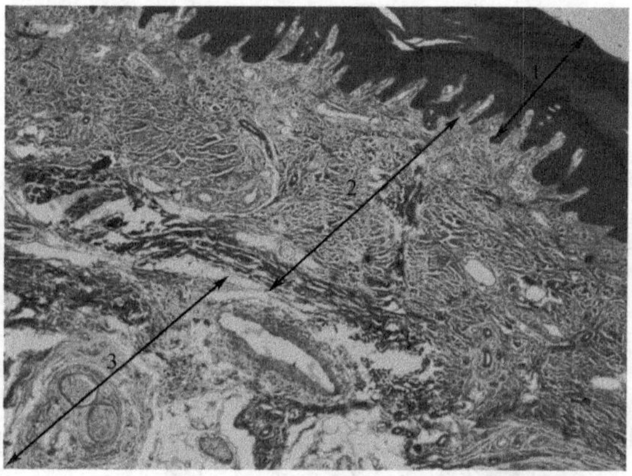

图 1-1　手掌皮光镜像,HE 染色,低倍

1. 表皮;2. 真皮;3. 皮下组织

第一节　表　　皮

皮肤表面有皮纹,在指端掌侧面形成指纹,其形态因人而异且终生不变,对人类学和法医学研究具有一定的实用价值。

表皮(epidermis)是皮肤的浅层,为角化的复层扁平上皮。人体各部位的表皮厚薄不一,平均厚 0.07~0.12mm,手掌和足底的表皮最厚,为 0.8~1.5mm。表皮细胞分为两大类,一类是角质形成细胞 (keratinocyte),占表皮细胞的绝大多数;另一类是非角质形成细胞,数量较少,散在分布于角质形成细胞之间,包括黑素细胞、郎格汉斯细胞和梅克尔细胞。

一、表皮的分层和角化

手掌和足底的厚表皮的结构比较典型,从基底到表面可分五层(图 1-2、彩图-2、图 1-3、彩图-3)。

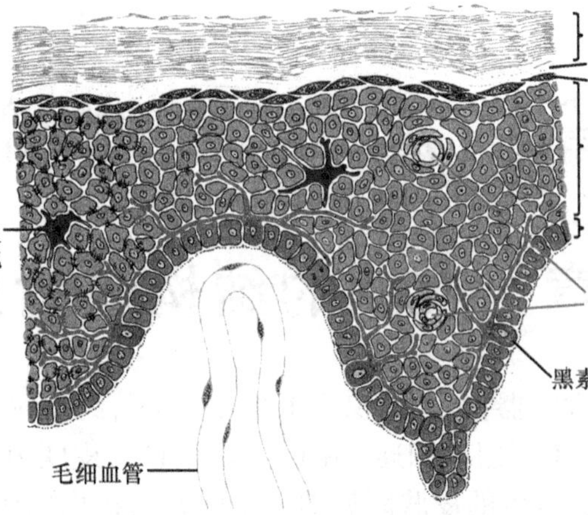

图 1-2 表皮细胞组成模式图

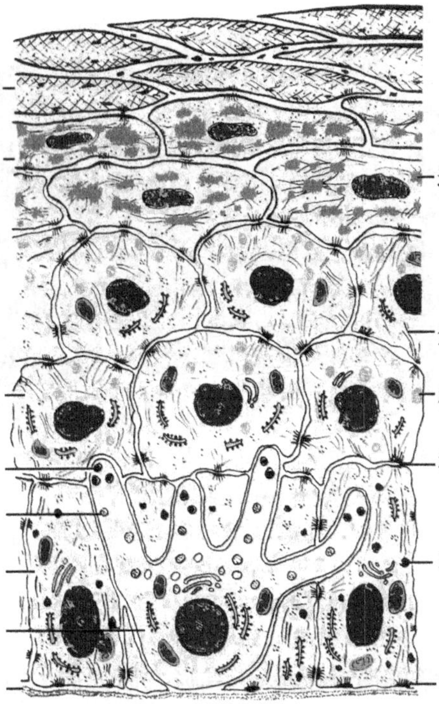

图 1-3 角质形成细胞与黑素细胞超微结构模式图

1. 基底层(stratum basale) 附着于基膜上,由一层矮柱状或立方形的基底细胞(basal cell)组成。胞核大,呈椭圆形。胞质含有大量的游离核糖体,呈强嗜碱性。此外,胞质中有散在或成束的角蛋白丝(keratin filament),直径 10nm,属中间丝,因具有很强的张力,又称张力丝(tonofilament)。交织排列的张力丝形成张力原纤维,在有色皮肤内还可见黄褐色的黑素颗粒。相邻的基底细胞之间借桥粒相连,每个基底细胞借半桥粒与基膜相连。基底细胞是表皮的干细胞,具有不断分裂和增殖的功能,新生的细胞向表层迁移,分化成表皮其他各层的细胞,因此基底层也称生发层(stratum germinativum),其在皮肤的创伤愈合中具有重要的再生修复功能。

2. 棘层(stratum spinosum)　位于基底层的上方，由4~10层多边形的细胞构成，这些细胞体积较大，表面有许多短小的棘状突起，故也称棘细胞(spinous cell)。相邻细胞的棘状突起以桥粒相连。棘细胞核呈圆形，细胞质因富含游离核糖体而呈弱嗜碱性。胞质内的角蛋白丝形成许多较粗的角蛋白丝束，交织分布，并附着于桥粒上；合成的外皮蛋白（involucrin)沉积在细胞膜内侧，使细胞膜增厚。电镜下，胞质中还可见许多直径为0.1~0.5μm的分泌颗粒，为卵圆形明暗相间的板层状结构，称板层颗粒（lamellar granule)。主要分布于细胞周边，颗粒内含有糖胺多糖和磷脂，并以胞吐方式将颗粒内容物释放到细胞间隙，包裹细胞表面，形成膜状物，因此又称膜被颗粒(membrane-coating granule)。棘细胞中有时也可见黑素细胞。

3. 颗粒层(stratum granulosum)　位于棘层上方，由2~5层扁平的梭形细胞组成。颗粒层细胞的核与细胞器已退化，出现许多形状不规则、强嗜碱性的透明角质颗粒（keratohyalin granule)。电镜下，透明角质颗粒无膜包裹，呈致密均质状，角蛋白丝常伸入其中。颗粒的来源尚不明，内含富有组氨酸的蛋白质。胞质内的板层颗粒增多，其内容物排放到细胞间隙，形成膜状结构，使间隙变窄，构成防止物质透过表皮的重要屏障。

4. 透明层(stratum lucidum)　只在厚表皮中可见，位于颗粒层上方，由2~3层扁平细胞组成。细胞界限不清，细胞核和细胞器均已消失，胞质内充满由透明角质颗粒转化而来的角母蛋白(eleidin)。在HE染色的切片上，此层细胞呈强嗜酸性，折光度高。细胞的超微结构与角质层相似。

5. 角质层(stratum corneum)　位于透明层上方，由多层扁平无核的角质细胞(horny cell)组成。细胞已完全角化死亡，变得干硬，光镜下呈嗜酸性的均质状。电镜下，细胞内充满密集、粗大的角蛋白丝束及均质状物质，后者主要为透明角质颗粒所含的富有组氨酸的蛋白质。细胞膜内面附有一层不溶性蛋白质，使细胞膜增厚而坚固。细胞间隙充满由板层颗粒释放的物质，角质层浅表细胞间的桥粒消失，细胞连接松散，脱落后即成为皮屑。角质层具有阻止外界物质的侵害和防止体内水分丢失等保护作用。

人体大部分皮肤的表皮较薄，棘层、颗粒层及角质层均较薄，无透明层。表皮由基底层到角质层的结构变化，反映了角质形成细胞从增殖、迁移、逐渐分化为角质细胞、到最后脱落的全过程。开始为角质形成细胞中张力丝、板层颗粒及透明角质颗粒的形成，继而张力丝与透明角质颗粒结合形成角蛋白，沉积于细胞内；板层颗粒向细胞间隙释放内容物，形成多层膜状结构；细胞器和细胞核逐渐退化消失，最后形成角质层。在此过程中，随着角蛋白的逐渐合成，细胞渐向表层移动，最终角化死亡并脱落成皮屑。干硬坚固的角质细胞使表皮对多种物理和化学性刺激有很强的耐受力，细胞间隙中的膜状物可阻止外界物质透过表皮及组织液外渗。如果某种因素破坏了表皮的动态平衡就会出现角化异常等病理变化。人表皮的更新周期为3~4周。

二、非角质形成细胞

1. 黑素细胞(melanocyte)　由外胚层神经嵴细胞迁移而来，是生成黑色素的细胞。细胞数目较少，胞体散在分布于基底细胞之间，突起伸入基底细胞和棘细胞之间。在HE染色标本上，胞体着色略浅，不易与基底细胞分辨。电镜下，黑素细胞与角质形成细胞之间无桥粒连接，胞质内含有游离核糖体、粗面内质网和发达的高尔基复合体。胞质内还有特征性

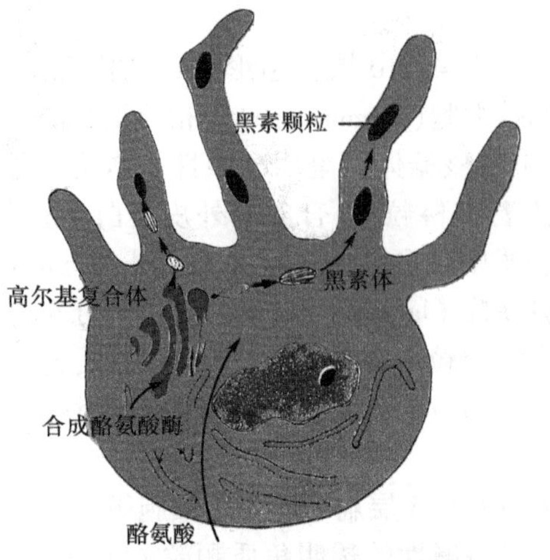

图 1-4 黑素细胞超微结构模式图

的椭圆形的黑素体(melanosome),由高尔基复合体形成,内含酪氨酸酶,能将酪氨酸转化为黑色素(melanin)。当黑素体内充满黑色素后则称黑素颗粒(melanin granule),于光镜下呈黄褐色。黑素颗粒迁移到细胞突起内,在突起末端脱落,而后进入各层角质形成细胞内(图 1-4、彩图-4)。黑色素能吸收紫外线,防止深部组织遭受辐射损伤;紫外线可促进黑色素的合成。

黑素细胞在额、颊和外阴等处的表皮内较多,其分布密度为 900~2400 个/mm^2。不同种族皮肤的黑素细胞数量无明显差别,肤色的深浅主要取决于黑素细胞合成黑素的能力,即黑素颗粒的分布、大小、数量及内含黑色素的多少。黑种人的黑素颗粒大而多,色素含量多,分布于表皮全层;白种人的黑素颗粒小而少,色素含量少,仅分布于表皮的深层细胞内;黄种人介于两者之间。

2. 朗格汉斯细胞(Langerhans cell) 是来自于骨髓的单核吞噬细胞,散在于棘层的浅部,其数量通常为 400~1000 个/mm^2。在 HE 染色切片上,细胞呈圆形,胞核深染,胞质很浅;氯化金或 ATP 酶组织化学染色可显示细胞伸出的树枝状突起。电镜下,胞核呈不规则形,胞质内含有较多的溶酶体,还可见特征性的伯贝克颗粒(Birbeck granule)。颗粒呈杆状或网球拍状,其一端或两端有小泡,杆状部有纵向排列的致密板(图 1-5、彩图-5)。朗格汉斯细胞的细胞膜上具有表面抗原和免疫球蛋白 Fc 段及补体 C3 受体,能捕获和处理侵入皮肤的抗原物质,将抗原以抗原肽-MHC 分子复合物的形式呈递给淋巴细胞,引起免疫应答。

3. 梅克尔细胞(Merkel cell) 位于有毛皮的表皮基底细胞之间,呈扁平形,有短指状突起伸入角质形成细胞之间,数量较少。在 HE 染色标本上不易辨别。电镜下,它与角质形成细胞之间有桥粒相连,胞核呈不规则形,胞质内含有致密颗粒。细胞基底面可与感觉神经末梢形成类似突触的结构(图 1-6、彩图-6),故认为该细胞是感觉细胞,能感受触觉或其他机械刺激。

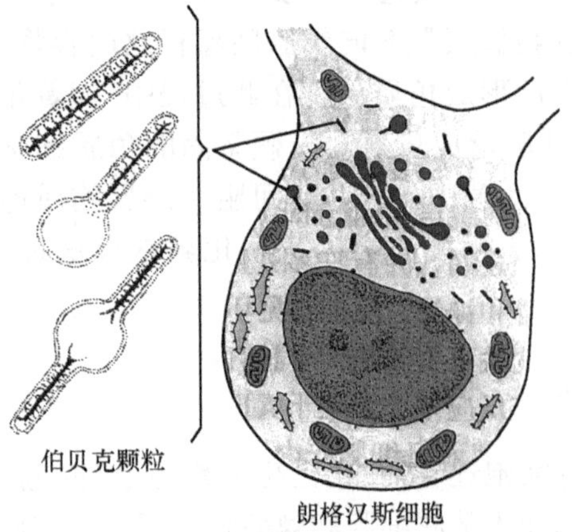

图 1-5 朗格汉斯细胞超微结构模式图

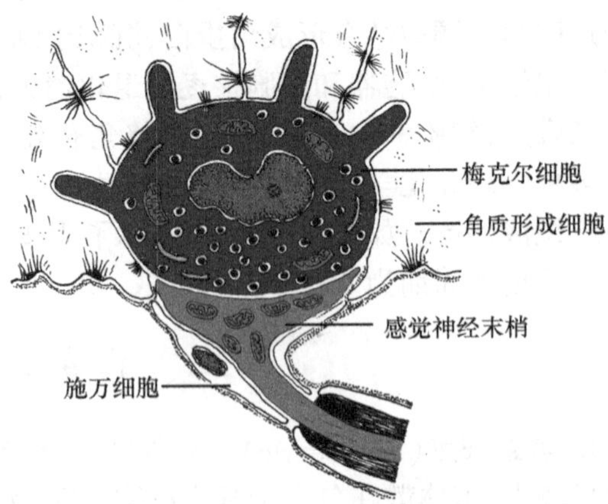

图 1-6 梅克尔细胞与神经末梢超微结构模式图

第二节　真　皮

真皮(dermis)位于表皮下方,分为浅层的乳头层和深层的网织层,两者无明显界限,其深部与皮下组织相连(图 1-7、彩图-7)。身体各部真皮的厚度不等,通常为 1~2mm。

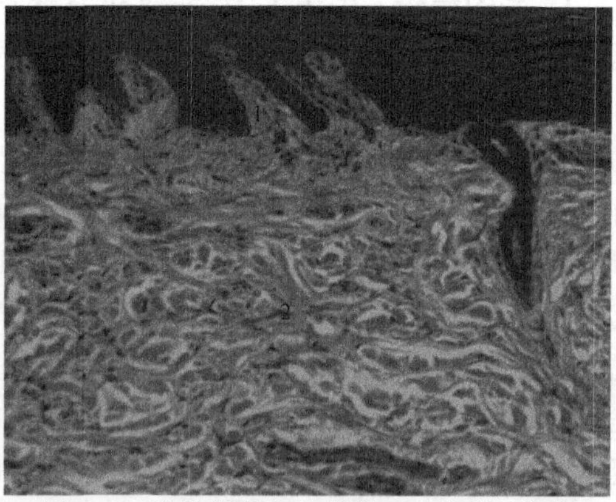

图 1-7　手掌皮真皮光镜像,HE 染色,高倍

1. 乳头层; 2. 网织层

一、乳　头　层

乳头层(papillary layer)紧靠表皮,由薄层疏松结缔组织构成,向表皮突出形成许多真皮乳头(dermal papillae),使表皮与真皮的连接面扩大,既有利于两者牢固连接,又有利于表皮从真皮中获得营养。乳头层含有丰富的毛细血管和游离神经末梢,在手指掌侧的真皮乳头内含有较多触觉小体。

二、网　织　层

网织层(reticular layer)位于乳头层下方,由较厚的致密结缔组织构成,与乳头层无明显分界。粗大的胶原纤维束及丰富的弹性纤维纵横交错,使真皮具有较好的韧性和弹性。网织层内有丰富的血管、淋巴管和神经,还有毛囊、皮脂腺、汗腺和环层小体等。在婴儿骶部皮肤真皮内有载黑素细胞聚集成群,致使局部皮肤呈蓝色,称蒙古斑(Mongolian spot)。

第三节　皮肤的附属器

一、毛

人体皮肤除手掌和足底等处外,均有毛(hair)分布(图 1-8、彩图-8,图 1-9、彩图-9)。

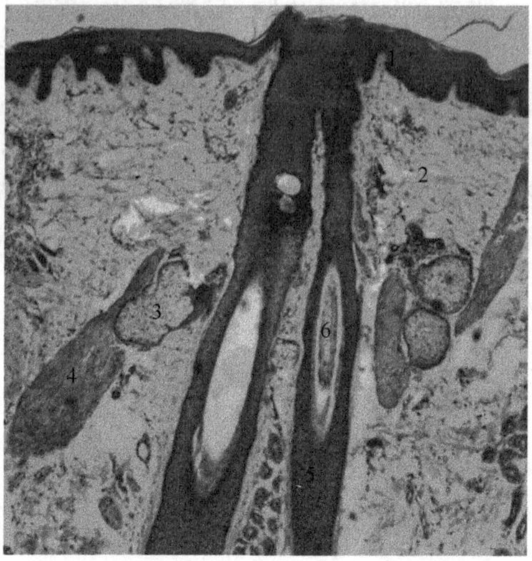

图 1-8　头皮光镜像,HE 染色,低倍

1. 表皮;2. 真皮;3. 皮脂腺;4. 立毛肌;5. 毛囊;6. 毛根

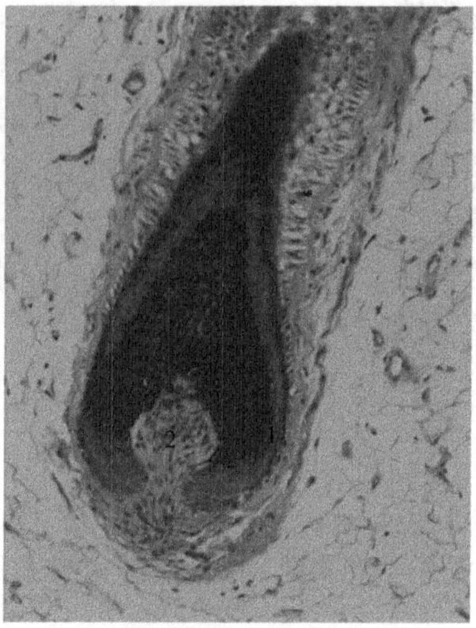

图 1-9　毛球与毛乳头光镜像,HE 染色,高倍

1. 毛球;2. 毛乳头

毛的粗细、长短依部位而异,头发、胡须和睫毛等粗而长,并含有黑色素,其他部位的毛则细而短,色素含量少。

1. 毛的结构 毛由毛干、毛根和毛球三部分构成。露在皮肤外的为毛干(hair shaft),埋在皮肤内的为毛根(hair root);毛干和毛根由排列规则的角化上皮细胞组成,细胞内充满角蛋白并含有数量不等的黑素颗粒。毛囊(hair follicle)是包在毛根外面的管状鞘,分为内外两层,内层为上皮性毛囊,与表皮相连续,其结构也与表皮相似;外层为结缔组织性毛囊,由致密结缔组织构成。毛根和毛囊上皮性鞘的下端合为一体,膨大为毛球(hair bulb)。毛球的上皮细胞称毛母质细胞(hair matrix cell),为干细胞。它们不断增殖分化,向上移动,形成毛根和上皮性鞘的细胞。毛球基部的黑素细胞可将黑素颗粒转送到毛根的上皮细胞中。毛球底面有结缔组织突入其中,形成毛乳头(hair papillae),内含丰富的毛细血管和神经末梢。毛球是毛和毛囊的生长点,毛乳头对毛的生长起诱导和营养作用。毛与皮肤表面呈一定角度斜向生长,在毛根与皮肤表面呈钝角的一侧有皮脂腺,其下方有一束斜行的平滑肌,称立毛肌(arrector pilli muscle)。它起于真皮,止于结缔组织性囊,受交感神经支配,遇冷或感情冲动时立毛肌收缩,牵动毛根使毛发竖立。

不同个体的毛发颜色有很大差异。黑色和棕黑色毛的黑素颗粒富含黑色素;金黄色和红色毛的黑素颗粒含褐黑色素(是一种黄色或红色的色素);灰色和白色毛的黑素颗粒及其内含色素均少。

2. 毛的生长周期 头发的生长周期通常为3~5年,其他部位毛的生长周期只有数月。毛的生长周期分为生长期和静止期。生长期时毛每日约生长0.2mm,其毛球膨大,毛乳头充血,毛母质细胞分裂增殖。转入静止期时即是换毛的开始,此时毛球和毛乳头变小萎缩,毛母质细胞停止增殖,毛根角化萎缩,并向表皮推移,随后与毛乳头分离。在旧毛脱落之前,毛囊基部形成新的毛母质细胞和毛球,继而形成新毛,将旧毛推出。

二、皮 脂 腺

皮脂腺(sebaceous gland)位于毛囊与立毛肌之间,为泡状腺,导管较短,多开口于毛囊,也有的直接开口于皮肤表面。分泌部(腺泡)由多层细胞组成,其周围是一层较小的幼稚细胞(基细胞),细胞不断地分裂增殖,新生的腺细胞逐渐变大,并向腺泡中心移动。腺泡中心的腺细胞较大,呈多边形,核固缩溶解,胞质内充满脂滴(图1-10、彩图-10)。在近导管处,整个腺细胞解体,脂滴以全浆分泌的方式排出,即为皮脂。皮脂具有润滑皮肤和毛的作用。性激素对皮脂分泌有调节作用,能促进皮脂腺的生长和分泌,青春期皮脂腺分泌活跃。

三、汗 腺

汗腺(sweat gland)为单管状腺,其末端蟠曲成团,导管开口于皮肤表面(图1-11、彩图-11)。根据分布部位、结构及分泌方式等的不同,汗腺可分为两种。

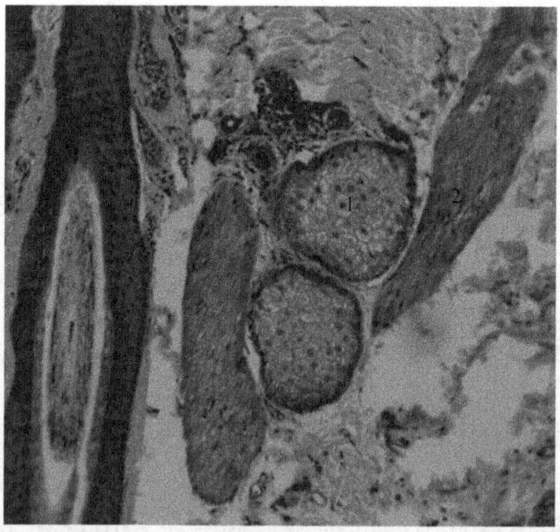

图 1-10　皮脂腺与立毛肌光镜像,HE 染色,高倍
1. 皮脂腺;2. 立毛肌

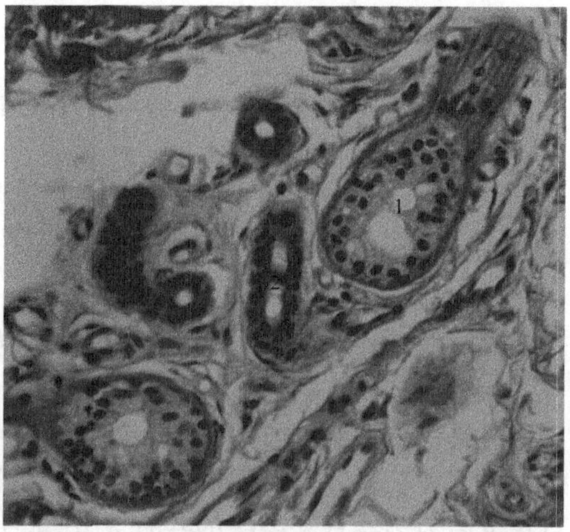

图 1-11　外泌汗腺光镜像,HE 染色,高倍
1. 分泌部;2. 导管

1. 外泌汗腺(eccrine sweat gland)　又称小汗腺、局泌汗腺(merocrine sweat gland),简称汗腺。遍布于全身皮肤内,于手掌和足底尤多。汗腺为单曲管状腺,分泌部蟠曲成团,位于真皮深层和皮下组织中。分泌部由单层矮柱状细胞围成。腺细胞有明暗两型:明细胞较大,底部较宽,胞核较圆,细胞主要分泌电解质和水分;暗细胞项部宽大,基部细小,胞核椭圆形,暗细胞分泌物含糖胺多糖。腺细胞与基膜之间有肌上皮细胞,其收缩有助于排出分泌物。汗腺导管由两层立方形细胞围成,细胞较小,胞质弱嗜碱性。导管由真皮进入表皮后,呈螺旋状走行,开口于皮肤表面的汗孔。汗腺分泌的汗液中含有大量水分,此外还有钠、钾、氯、乳酸盐和尿素等。汗腺分泌是机体散热的主要方式,有调节体温、湿润皮肤和排泄废物等作用。汗腺的分泌受胆碱能神经支配。

2. 顶泌汗腺(apocrine sweat gland)　简称大汗腺,主要分布于腋窝、乳晕和会阴部等处。其分泌部较粗,盘曲成团,腺细胞为立方形或矮柱状,胞质嗜酸性,分泌时顶部胞质连同分泌颗粒一起脱落进入腺腔;导管较直,由两层上皮围成,开口于毛囊。大汗腺的分泌物为黏稠的乳状液,含蛋白质、脂类等,无特殊气味,当被细菌分解后则产生特殊气味;分泌过盛而致气味过浓时,则形成狐臭。大汗腺的分泌受性激素影响,于青春期分泌较旺盛。

四、指(趾)甲

指(趾)甲(nail)由多层排列紧密的角质细胞构成,露在外面的为甲体;甲体的近端埋在皮肤内,称甲根;甲体下面的复层扁平上皮和真皮为甲床;甲体周缘的皮肤为甲襞;甲体与甲襞之间的沟为甲沟。甲根附着处的甲床上皮为甲母质,该部位细胞增殖活跃,是甲体的生长区。

第四节　皮下组织

皮下组织(hypodermis)位于真皮下方,即解剖学所称的浅筋膜,由疏松结缔组织和脂肪组织构成。皮肤借皮下组织与深部组织相连,使皮肤具有一定的活动性。皮下组织还具有缓冲、保温和能量储存等作用。其中,脂肪组织的多少因个体、性别、部位和年龄等而有较大差别。

(张　莉)

第二章　结缔组织疾病

本章主要讨论结缔组织疾病的病理，广义的结缔组织疾病包括结缔组织病及骨关节疾病。

第一节　结缔组织病

自身免疫性疾病可分为器官或细胞特异性和系统性自身免疫性疾病两种类型。前者的病理损害和功能障碍仅限于抗体或致敏淋巴细胞所针对的某一器官或某一类细胞；后者的自身抗原为多器官和组织的共有成分，能引起多器官组织的损害。病变主要出现在多种器官的结缔组织或血管内，故习惯上称之为胶原病或结缔组织病。下面主要介绍常见的几种系统性自身免疫性疾病。

一、系统性红斑狼疮

系统性红斑狼疮（systemic lupus erythematosus，SLE）是一种比较常见的系统性自身免疫性疾病，具有以抗核抗体为主的多种自身抗体及多系统的损害。临床表现主要有发热，皮损（如面部蝶形红斑），关节、肾、心等损害，以及全血细胞的减少。在我国患病率为30.13～70.41/10万，以女性多见，尤其是20～40岁的育龄女性，男女比例为1∶10，病程迁延反复，预后不良，患者多死于尿毒症、心力衰竭或合并感染。

（一）病因与发病机制

本病的病因和发病机制不清，目前的研究主要集中在以下三个方面。

1. 免疫因素　患者体内有多种自身抗体形成，95%以上患者抗核抗体（抗DNA抗体、抗组蛋白抗体、抗RNA-非组蛋白抗体、抗核仁抗体）阳性，还有抗红细胞、粒细胞、血小板等自身抗体，提示B细胞活动亢进是本病的发病基础。周围血中B细胞体外培养实验结果发现其增殖能力较正常强8～10倍。其原因尚不完全清楚，可以肯定的是，引起免疫功能紊乱的原因是多方面的，包括遗传因素和环境因素的作用。

2. 遗传因素　遗传因素与本病的关系表现为：①在纯合子双胞胎中有很高（30%）的一致性；②SLE患者家属成员中发病的可能性明显增加（有资料表明SLE患者第一代亲属中患SLE者的发病率是无SLE者家庭的8倍）；③北美白人中SLE与HLA-Ⅱ类的DR_2、DR_3有关。这可能是由于位于HLA-D区的免疫反应基因（Ir）对抗原（包括自身抗原）所激发的免疫反应的程度有调节作用的缘故；④有些患者（6%）表现为补体成分的遗传缺陷。补体成分缺乏可使循环免疫复合物的清除减少，组织中的沉积增加导致组织损伤。

3. 环境因素　非遗传因素在启动自身免疫反应中也起着一定的作用。这些因素包括：①日光：紫外线使皮肤上皮细胞出现凋亡，新抗原暴露而成为自身抗原；②药物：盐酸肼苯哒嗪、普鲁卡因酰胺等可引起SLE样反应；③病毒：在实验动物NZB和NZB/WF1小鼠中的自发性SLE样病中发现C型病毒感染，在肾小球中可检出病毒抗原-抗体复合物。但在SLE中病毒因素尚未能充分得到证实；④性激素对SLE的发生有重要影响，其中雄激素似有保护作用，而雌激素则似有助长作用，故患者以女性为多，特别多发生在生育年龄。

（二）组织损害机制

SLE 的组织损害与自身抗体的存在有关，多数内脏病变是免疫复合物所介导（Ⅲ型变态反应），其中主要为 DNA-抗 DNA 复合物所致的血管和肾小球病变，其次为特异性抗红细胞、粒细胞、血小板自身抗体经Ⅱ型变态反应导致相应血细胞的损害和溶解，引起全血细胞减少。

抗核抗体并无直接的细胞毒性，但能攻击变性或胞膜受损的细胞，一旦它与细胞核接触，即可使胞核肿胀，呈均质状，并被挤出胞体，形成狼疮（LE）小体（在组织中，LE 小体呈圆或椭圆形，HE 染色时苏木素着色而蓝染，故又称苏木素小体），主要见于肾小球或肾间质，为诊断 SLE 的特征性依据。LE 小体对中性粒细胞、巨噬细胞有趋化性，在补体存在时可促进细胞的吞噬作用，吞噬了 LE 小体的细胞为狼疮细胞（图 2-1、彩图-12）。

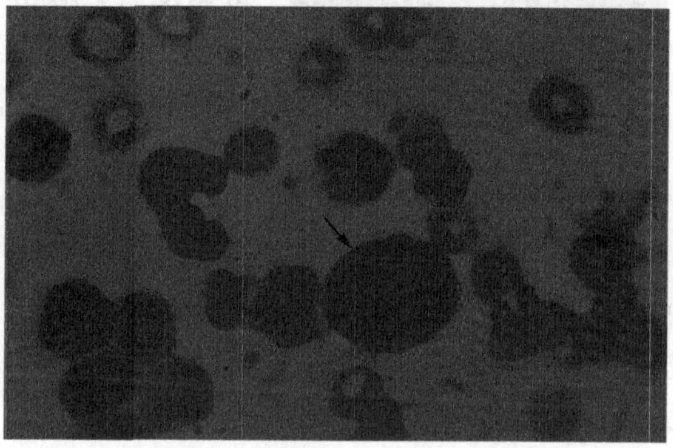
图 2-1　箭头所示为狼疮细胞

（三）病理变化

SLE 病变多种多样，然而除了狼疮细胞外，并无其他特异性改变。急性坏死性小动脉、细动脉炎是本病的基础病变，几乎存在于所有患者并累及全身各器官。活动期病变以纤维素样坏死为主。慢性期血管壁明显纤维化，管腔狭窄，血管周围有淋巴细胞浸润伴水肿及基质增加。

1. 肾　SLE 患者几乎均有不同程度的肾损害，约 60% 病例以狼疮性肾炎为主要表现。常见的类型有弥漫增生型（40% ~ 50%）、膜型（10% ~ 20%）、系膜增生型（10% ~ 15%）和局灶型（10% ~ 15%）。各型狼疮性肾炎的病变，类似于相应的原发性肾小球肾炎，晚期可出现典型的硬化性肾炎的表现。弥漫增生型狼疮性肾炎中内皮下大量免疫复合物的沉积，是 SLE 急性期的特征性病变。在弥漫增生型及膜型病例中，约半数病例在间质及肾小管基膜上亦有免疫复合物沉积，因此肾小球病变和间质的炎症反应在狼疮性肾炎中十分明显（图 2-2、彩图-13）。LE 小体的出现有明确的诊断意义。肾衰竭是 SLE 的主要死亡原因。

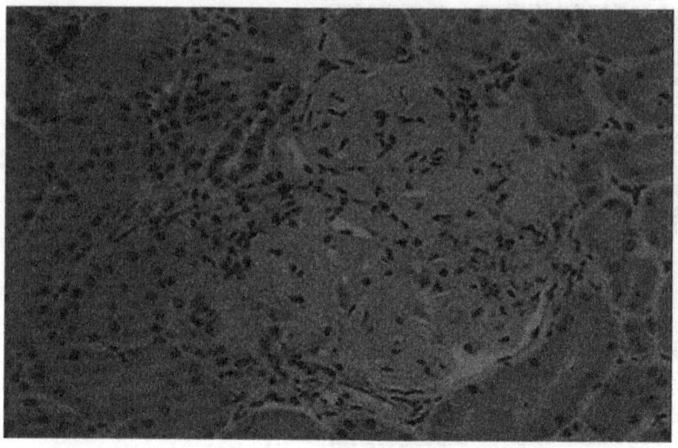
图 2-2　狼疮性肾小球肾炎

肾小球毛细血管丛节段性纤维素样坏死，伴系膜细胞增生；间质炎细胞浸润

2. 皮肤　约 80% 的 SLE 患者有明显皮肤损害，以面部蝶形红斑（图 2-3、彩图-14）最为典型，亦可累及躯干和四肢。镜下，表皮常有萎缩、角化过度、毛囊角质栓形成，表皮和真皮交界处水肿，基膜、小动脉壁和真皮的胶原

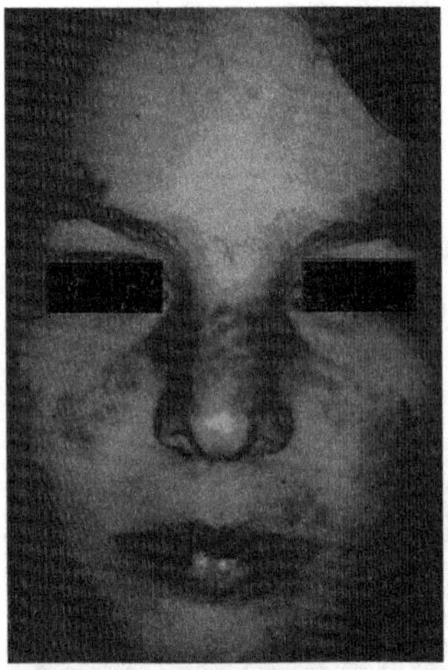

图 2-3 面部蝶形红斑

纤维可发生纤维素样坏死,血管周围常有淋巴细胞浸润。免疫荧光证实真皮与表皮交界处有 IgG、IgM 及 C3 的沉积,形成颗粒或团块状的荧光带即“狼疮带”,可能是坏死上皮细胞释出的抗原与血循环中的抗核抗体等自身抗体形成的免疫复合物。狼疮带的出现对本病有诊断意义。

3. 心 大约半数病例有心脏受累,心瓣膜非细菌性疣赘性心内膜炎(nonbacterial verrucous endocarditis)最为典型,赘生物常累及二尖瓣或三尖瓣,大小为 1~4mm,单个或多个,分布极不规则,可累及瓣膜之前后面或心腔之内膜或腱索(图 2-4、彩图-15)。镜下,赘生物由纤维素、坏死组织碎屑及炎症细胞构成,底部基质发生纤维素样坏死,伴炎细胞浸润,后期发生机化。

4. 关节 90%以上的病例有不同程度的关节受累。镜下,滑膜充血水肿,有淋巴细胞及巨噬细胞浸润。紧接上皮浅表部位的结缔组织可出现灶性纤维素样坏死,但很少侵犯关节软骨等深部组织,因此极少引起关节畸形。

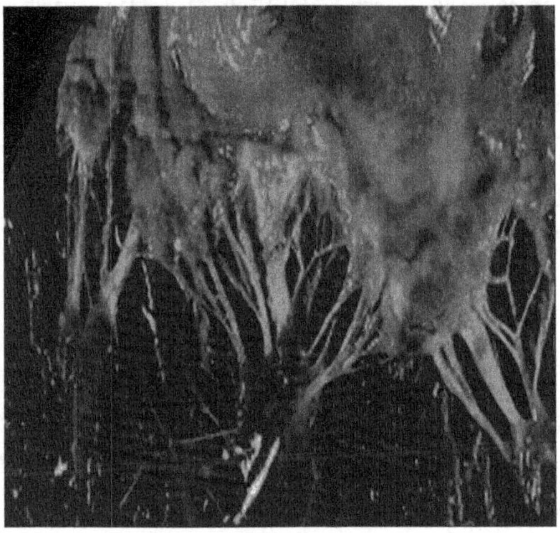

图 2-4 红斑性狼疮的心瓣膜疣状心内膜炎
二尖瓣上有疣状赘生物形成

5. 肝 约 25%的病例可出现肝损害,称狼疮性肝炎。镜下,汇管区及汇管区周围可见淋巴细胞、巨噬细胞浸润及附近肝细胞的碎屑状坏死等慢性肝炎的典型病变。也可仅有少量散在分布的灶性坏死等轻微病变。

6. 脾 体积略增大,包膜增厚,滤泡增生常见。红骨髓中有多量浆细胞,内含 IgG 及 IgM。最突出的变化是小动脉周围纤维化,形成洋葱皮样结构(图 2-5、彩图-16)。

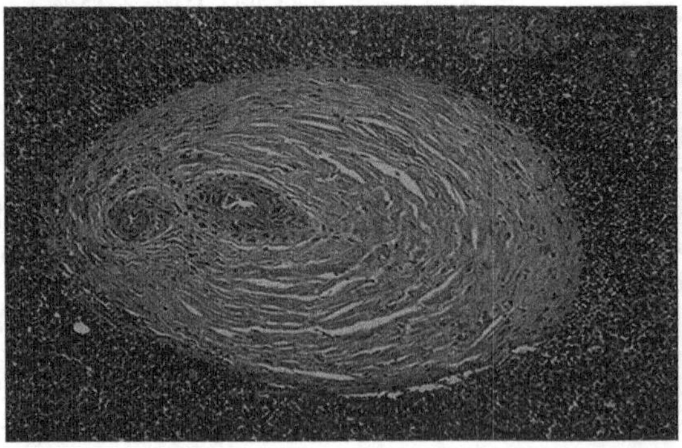

图 2-5 红斑性狼疮之脾病变脾小体中央细动脉壁呈洋葱皮样结构

7. 淋巴结 全身淋巴结均有不同程度的肿大,窦内皮细胞增生。其中有较多的浆细胞,小血管变化与脾所见相同。

此外,骨髓可检出具有诊断意义的 LE 小体,肺组织可出现间质纤维化等。

二、类风湿性关节炎

类风湿性关节炎(rheumatoid arthritis,RA)是一种慢性全身性自身免疫性疾病。主要侵犯全身各处关节,呈多发性和对称性增生性滑膜炎,由于炎症的加剧和缓解反复交替进行,引起关节软骨和关节囊的破坏,最后导致关节强直畸形。除关节外,身体其他器官或组织也可受累,包括皮下组织、心、血管、肺、脾、淋巴结、眼和浆膜等处。本病发病年龄多在25~55岁,也可见于儿童。女性发病率高于男性。绝大多数患者血浆中有类风湿因子(rheumatoid factor,RF)及其免疫复合物存在。

(一) 病因与发病机制

本病的病因和发病机制尚不清楚,可能与遗传因素、免疫因素及感染因素有关。推测感染因子(如EB病毒、支原体或细菌等)进入人体后,其所含某些成分被关节内滑膜细胞摄取并组合到滑膜细胞所合成的蛋白多糖中,使其结构发生改变而具抗原性。这种自身抗原不仅可使机体产生抗体(IgG),同时还导致IgG分子的Fc片段结构发生改变,形成新的抗原决定簇,从而激发另一种抗体形成,即类风湿因子(RF)。血清中RF最主要的成分是IgM,亦有IgG、IgA和IgE等。IgM型的RF见于85%~95%的类风湿性关节炎患者,是临床诊断及预后判断的重要指标。关节滑膜内IgG型RF可形成复合物,固定及激活补体,产生C3a和C5a,吸引中性粒细胞和单核细胞渗出。通过Ⅲ型变态反应引起组织损伤。

除上述体液免疫因素外,本病与细胞免疫亦有密切关系。研究结果表明:滑膜病变浸润的淋巴细胞大部分是活化的$CD4^+$Th细胞。而$CD4^+$Th细胞分泌多种细胞因子和生长因子,从而激活其他免疫细胞和巨噬细胞,巨噬细胞可分泌一些炎症介质和组织降解因子。另外,IL-1和TGF-β可引起滑膜细胞和成纤维细胞增生,刺激滑膜细胞和软骨细胞分泌蛋白水解酶和基质降解酶,导致滑膜和关节软骨的破坏。

(二) 病理变化

1. 基本病变　在关节和其他受累器官及组织内,有淋巴细胞、浆细胞和巨噬细胞浸润,并可伴淋巴滤泡形成。全身间质胶原纤维和血管可呈现纤维素样变性或坏死,表现为:①类风湿性肉芽肿(rheumatoid granuloma)或称类风湿小结(rheumatoid nodule)形成,具有一定特征性。镜下,小结中央为大片纤维素样坏死,周围有细胞核呈栅状或放射状排列的上皮样细胞,再外围为增生的毛细血管及成纤维细胞,伴上述炎症细胞浸润(图2-6、彩图-17)。最后则纤维化。类风湿小结主要发生于皮肤、其次为心、肺、脾和浆膜等处;②血管炎:主要发生于小静脉和小动脉,轻重不一,少数严重者出现纤维素样坏死性动脉炎,常伴有血栓形成。

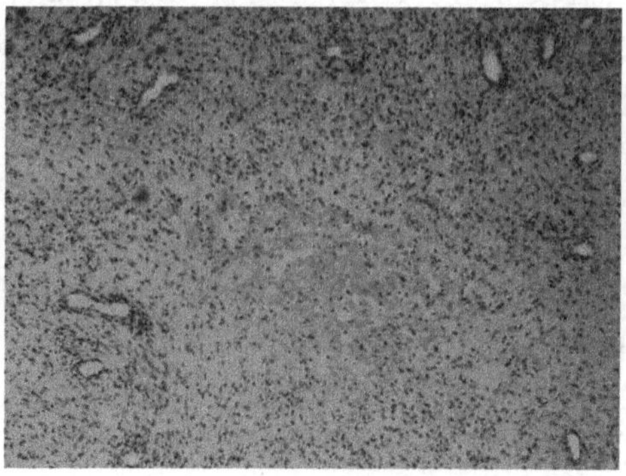

图2-6　类风湿性肉芽肿

中央为大片纤维素样坏死,周围有细胞核呈栅状或放射状排列的上皮样细胞,外围为肉芽组织

2. 各器官的病变 关节病变最常见，多为多发性及对称性，常累及手足小关节，其次为膝、踝、肘、腕、髋及脊椎等关节。

早期，主要病变在滑膜，可分为急性及慢性两阶段，两者间没有明显界限。

急性滑膜炎时关节肿胀，滑膜充血、水肿，表面滑膜组织可见灶性坏死和纤维素被覆。此期虽可见中性粒细胞浸润，但以淋巴细胞和巨噬细胞为主。关节腔内有混浊的乳状积液，或可见纤维素凝块。

慢性滑膜炎具有特征性的改变，表现为：①滑膜结缔组织有大量淋巴细胞、浆细胞和巨噬细胞浸润，并可形成淋巴滤泡；②滑膜细胞增生肥大，可形成多层，有时可形成绒毛状突起；③滑膜内炎性肉芽组织向关节软骨边缘部扩展，形成血管翳（pannus），并逐渐覆盖和破坏关节软骨。

关节软骨边缘形成的血管翳直接侵蚀破坏关节软骨，随着血管翳逐渐向心性伸展和覆盖整个关节软骨表面，关节软骨严重破坏，最终被血管翳取代。

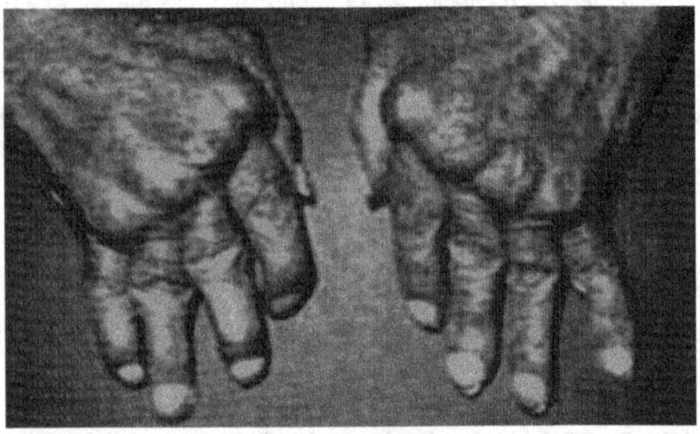

图 2-7 尺侧偏斜畸形

长期的慢性炎症和反复发作，滑膜不断增生，纤维组织日益堆积，关节腔内纤维素性渗出物又不断机化和纤维化，使关节腔变窄，同时关节软骨破坏和被血管翳取代，两关节面发生纤维性粘连，形成纤维性关节强直，最后可发展为骨性关节强直（图 2-7、彩图-18）。

关节以外的类风湿病改变并不常见，多伴发于有明显活动性关节病变者。①皮下结节：是关节以外类风湿病中最常见者，见于约 25% 的病例，多位于关节旁，单个或多个，大小由数毫米至 2cm 不等，质硬、无压痛。镜下，呈典型类风湿性肉芽肿改变。皮下结节存在的时间较长，可持续数月或数年不退。②心和肺等病变：类风湿性肉芽肿、血管炎和慢性炎细胞浸润等改变可出现于许多器官和组织，但较常见于心脏（心内膜、心肌和心外膜）和肺，最终导致心和肺灶性或弥漫性间质纤维化。浆膜受累造成纤维素性心包炎和胸膜炎，最后引起心包和胸膜广泛增厚、粘连。③血管病变：偶尔出现急性纤维素样坏死性动脉炎，常伴血栓形成和引起相应组织的梗死。

三、系统性硬化症

系统性硬化症（systemic sclerosis）又称硬皮病（scleroderma）、进行性系统性硬化症（progressive systemic sclerosis），以全身许多器官间质过度纤维化和炎症性改变为其特征。95%以上的患者均有皮肤受累的表现；但横纹肌及许多器官（消化道、心、肺、肾等）受累是本病主要损害所在，病变严重者可导致器官功能衰竭，威胁生命。可发生于任何年龄，但以 30～50 岁多见，男女比例为 1∶3。系统性硬化症有两种类型：①局限性硬皮病，皮肤病变相对局限，常仅累及手指和面部，内脏损伤出现较晚，预后相对较好；②弥漫性硬皮病，特征是皮肤广泛受累伴早期快速进行性内脏受累。

（一）病因和发病机制

本病病因不清，纤维化是本病的特征性病变，其发病可能与免疫系统激活、血管损伤和成纤维细胞活化有关。其过程可能是：识别某一与本病相关的 $CD4^{+}T$ 细胞在皮肤内聚积并释放细胞因子，从而激活肥大细胞和巨噬细胞，活化的巨噬细胞可释放能激活纤维细胞的细胞因子和生长因子，如 IL-1、FGF 和 PDGF 等，最终导致纤维化。

高 γ-球蛋白血症和抗核抗体的出现表明 B 细胞过度活化，两种自身抗体对本病具有相对特异性，一为 sci-70（抗-DNA 拓扑异构酶 I）抗体，存在于 70% ~ 75% 弥漫性硬皮病患者，而其他结缔组织病患者此抗体低于 1%；另一为抗着丝点抗体，存在于 60% ~ 80% 局限性硬皮病患者。

本病早期即可出现微血管病变。临床上发现 100% 的系统性硬化症患者只小动脉出现纤维化，可能是由于内皮损伤反复发生伴血小板凝集导致 PDGF 的释放，引起管壁纤维化，管壁增厚，管腔狭窄，从而引起组织缺氧而发生纤维化。

（二）病理变化

1. 皮肤　病变由指端开始，向心性发展，累及前臂、肩、颈、面部。早期受累的皮肤发生水肿，质韧。镜下，主要表现为真皮水肿，血管周围淋巴细胞浸润。随着病变的发展，水肿消退，真皮中胶原纤维明显增加，并与皮下组织紧密结合，表皮萎缩变薄，黑色素增加，附属器萎缩消失，小血管壁增厚、玻璃样变（图 2-8、彩图-19）。有时出现 CREST 综合征，即钙化（calcification）、雷诺现象（Raynaud's phenomenon）、食管蠕动障碍（esophageal dysmotility）、指端硬化（sclerodactyly）和毛细血管扩张（telangiectasias）。晚期手指细而呈爪状、关节活动受限，有时指端坏死甚至脱落，面部无表情呈假面具状。

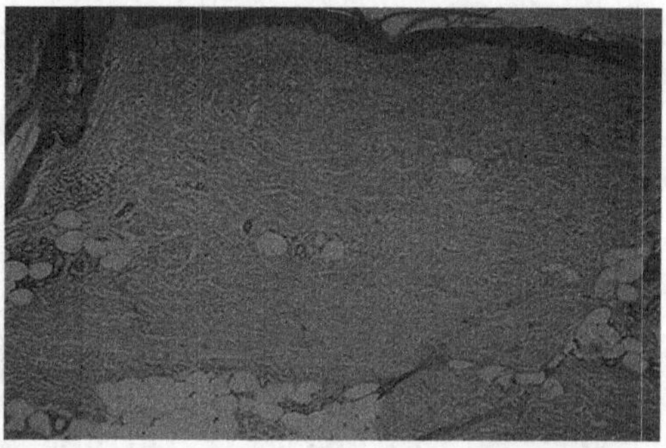

图 2-8　真皮广泛纤维化，表皮萎缩变薄，附属器明显减少

2. 消化道　约有 80% 患者消化道受累，镜下，黏膜上皮萎缩，固有层、黏膜下层、肌层为大量胶原纤维所取代，血管周围淋巴细胞浸润。病变以食管下 2/3 段最严重，管腔狭窄，缺乏弹性。

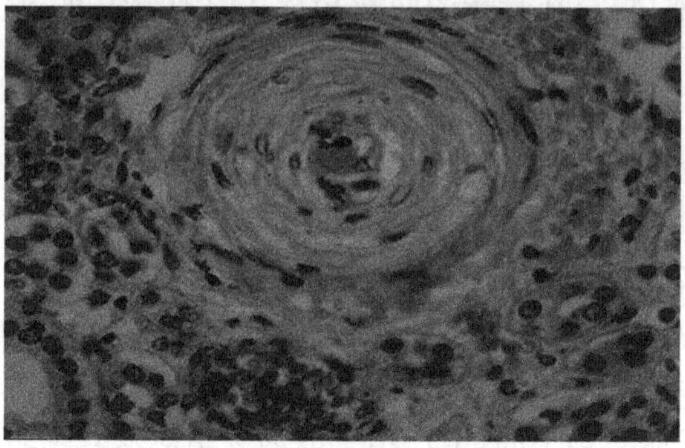

图 2-9　增生性小动脉硬化

3. 心　心肌纤维变性和间质纤维化，血管周围尤为明显，冠状动脉小血管壁增厚，细胞可见纤维素渗出。

4. 肾　叶间小动脉病变最为突出，表现为内膜黏液样变性，伴内皮细胞增生及随后的管壁纤维化、管腔明显狭窄（图 2-9、彩图-20），部分病例并有细动脉纤维素样坏死。临床上可出现高血压，约 50% 患者死于肾衰竭。

5. 肺　弥漫性间质纤维化，肺泡扩张、胞泡隔断裂，形成囊样空腔，本病是造成蜂窝肺的重要原因之一。

此外，骨骼肌和关节也可受累，导致肌肉萎缩和关节周围结缔组织硬化。

第二节 骨关节疾病

骨关节疾病种类很多,包括发育障碍、损伤,炎症、代谢和内分泌紊乱以及肿瘤和瘤样病变等。这里主要介绍骨折愈合、常见骨肿瘤、佝偻病和骨软化症。

一、骨 折

骨折(fracture)通常可分为外伤性骨折和病理性骨折两大类。骨的再生能力很强,经过良好复位后的单纯性外伤性骨折,一般几个月内可完全愈合。

(一) 骨折愈合的基本过程

骨折愈合(fracture healing)过程可分为以下四个阶段(图 2-10、彩图-21):

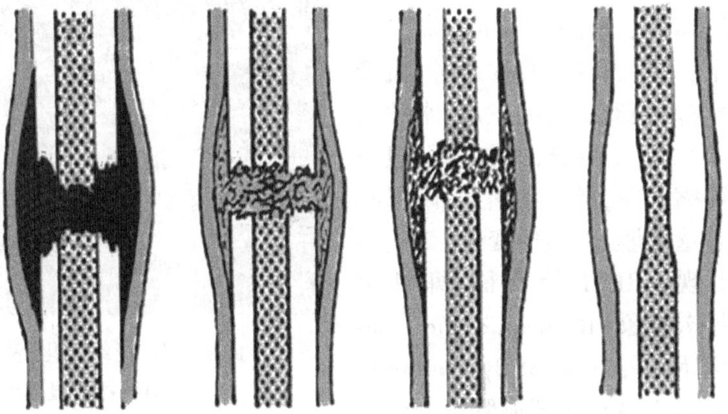

图 2-10 骨折愈合过程模式图

1. 血肿形成 骨折时除骨组织被破坏外,也一定伴有附近软组织的损伤。骨组织和骨髓都含有丰富的血管,骨折后常伴有大量出血,填充在骨折的两断端及其周围组织间,形成血肿。数小时后血肿发生凝固。此时在骨折局部还可见轻度炎症反应。

骨折时由于骨折处营养骨髓、骨皮质及骨膜的血管随之发生断裂,因此在骨折发生早期,可见到骨髓组织的坏死,骨皮质亦可发生缺血性坏死。如果坏死范围不大,可被破骨细胞吸收,如果坏死范围较大,死骨可脱落、游离而形成死骨片。

2. 纤维性骨痂形成 大约在骨折后的 2~3 天,从骨内膜及骨外膜增生的成纤维细胞(这些成纤维细胞实质上多数是软骨母细胞及骨母细胞的前身)及新生毛细血管侵入血肿,血肿开始机化。填充并桥接了骨折的断端,继而发生纤维化形成纤维性骨痂,或称暂时性骨痂。肉眼及 X 线检查见骨折局部呈梭形肿胀。约 1 周,上述增生的肉芽组织及纤维组织部分可进一步分化,形成透明软骨。透明软骨的形成一般多见于骨外膜的骨痂区,而骨髓内骨痂区少见。但当骨痂内有过多的软骨形成时会延缓骨折的愈合时间。

3. 骨性骨痂形成 骨母细胞产生新生骨质逐渐取代上述纤维性骨痂。开始形成的骨质为类骨组织,以后发生钙盐沉着,形成编织骨(woven bone),即骨性骨痂(图 2-11、彩图-

22）。纤维性骨痂内的软骨组织，和骨发育时的软骨化骨一样，发生钙盐沉着而演变为骨组织，参与骨性骨痂的形成。

4. 骨痂改建或再塑　上述骨性骨痂所形成的编织骨，由于其结构不够致密，骨小梁排列比较紊乱，故仍达不到正常功能需要。为了符合人体生理要求而具有更牢固的结构和功能，编织骨进一步改建成为成熟的板层骨，皮质骨和骨髓腔的正常关系也重新恢复。改建是在破骨细胞的骨质吸收及骨母细胞新骨质形成的协调作用下进行的。

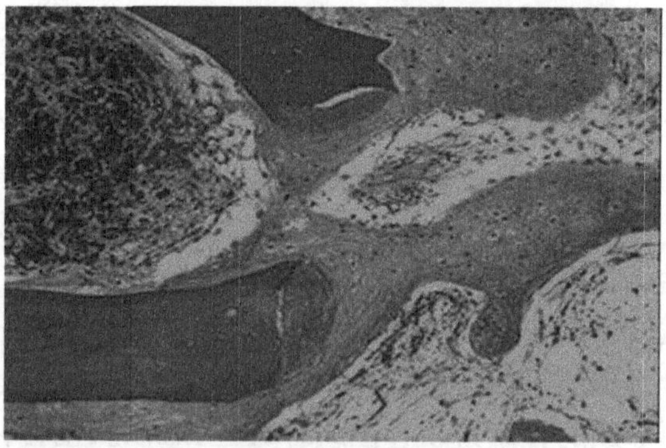

图 2-11　骨痂
在幼稚编织骨骨小梁表面的骨母细胞排列成行

（二）影响骨折愈合的因素

凡是影响创伤愈合的全身因素和局部因素也都影响骨折愈合。这里，着重强调以下影响骨折愈合的特殊因素。

1. 骨折断端及时正确的复位　完全性骨折由于肌肉收缩，常发生错位，及时正确的复位为骨折完全愈合创造了必要的条件。骨折断端对位不好或断端之间有软组织嵌塞等都会使愈合延缓甚至不能愈合。

2. 骨折断端及时牢固的固定　骨折断端即使已经复位，但由于肌肉活动仍可错位，因而复位后及时牢固的固定（如小夹板、打石膏或钢针固定）是必要的。但长期固定可引起骨及肌肉的失用性萎缩，也会影响骨折愈合。

3. 早日进行功能锻炼　长期固定不动不仅可引起骨及肌肉的失用性萎缩，而且由于血液循环不好，延迟愈合。因此，在不影响局部固定前提下，应尽早进行全身和局部功能锻炼，保持局部良好的血液供应。

骨折愈合障碍者，有时新骨形成过多，形成赘生骨痂，愈合后有明显的骨变形，影响功能的恢复。有时纤维性骨痂不能变成骨性骨痂并出现裂隙，骨折两断端仍能活动，形成假关节，甚至在断端有新生软骨覆盖，形成新关节。

附：病理性骨折

病理性骨折（pathological fracture）是指已有病变的骨，在通常不足以引起骨折的外力作用下发生的骨折，或没有任何外力而发生的自发性骨折。

常见的病理性骨折的原因：

1. 骨的原发性或转移性肿瘤　骨的原发性或转移性肿瘤是病理性骨折最常见的原因，特别是溶骨性的原发或转移性骨肿瘤。原发性骨肿瘤如多发性骨髓瘤、骨巨细胞瘤及溶骨性骨肉瘤等；属于转移性骨肿瘤的如转移性肾癌、乳腺癌、肺癌、甲状腺癌及神经母细胞瘤等。不少原发性和转移性骨肿瘤有时因病理性骨折后才被发现。

2. 骨质疏松　老年、各种营养不良和内分泌等因素可引起全身性骨质疏松，表现为骨皮质萎缩变薄，骨小梁变细、数量减少。主要影响脊椎骨、股骨颈、掌骨等。老年尤其是绝经后老年妇女胸、腰椎压缩性骨折，股骨颈、肱骨上端及桡骨下端骨折较为多见。肢体瘫瘓、长期固定或久病卧床等可引起局部失用性骨质疏松而造成骨折。

3. 内分泌紊乱 由于甲状旁腺腺瘤或增生引起的甲状旁腺功能亢进，可导致骨的脱钙及大量破骨细胞堆积，骨小梁为纤维组织所取代。此时虽有新骨形成，但只能形成纤细的编织骨或类骨组织，而极易发生多发性病理性骨折。

4. 骨的发育障碍 有多种属于这类的先天性骨疾患可以引起病理性骨折。例如，先天性成骨不全，为一种常染色体显性遗传性疾病，在胎儿或儿童时期发病，乃由于先天性间充质发育缺陷，不易分化为骨母细胞，同时骨母细胞合成骨基质中Ⅰ型胶原纤维障碍，因此长骨骨皮质很薄，骨细而脆，极易发生多发性病理性骨折，故又称为脆性骨综合征。而骨折后新形成的骨痂为软骨性或纤维性，难以发生骨化。

病理性骨折时，骨的原有病变往往使骨折愈合迟缓，甚至几乎没有修复反应。也常使骨原有病变发生改变或复杂化。

二、骨 肿 瘤

骨肿瘤有原发性及继发性两大类。从发病率来看，后者比前者多见。恶性原发性骨肿瘤约占人体全部恶性肿瘤的1%，虽较为少见，但多发生于青壮年，在大范围手术治疗（如截肢、关节解脱术）后，不仅致残，而且死亡率较高，因此早期诊断及早期治疗十分重要。

原发性骨肿瘤通常以病理形态学为基础，主要是根据肿瘤细胞的形态及其所产生的基质，再结合临床及X线改变，进行分类。根据肿瘤的分化程度和生物学特性的不同，又可将每类骨肿瘤区分为良性和恶性两大类。这里主要介绍几种常见的原发性骨肿瘤。

（一）骨瘤

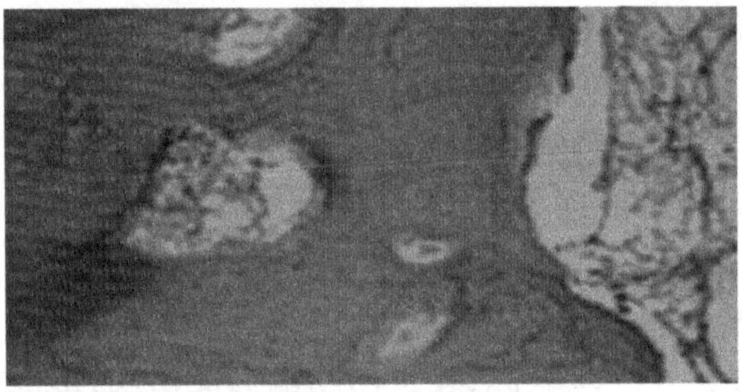

图 2-12 眼眶骨瘤

骨瘤（osteoma）好发于头面骨和颌骨，也可累及四肢骨，形成局部隆起。镜下可见，肿瘤由成熟骨质组成，但失去正常骨质的结构和排列方向（图2-12、彩图-23）。发生在颅骨内板的骨瘤可凸向颅腔，引起颅神经压迫症状；发生于眼眶、鼻窦或颌骨的骨瘤可引起相应部位压迫症状。

（二）软骨瘤

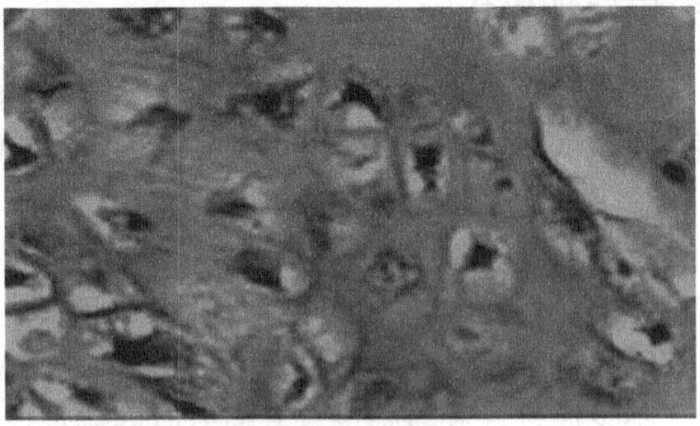

图 2-13 软骨瘤

软骨瘤（chondroma）为良性软骨性肿瘤，起源于骨膜向外生长者，称为外生性软骨瘤；起源于手足短骨和四肢长骨的骨髓腔内者称为内生性软骨瘤。肉眼观，前者自骨表面突起，常呈分叶状；后者使骨膨胀，外有薄骨壳，切面呈浅蓝色，半透明，可有钙化或囊性变。镜下，瘤组织由成熟的透明软骨和基质组成，呈不规则分叶状。瘤细胞排列疏密不均，瘤细胞体积小较一致，呈卵圆形位于陷窝内，瘤细胞核多呈固缩状，不见核仁和核分裂象，基质透明，可有黏液样变性及钙化（图2-13、彩图-24）。

（三）软骨肉瘤

软骨肉瘤（chondrosarcoma）是从软骨母细胞发生的原发性恶性肿瘤，其发病率仅次于骨肉瘤，好发于中老年人。根据发病部位不同，可分为中央型及周围型两种。中央型从骨髓腔发生，肿瘤为骨皮质所包绕或穿破骨皮质，多见于长管状骨，特别是股骨和胫骨；周围型从骨表层出发，向周围软组织及骨皮质侵犯，多见于骨盆、肩胛骨及肋骨等。肉眼观，中央型软骨肉瘤肿瘤位于骨髓腔内，呈灰白色、半透明的分叶状肿物，其中常见淡黄色的钙化或骨化灶。周围型软骨肉瘤瘤体主要在骨外，其表面被覆一层薄而不完整的包膜。以上两型软骨肉瘤均常发生黏液变、出血及囊性变等继发性改变。镜下可见，肿瘤由肿瘤性软骨细胞及软骨基质组成。肿瘤的分化程度差异很大，分化好的软骨肉瘤在镜下易误诊为软骨瘤，但在肿瘤的边缘可以找到瘤细胞的异型性，如核肥大、深染，出现较多的双核、巨核和多核瘤巨细胞，核仁明显（图2-14、彩图-25）。在分化差的软骨肉瘤则上述瘤细胞的异型性很明显，核分裂象也多见。软骨肉瘤一般比骨肉瘤生长慢，转移也较晚。血道转移可至肺、肝、肾及脑等处。

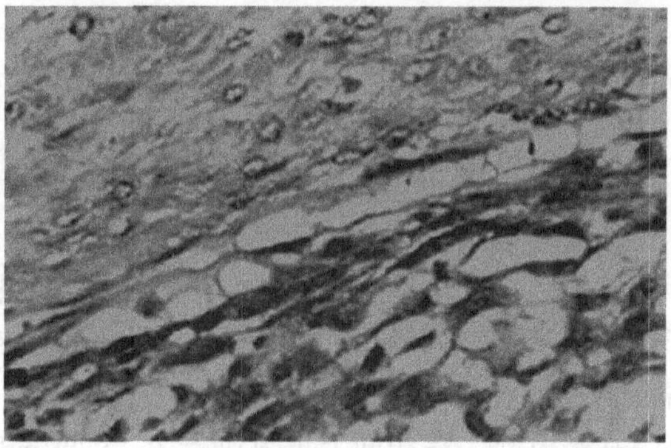

图 2-14 软骨肉瘤
瘤细胞大小不等

（四）骨巨细胞瘤

骨巨细胞瘤（giant cell tumor of bone）是一种具有局部侵袭性及复发倾向的原发性骨肿瘤。由较肥硕的梭形或卵圆形的基质细胞和大量散布在其间的多核巨细胞组成，肿瘤间质附于血管。由于瘤内有大量多核巨细胞，因而称为巨细胞瘤；过去认为这些多核巨细胞是破骨细胞，故也称为破骨细胞瘤（osteoclastoma）。在我国骨巨细胞瘤的发病率较高，仅次于骨软骨瘤和骨肉瘤，居第三位。好发年龄为20～40岁的青壮年，女性稍多见。骨巨细胞瘤多发生于四肢长骨的骨骺端，尤以股骨下端及胫骨上端为多见，其次为桡骨下端和肱骨上端等部位。肉眼观，本瘤常侵犯骨骺线已闭合的长骨端，大多数位于骨骺，早期常为偏心性生长，肿瘤组织呈灰红色，质软而脆，较大的肿瘤常合并出血、坏死及囊性变而呈多彩性，囊腔内含有浆液性或血性液体（图2-15、彩图-26）。在肿瘤周围往往有菲薄的骨壳。镜下可见，肿瘤主要由单核基质细胞及多核巨细胞等两种细胞组成（图2-16、彩图-27）。基质细胞为梭形或卵圆形，细胞境界不清，常见细胞质突起。细胞核较大，染色质量中等，可具有一个核仁。多核巨细胞常较均匀地散布在基质细胞之间，为本瘤的特点。多核巨细胞的直径常为30～60μm，核数一般为15～20个或更多，常聚集在细胞的中央，核的形态与单核基质细胞相似，细胞质丰富，略呈嗜碱性，有时还可见含大量脂类的泡沫细胞。本瘤间质血管丰富，有数量不等的胶原纤维。肿瘤本身无成骨现象，但有时见有类骨组织及新生骨小梁，常见于纤维组织的周围，可能是一种反应性新骨形成或病理性骨折后形成的骨痂。

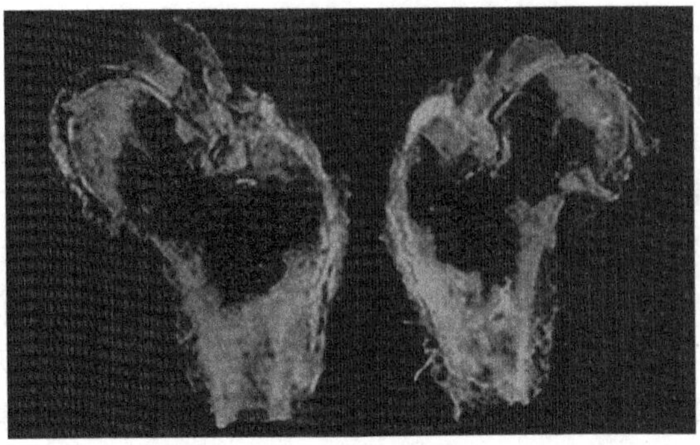

图 2-15　骨巨细胞瘤

骨皮质破坏，合并出血、坏死

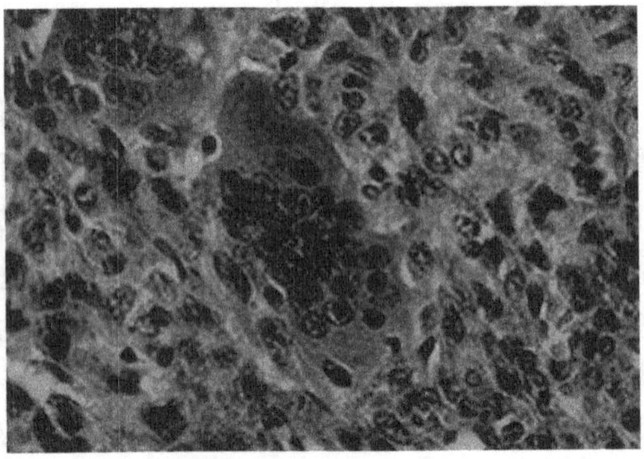

图 2-16　骨巨细胞瘤（Ⅰ级）

肿瘤由大量基质细胞和多核巨细胞两种细胞组成

（五）骨肉瘤

骨肉瘤（osteosarcoma）起源于骨母细胞，是原发性骨恶性肿瘤中最常见者，约占骨恶性肿瘤的 1/3。骨肉瘤的发病率在男性略高，多见于青少年。骨肉瘤可发生于任何骨，最常见于四肢长骨，尤其是股骨的下端和胫骨或腓骨的上端，其次为肱骨的上端。肉眼观，长骨肿瘤位于干骺端的骨髓腔中央或为偏心性。一侧或四周的骨皮质被浸润和破坏，其表面的骨外膜常被掀起。在切面上可见肿瘤上、下两端的骨皮质和掀起的骨外膜之间形成三角形隆起，其间堆积由骨外膜产生的新生骨。在 X 线上称为 Codman 三角。在骨外膜被掀起时，自骨外膜通往骨皮质的小血管因受到牵拉而呈垂直于骨皮质分布，在这些垂直的小血管周围，组织的血液供应丰富，故新骨形成增多，这些反应性新生骨小梁呈放射状与骨表面垂直分布（图 2-17、彩图-28），在 X 线上表现为日光放射状阴影，这种现象与上述 Codman 三角在 X 线上对骨肉瘤的诊断具有特征性。骨肉瘤的切面呈多彩状，其外观取决于肿瘤性骨质及软骨的含量以及出血、坏死等继发改变的程度。如果肿瘤性骨质成分较多时则肉眼观呈黄白色，质地坚硬，有砂粒小点或条纹；如果软骨形成明显时则呈半透明状；在肿瘤细胞丰富部位则呈灰红色鱼肉状。镜下可见，骨肉瘤由明显异型性的梭形或多边形肉瘤细胞组成，细胞大小不等，核形奇异，大而深染，核仁明显，易见病理性核分裂象。肿瘤细胞直接形成肿瘤性类骨组织或骨组织（图 2-18、彩图-29），是病理诊断骨肉瘤的最重要的组织学依据。骨肉瘤内也可出现软骨肉瘤和纤维肉瘤样成分。骨肉瘤是高度恶性肿瘤，一般生长迅速，预后较差。局部扩展一方面侵犯骨髓腔及骨皮质，并破坏骨膜及周围软组织；另一方面向骨骺蔓延，甚至扩展到关节软骨。远处转移多经血道到肺，不少病例在发现原发瘤的同时，已有肺转移。

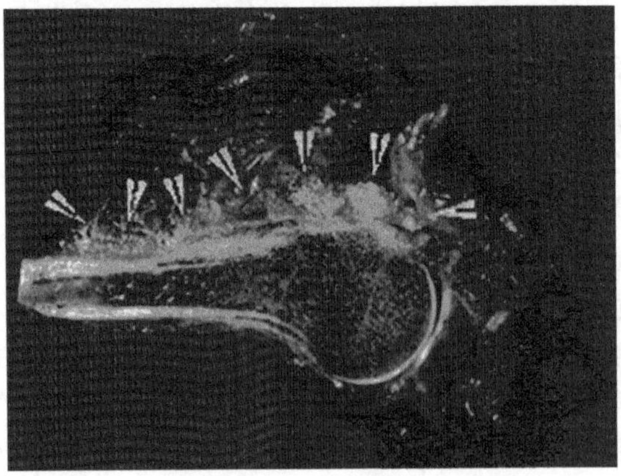

图 2-17　骨肉瘤

股骨干骺端呈梭形肿大，骨干被包埋于中央，周围有清晰的放射状骨梁

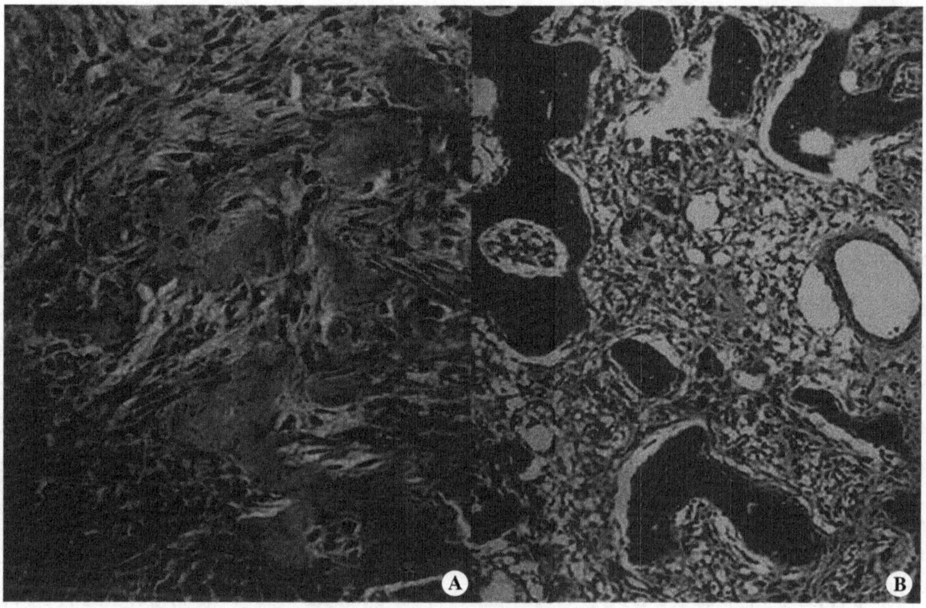

图 2-18　骨肉瘤

多形性肉瘤细胞直接形成肿瘤性骨样组织(A)和骨组织(B)

三、佝偻病和骨软化症

佝偻病(rickets)和骨软化症(osteomalacia)是以骨基质钙盐沉着障碍为主的慢性全身性疾病,表现为骨组织内骨样组织的过多聚积。病变如果发生在生长中的骨骼,则成佝偻病,多见于婴幼儿,称为婴幼儿佝偻病。发生在年龄较大的儿童者,称为晚期佝偻病,较为少见。病变如果发生在成年人,骨的生长已停止者,则称为骨软化症。佝偻病和骨软化症在病因及病变方面基本相同。

(一) 病因和发病机制

佝偻病和骨软化症主要是维生素 D 缺乏,钙磷代谢障碍,类骨组织钙化不良所造成的骨骼病变。

维生素 D 为脂溶性类固醇衍生物,人体所需维生素 D 主要有两种,即维生素 D_2(麦角钙化醇)和维生素 D_3(胆钙化醇),两者作用基本相同。维生素 D 的来源有两条途径:一是来自食物,另一是体内合成,体内合成是维生素 D 的主要来源。1,25-二羟维生素 D_2[$1,25-(OH)_2D_2$]和 1,25-二羟维生素 D_3[$1,25-(OH)_2D_3$]是维生素 D 的最终产物,活性最高,具有类似于激素的作用。$1,25-(OH)_2D_2$受其自身合成的反馈调节,它还受血清钙、磷浓度和甲状旁腺激素以及降钙素的调节。

维生素 D 通过对小肠、肾和骨三个靶器官的作用,维持和调节血浆钙和磷的水平,它对骺板软骨和骨样组织的钙化是必不可少的。维生素 D 缺乏性佝偻病或骨软化病多见于骨骼生长快、对维生素 D 需要量高的婴幼儿和妊娠妇女或多产妇。维生素 D 摄入不足,尤其是日光照射不足是重要的原因,因占人体需要量 80% 的维生素 D 可来自体内合成。此外,胃肠以及胆道疾患,影响脂溶性维生素 D 和钙磷的吸收,也是原因之一。

维生素 D 缺乏,主要是 $1,25-(OH)_2D_3$缺乏时,钙磷从肠道吸收减少,导致血钙磷下降,而促使甲状旁腺激素分泌增加,从而骨质脱钙,使血钙维持正常,但肾小管对磷的重吸收减少，使尿磷增加而血磷减少。这样，维生素 D 缺乏时，血钙在正常或偏低水平，而血磷减少。结果使钙磷浓度积(正常在 34～40)降低，钙磷不能在骨基质中充分沉积，导致骨样组织大量堆积，造成佝偻病或骨软化病。

(二) 病理变化

1. 佝偻病病理变化 佝偻病时由于膜内化骨及软骨化骨的钙化过程均发生障碍，因此长骨和扁骨均同样受累。①四肢长骨：骺板软骨、干骺端及骨干均可不同程度受累。骺板软骨是骨生长最活跃的部位，正常时软骨内化骨必须通过软骨细胞增生区内软骨细胞和基质不断退化和钙化以及不断被破骨细胞清除、吸收，同时血管和骨母细胞侵入形成骨样组织，进而钙化成骨组织。佝偻病时，软骨细胞增生区钙化、吸收受阻，软骨组织大量堆积并突向干骺端，呈半岛样或舌状生长(图 2-19)。同时软骨区内所形成的骨样组织也不能钙化或钙化明显不足，从而构成软骨组织和干骺端骨样组织相互混杂的中间带，致使在正常状态下本应呈一条整齐而狭窄的骨骺线显著增宽，而且变得参差不齐，在 X 线片上构成骺板软骨带明显增宽，钙化带模糊不清呈毛刷状。此外干骺端下的骨膜内化骨也有钙化障碍及骨样组织堆积，使干骺端膨大增宽，X 线片上呈杯口状改变。骨干的骨膜内化骨同样也有钙化障碍，因此骨皮质表面和骨皮质的近髓腔侧，都有大量骨样组织堆积，使骨髓腔变窄，长骨横径增加。由于骨质缺钙类骨样组织缺乏承受力，在重力作用下长骨骨干可变弯曲，尤以胫骨和股骨最易变形，形成 X 形腿或 O 形腿。以 O 形腿为多见。②颅骨及肋骨：在婴幼儿颅骨的病变常很明显，早期即可出现。颅骨骨缝及囟门闭合常延迟或不完全，因此头形常较大，囟门部呈结缔组织性膜样结构。此外，由于额骨前面的两个骨化中心和顶骨的两个骨化中心都在膜内骨化过程中发生钙化障碍，因此骨样组织在颅骨的四角堆积并向表面隆起，形成方形颅。颅骨由于骨化停止，严重者骨质菲薄，指压时凹陷，并有如乒乓球样的弹性感。肋骨和肋软骨结合处的改变和长骨骺板及干骺端的改变相似，由于软骨及骨样组织的堆积，致使肋骨和肋软骨的结合部呈结节状隆起。因多个肋骨同时受累，故结节状隆起排列成行，形似串珠，称为佝偻病串珠(rachitic rosary)(图 2-20)，常是佝偻病的较早期表现之一。此外，肋骨因含钙量少，缺乏韧性，同时由于膈在呼吸时的长期牵拉，在胸壁前部左右两侧各形成横行的沟形凹陷，称为 Harrison 沟。又因在呼吸时，肋骨受肋间肌的牵拉而下陷，使胸骨相对向前突出，形成鸡胸畸形。

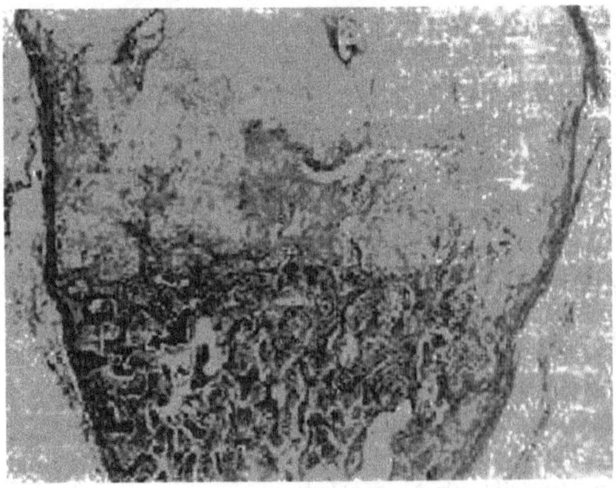

图 2-19 骨骺线不整齐、变宽、软骨呈舌状向骨干伸展

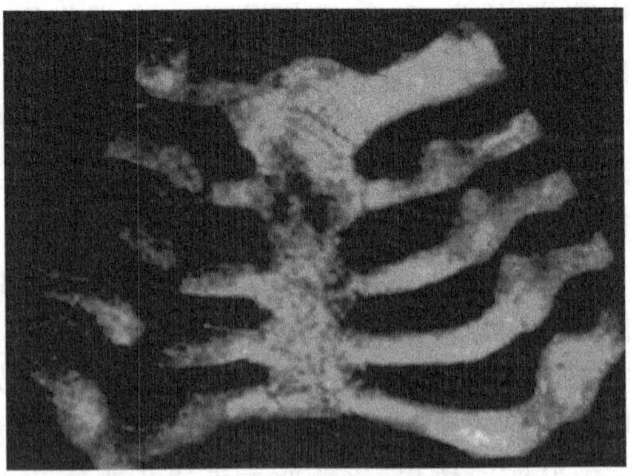

图 2-20 佝偻病的肋骨
肋骨和肋软骨结合部呈结节状隆起，排列成行，形似串珠

除上述常见的佝偻病改变外，还有两种较少见的佝偻病，即：①先天性或胎儿性佝偻病，在婴儿出生时已有佝偻病表现，主要是由于母亲在怀孕时有严重的维生素缺乏所致。②晚期佝偻病，多见于北方地区，发病多在 10 岁以后的儿童，故其改变介乎婴幼儿佝偻病和骨软化症之间。因此时颅骨的骨化已基本完成，而肋骨生长较慢，故方形颅和肋骨串珠等均不显著。骨骼生长较慢，严重时可形成侏儒畸形。

2. 骨软化症病理变化　骨软化症发生于成人，其改变与佝偻病相似。因成人的骨发育已停止，故其改变限于膜性化骨的钙化障碍，致过量的骨样组织堆积在骨的表面，骨质变软，同时因为承重力减弱而导致各种畸形，常见的有骨盆畸形，脊柱侧突及长骨弯曲等。骨盆畸形表现为骨盆的前后径及左右径均变短，耻骨联合处变尖而向前突出，呈鸟喙状，称为喙状骨盆。

（陈学军）

第二篇　感觉器官

第三章　概　　述

感觉是客观物质世界在人脑中的主观反映。外界环境和机体内环境变化的各种刺激首先作用于不同的感受器或感觉器官，通过感受器的换能作用，将各种刺激所包含的能量转换为相应的神经冲动，后者沿一定的神经传入通路到达大脑皮质的特定部位，经过中枢神经系统的整合产生相应的感觉。

一、感受器和感觉器官

感受器(sensory receptor)是指生物体内一些专门感受内、外环境变化的结构或装置。感受器种类和结构具有多样性，最简单的是游离神经末梢，如痛觉感受器；有的是在裸露的神经末梢周围包绕结缔组织构成的被膜样结构，如环层小体和肌梭等；有的则是结构和功能高度分化的感受细胞，如视锥细胞、视杆细胞和毛细胞等。这些感受细胞及其附属结构组成的器官称为感觉器官(sense organ)，其作用是感受与传递某一特定类型的感觉信息。人类的感觉器官有眼、耳、鼻和舌等。这些感觉器官都分布在头部，也被称为特殊感觉器官。

感受器可按不同方法进行分类。根据刺激性质的不同可以分为机械感受器、化学感受器、温度感受器、光感受器等。根据感受器所在部位又可以分为外感受器和内感受器。外感受器是指分布于体表专门感受外界环境变化的感受器，包括接触感受器(如触觉、压觉、味觉和温度觉感受器等)和距离感受器(嗅觉、听觉和视觉感受器)。它们的活动通过中枢神经系统常引起清晰的主观感觉，对人类认识世界和适应外环境具有重要意义。内感受器是指分布于机体内部的器官或组织中感受内部环境变化的感受器，包括本体感受器和内脏感受器，如肌梭、颈动脉窦和主动脉弓压力感受器、颈动脉体和主动脉体化学感受器、下丘脑渗透压感受器等。它们的活动基本上不产生主观感觉，但对于维持机体功能活动的协调、统一和内环境的稳态具有重要作用。

二、感受器的一般生理特性

1. 适宜刺激　一种感受器通常只对某种特定形式的刺激最敏感，这种形式的刺激称为该感受器的适宜刺激(adequate stimulus)。如人眼视网膜感光细胞的适宜刺激为380～760nm波长的电磁波。适宜刺激必须达到一定的阈值。引起感受器兴奋所需的最小刺激强度称为强度阈值；当刺激强度不变时，引起感受器兴奋所需的最短作用时间称为时间阈值。此外，对于相同性质的两个刺激，其强度的差异必须达到一定程度，人在感觉上才能分辨，这种刚能使人在感觉上分辨清楚的两个刺激强度的最小差异称为感觉辨别阈。但是感受器并不只是对适宜刺激有反应，非适宜刺激也可引起一定的反应，如压迫眼球可产生光感，但所需刺激强度远大于适宜刺激。当环境中出现某种刺激时,总是先作用于对它最敏感的那种感受器,这是在长期进化过程中逐步形成的,能使机体对环境变化进行精确地反应和分析。

2. 换能作用 感受器将作用于它们的各种形式的刺激能量(如光能、声能、热能、机械能和化学能等)转换为传入神经的动作电位,这一作用称为感受器的换能作用(transducer function)。当刺激作用于感受器时可产生一种过渡性的局部电位变化,发生在感受细胞的膜电位变化称为感受器电位(receptor potential),发生在感觉神经末梢的膜电位变化则称为启动电位(generator potential)。感受器电位与启动电位在本质上相同,具有局部电位的特征,即等级性电位、衰减性传导和反应可以叠加总和。启动电位或感受器电位的幅度、持续时间和波动方向真实反映了外界刺激的特性,由此可以把感受器看成是生物换能器。只有当这些过渡性电变化使该感受器的传入神经纤维上产生动作电位时,才标志其作用的完成。

感受器电位的产生机制各不相同,目前研究认为这个过程可能与不同的信号转导分子有关。听觉和触觉等由机械门控通道介导,视觉、味觉和嗅觉由不同的G蛋白耦联受体介导,热觉和冷觉可由瞬时受体电位通道介导,而痛觉则可能由多种信号分子介导。

3. 编码作用 感受器将外界刺激转换成神经动作电位时,不仅是发生了能量形式的转换,更重要的是将刺激所包含的环境变化的信息也转移到了动作电位的序列之中,称为编码(coding)作用。不同性质和强度的刺激如何在神经电信号序列中进行编码?目前认为,不同性质感觉的产生取决于传入冲动经过的特定传导通路和到达特定的皮质部位。如耳蜗受到声波刺激时,不仅能将机械能转换成神经冲动,还能将音量、音调、音色等信息包含在神经冲动的序列之中。外界刺激的数量或强度可通过单一神经纤维上动作电位的频率高低和参与信息传输的神经纤维数量来编码。当某一频率的声强增加时,可以使听神经单根纤维动作电位频率增加,而且有更多的听神经纤维兴奋,从而使感觉得到加强。

4. 适应现象 当强度恒定的刺激持续作用于感受器时,相应感觉神经纤维上的动作电位频率会逐渐降低,这一现象称为感受器的适应(adaptation)现象。“入芝兰之室,久而不闻其香”就是嗅觉适应现象的生动写照。适应并非疲劳,若对某一刺激产生适应之后,再增加刺激强度,又可使传入神经冲动的频率增加。适应现象的产生机制较复杂,可能与感受器的换能作用、通道的功能状态及感受细胞与传入神经纤维之间的突触传递有关。

根据感受器发生适应的快慢,常可分为快适应感受器(如皮肤环层小体)和慢适应感受器(如肌梭和颈动脉窦压力感受器)两类。慢适应感受器适应过程很慢,一般仅在刺激开始后不久出现冲动频率的轻微下降,稍后可长时间维持这一水平,直到刺激撤销为止。这类感受器可使机体对某些功能活动进行持续监测,有利于机体稳态的维持。快适应感受器适应过程很快,只在刺激开始后的短时间内有传入冲动发放,稍后传入神经冲动的频率会明显降低甚至消失,快适应感受器对刺激的变化非常敏感,有利于机体不断地接受新的刺激并做出相应的反应。

(庄晓燕)

第四章　视 觉 器 官

第一节　视觉器官的结构

视觉器官(visual organ)即眼(eye),由眼球、眶、眼副器和眼部的相关血管、神经结构等组成。眼球具有接受光波的刺激并将感受的光波刺激转变为神经冲动的功能,神经冲动再经视觉传导通路传至大脑视觉中枢,产生视觉。眼副器位于眼球的周围或附近,包括眼睑、结膜、泪器、眼球外肌、眶脂体和眶筋膜等,对眼球起支持、保护和运动作用。

一、眼　　球

(一) 眼球的位置与外形

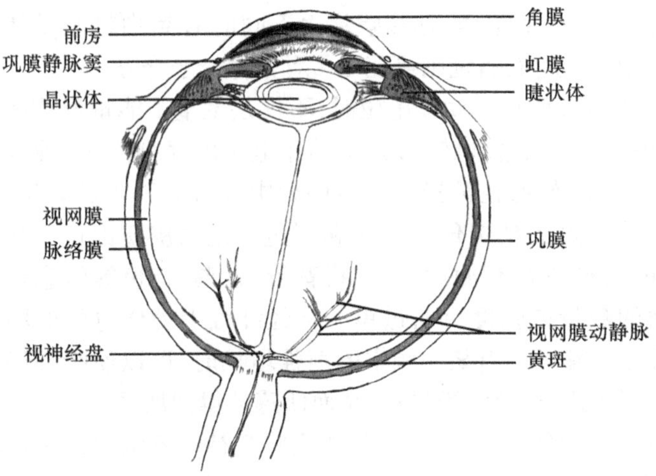

图 4-1　右眼球水平切面

眼球(eyeball)近似球形,位于眼眶的前部。眼球借筋膜与眶壁相连,后部借视神经连于间脑的视交叉(图 4-1、彩图-30)。

当眼平视前方时,眼球前面正中点称前极,后面正中点称后极。前、后极的连线称眼轴。在眼球的表面,距前、后极中点的各点连接起来的环形线称为赤道(equator),又称中纬线。经瞳孔中央至视网膜黄斑中央凹的连线,称为视轴(optic axis)。眼轴与视轴呈锐角交叉。

(二) 眼球的构成

眼球由眼球壁和眼球内部的折光装置构成。

1. 眼球壁　眼球壁从外向内依次分为眼球外膜、眼球中膜和眼球内膜 3 层。

- 眼球
  - 眼球壁
    - 眼球外膜(纤维膜)
      - 角膜
      - 巩膜
    - 眼球中膜(血管膜)
      - 虹膜
      - 睫状体
      - 脉络膜
    - 眼球内膜(视网膜)
      - 虹膜部(盲部)
      - 睫状体部(盲部)
      - 脉络膜部(视部)
  - 内容物
    - 房水
    - 晶状体
    - 玻璃体

（1）眼球外膜（outer tunic of eyeball）又称纤维膜（fibrous tunic of eyeball），厚而坚韧，由致密纤维结缔组织构成，有支持和保护眼球内容物的作用。由前至后可分为角膜和巩膜两部分。

1）角膜（cornea）占外膜的前1/6，无色透明，富有弹性，其曲率半径比眼球略小，故稍向前突出，屈度较大，具有屈光作用，无血管和淋巴管，但富有感觉神经末梢，感觉敏锐。角膜的营养物质一般认为有3个来源：角膜周围的毛细血管、泪液和房水。

角膜共分5层，从前向后依次为前上皮、前界层、角膜基质、后界层和角膜内皮（图4-2、彩图-31）。

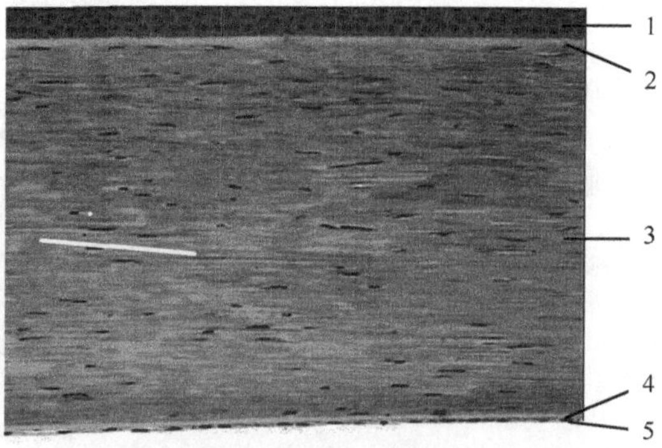

图4-2　角膜光镜图

1. 前上皮；2. 前界层；3. 角膜基质；4. 后界层；5. 角膜内皮

a. 前上皮（anterior epithelium）又叫角膜上皮，为未角化的复层扁平上皮，由5～6层排列整齐的细胞组成。上皮基底面平坦，基底层细胞常见有丝分裂象，表明有很强的再生能力，一般7天左右上皮更新一次。

b. 前界层（anterior limiting lamina）为一层透明的均质膜，由较细的胶原原纤维和基质构成。前界层无再生能力，角膜溃疡时常易穿透。

c. 固有层（lamina propria）又称角膜基质（corneal stroma），约占角膜厚度的9/10，主要由胶原原纤维组成。粗细一致的胶原原纤维平行排列成板层状，相邻各层纤维互成一定的角度。每层之间夹有少量扁平的成纤维细胞，又称角膜细胞（corneal cell）。纤维和细胞均埋于含有适量水分的基质中，基质的主要成分是硫酸软骨素和硫酸角质素。固有层内无血管。

d. 后界层（posterior limiting lamina）也是一层均质膜，略薄于前界层，韧性较强，损伤后可由上皮再生。

e. 后上皮（posterior epithelium）又称角膜内皮，由单层扁平或立方细胞组成。

前上皮不角化且不含色素细胞，固有层内没有血管，胶原原纤维粗细均一且排列规则，基质内含有适量的水分，致使各成分的折光率一致，这些就是构成角膜透明的主要因素。当角膜损伤达到固有层时，再生后则形成不透明的瘢痕，轻者影响视力，重者可完全失明。角膜水肿亦可使之变得不透明。

2）巩膜（sclera）为外膜的后5/6，是乳白色不透明的纤维膜，具有维持眼球形态和保护眼球内容物的作用。巩膜厚而坚韧，在视神经穿出的附近最厚，向前逐渐变薄，在眼球赤道附近最薄，在眼球外肌附着处再次增厚。巩膜前方接角膜，后方与视神经的硬膜鞘相延续。靠近角膜缘处的巩膜实质内，有环形的巩膜静脉窦，是房水流出的通道。巩膜在视神经纤维穿出处有许多小孔，呈筛板状，称巩膜筛板。

（2）眼球中膜又称血管膜（vascular tunic of eyeball）或葡萄膜，富有血管丛和色素细胞，呈棕黑色，有营养眼球内组织并有遮光作用。眼球血管膜由前后相互衔接的三部分组成，依次为虹膜、睫状体和脉络膜。

1）虹膜（iris）位于中膜的最前部，呈冠状位的圆盘形薄膜（图4-3）。虹膜中央有圆形的瞳孔（pupil），其直径的大小常随光线的强弱和物体的远近而改变，用以调节进入眼球的光线。虹膜自前向后分为前缘层、虹膜基质和上皮层。

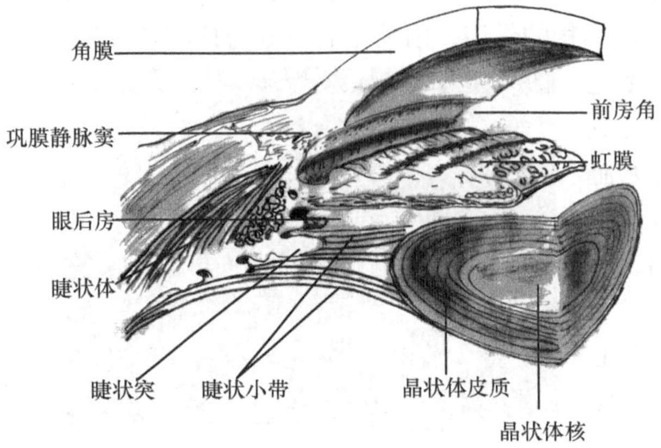

图 4-3　眼球前半部分及前房角

a. 前缘层表面不平，由一层不连续的扁平的成纤维细胞所覆盖。

b. 虹膜基质为富含血管和色素细胞的疏松结缔组织，其中色素细胞的多少可影响虹膜的颜色。

c. 上皮层：虹膜后表面有两层上皮细胞，表层为立方形色素上皮，深层特化为肌上皮细胞，胞质内含色素颗粒和两种排列方向的平滑肌，一种环绕瞳孔周缘呈环状排列，称为瞳孔括约肌（sphincter pupillae），收缩时可缩小瞳孔，另一种以瞳孔为中心呈放射状排列，称为瞳孔开大肌（dilator pupillae），可开大瞳孔。前者受副交感神经支配，后者受交感神经支配，以调节瞳孔的大小。

虹膜的颜色取决于色素的多少，有种族差异，白色人种，因缺乏色素，虹膜呈浅黄色或浅蓝色；有色人种因色素多，虹膜色深，呈棕褐色；黄种人的虹膜多呈棕色。

前房角又称虹膜角膜角，为前房的周缘。在眼球的矢状切面上，可见此角是角膜、巩膜和虹膜三者相连的夹角。房水由此处进入小梁网和巩膜静脉窦。

2）睫状体（ciliary body）是中膜中部最肥厚的部分（图 4-3），位于巩膜与角膜移行部的内面，在虹膜和脉络膜之间。睫状体后部较为平坦，与脉络膜相接，称为睫状环（ciliary ring），前部有 70～80 个向内突出并呈辐射状排列的突起，称为睫状突（ciliary process）。由睫状突发出的睫状小带（ciliary zonule）与晶状体相连。

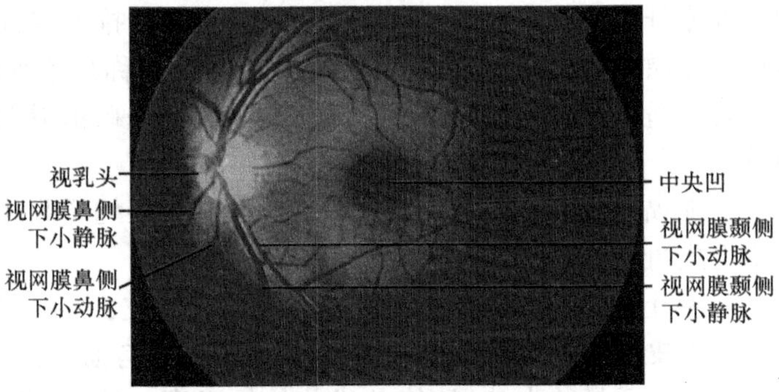

图 4-4　右侧眼底

在眼球的矢状切面上，睫状体呈三角形，自外向内可分为三层，分别为睫状肌层、血管层和上皮层。睫状肌是平滑肌，纤维走行方向有三种：外侧为纵行肌，紧贴巩膜，中间呈放射状走行，内侧为环行肌，均受副交感神经支配。睫状肌的收缩或舒张可借睫状小带调节晶状体的曲度。血管层由富含血管的疏松结缔组织构成；上皮层也分为两层，均为立方上皮，深层上皮细胞内含有粗大的色素颗粒；表层靠近玻璃体，不含色素颗粒，具有分泌房水、形成玻璃体和睫状小带的功能。

3）脉络膜（choroid）占中膜的后 2/3，为一层富有血管和色素的薄膜。脉络膜主要由致密的小动脉、毛细血管丛和小静脉构成，尤其是静脉最为丰富。脉络膜外面与巩膜之间的结合较疏松，其间有淋巴间隙，称脉络膜周隙（perichoroidal space）。脉络膜的作用是供应眼球内组织的营养和吸收眼内分散光线以免扰乱视觉。

（3）眼球内膜（internal tunic of eyeball）又称视网膜（retina），位于中膜内面，从后向前可分为三部分,即脉络膜部、睫状体部和虹膜部。睫状体部和虹膜部分别贴附于睫状体和虹膜的内面,薄而无感光作用,为视网膜盲部。脉络膜部附于脉络膜的内面,为视觉感受器接受光波刺激并将其转变为神经冲动的部分,故又称视网膜视部。

视网膜视部光滑透明,其后部最厚,越向前越薄。在眼球后极内侧约 3mm,视神经起始处有一圆形区域,为视神经盘(optic disc),简称视盘,也叫视神经乳头(papilla of optic nerve),简称视乳头(图 4-4、彩图-32)。视神经盘有视神经、视网膜中央动、静脉穿过,无感光细胞,称生理性盲点。在距视神经盘的颞侧约 3.5mm 处,有一由密集的视锥细胞构成的淡黄色小区,称黄斑(macula lutea),直径约 1.8~2mm,其中央凹陷,称中央凹(fovea centralis)(图 4-4、彩图-32、图 4-8、彩图-36),此区无血管,是感光最敏锐处,也是视网膜最薄之处。

视网膜视部在染色标本上可分为 10 层(图 4-5、彩图-33),主要由 4 层细胞组成,即色素上皮细胞、视细胞、双极细胞和节细胞(图 4-6、彩图-34)。

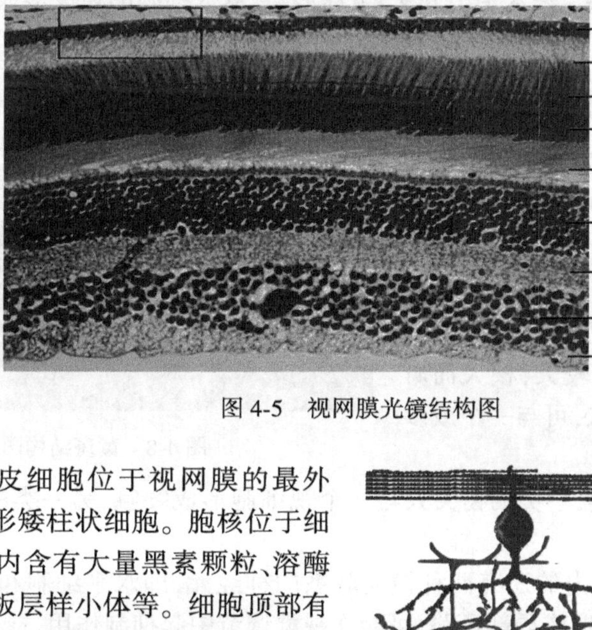

图 4-5 视网膜光镜结构图

1)色素上皮细胞位于视网膜的最外层,为一层六角形矮柱状细胞。胞核位于细胞基底部,胞质内含有大量黑素颗粒、溶酶体、吞饮小泡和板层样小体等。细胞顶部有许多细长的突起,当强光进入视网膜时,突起伸出并包绕视细胞外节,黑素颗粒也随之移入突起内,以保护视细胞的感光部分不被强光所破坏。色素上皮细胞除具有保护和营养视细胞的功能外,还参与视细胞外节膜盘的更新。衰老的膜盘被色素上皮细胞吞噬到胞质内形成含有膜盘碎片的板层小体,膜盘的感光物质被溶酶体分解消化后,仍可作为再合成感光物质的材料。胞质内可见残留的脂褐素,并随年龄而增多。

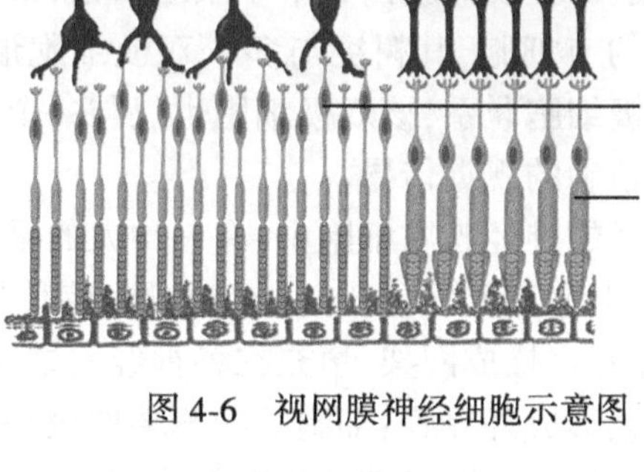

图 4-6 视网膜神经细胞示意图

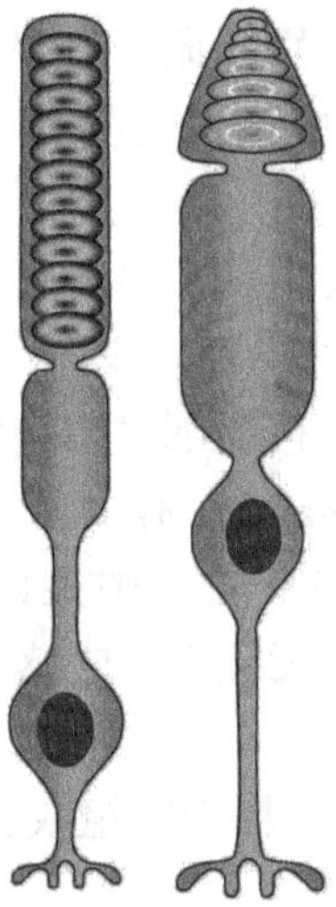

图 4-7 视锥细胞和视杆细胞模式图

2）视细胞分为视杆细胞和视锥细胞两种，均属双极神经元，由树突、胞体和轴突三部分构成。树突由较细的外节和稍膨大的内节组成。外节为感光部分，电镜下可见许多平行排列的膜盘，它们是由外节的一侧细胞膜内陷折叠而成。膜盘是视细胞的感光部分，不断地由内节产生，顶部膜盘不断衰老，脱落。内节中含有许多线粒体以及粗面内质网、核糖体和高尔基复合体等，是合成感光物质和功能的部分。内节与外节之间有一细茎相连。下面分述两种感光细胞的结构和功能特点（图4-7、彩图-35）。

a. 视杆细胞：人类的每只眼球视网膜内约有 1.2 亿个视杆细胞，其树突呈细杆状，其外节膜盘上镶有感光物质，称为视紫红质，能感受弱光。视杆细胞体较小，核圆形而染色较深，轴突末梢不分支，呈球形，与双极细胞的树突形成突触。

b. 视锥细胞：人类的每只眼球视网膜内有 600 万～700 万个视锥细胞，多分布在黄斑处，周围则逐渐减少。树突为锥体形，外节的膜盘大部分与胞膜相连。外节膜盘上的感光物质称为视色素，能感受强光和颜色。大多数哺乳动物和人的视网膜内具有能感受红光、绿光和蓝光的三种视锥细胞。如缺少感受红光的细胞，则不能分辨红色，称为红色盲，其他亦然。视锥细胞体积较大，核大而着色浅，轴突末梢膨大如足状，可与一个或多个双极细胞形成突触。

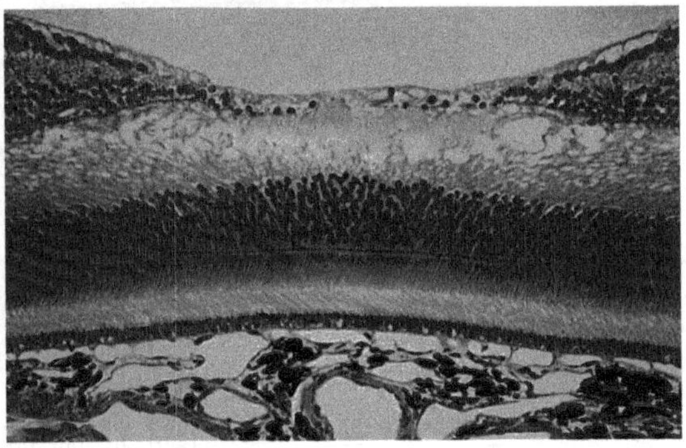

图 4-8 黄斑结构图

3）双极细胞分为两类，一类的树突只与一个视细胞形成突触；另一类的树突可与多个视细胞形成突触。

与双极细胞同居一层内的还有两种横向联系的神经元，即水平细胞和无长突细胞，这两种细胞在视网膜内参与形成局部环路，可能在视觉调节中起抑制作用。

4）节细胞位于视网膜的最内层，是较大的多级神经元。节细胞胞体较大，核大而着色浅，轴突很长，在视网膜内集中于眼球后极，形成视神经乳头，穿过巩膜筛板出眼球，构成视神经。大的节细胞，其树突与多个双极细胞形成突触；位于黄斑处的节细胞，体积较小，只与一个双极细胞联系，该双极细胞也仅与一个视锥细胞联系，从而构成一对一的视觉通路，这是一种精确的视觉传导。

视网膜的神经胶质细胞中，有一种大的呈柱状的胶质细胞，称为放射状胶质细胞，也称为 Müller 细胞，其胞核位于双极细胞层，胞体向内、外两侧延伸，沿途向周围发出许多放射状突起，相互连接成网架，填充在各神经元之间。Müller 细胞的外侧端在视细胞内节之间彼此相互连接形成外界膜；细胞的内侧端伸至视网膜的最内层，相互连接形成内界膜。Müller 细胞具有支持、保护、营养和绝缘的作用。

2. 眼球内容物 眼球内容物包括房水、晶状体和玻璃体，这些结构均透明、无血管、具有屈光作用，与角膜合称为眼的屈光装置。屈光装置使物体反射出来的光线进入眼球后，在视网膜上形成清晰的物像。

(1) 眼球房 (chambers of eyeball)是角膜与晶状体之间的腔隙,借虹膜分为较大的前房和较小的后房,前、后房借瞳孔相通。在前房周缘,位于虹膜与角膜交界处的环形区域,称虹膜角膜角,亦称前房角。虹膜角膜角的前外侧壁有小梁网,连于巩膜与虹膜之间,具有滤帘作用,是房水由前房流至巩膜静脉窦必经的通道。

(2) 房水为无色透明的液体,充满在眼房内。房水由睫状体产生,进入眼后房,经瞳孔至眼前房,经虹膜角膜角进入巩膜静脉窦,借睫前静脉汇入眼静脉。房水的生理功能是为角膜和晶状体提供营养并维持正常的眼内压。

(3) 晶状体(lens)位于虹膜的后方、玻璃体的前方,呈双凸透镜状,无色透明,富有弹性,不含血管和神经,营养由房水供给。晶状体的外面为晶状体囊(lens capsule),具有高度弹性,包裹晶状体。晶状体实质由平行排列的晶状体纤维所组成。周围部较软,称晶状体皮质;中央部较硬,称晶状体核。晶状体是眼屈光装置的主要结构,借睫状小带系于睫状体。老年人晶状体的弹性减弱,透明度往往降低,甚至混浊,为老年性白内障。

(4) 玻璃体(vitreous body)位于晶状体和视网膜之间,中央有一个从晶状体后极至视神经乳头的玻璃体管,是胚胎时期玻璃体动脉的遗迹。玻璃体为无色透明的胶状物,其中水分占 99%,含少量透明质酸、玻璃蛋白及胶原原纤维等。玻璃体内还有一些透明细胞,细胞质内含有空泡和颗粒。玻璃体流失后不能再生,由房水填充。玻璃体除了具有屈光作用外,尚对视网膜起支撑作用,使视网膜与色素上皮紧贴。若支撑作用减弱,易导致视网膜脱离;若玻璃体混浊,可影响视力。

二、眼 副 器

眼副器(accessory organs of eye)包括眼睑、结膜、泪器、眼球外肌、眶脂体和眶筋膜等结构,有保护、运动和支持眼球的作用。

(一) 眼睑

眼睑(palpebrae)位于眼球的前方,分上睑和下睑,是保护眼球的屏障(图 4-9)。上、下睑之间的裂隙称睑裂。睑裂两侧上、下眼睑结合处分别称为内眦和外眦。睑的游离缘称睑缘,又分为前、后缘。

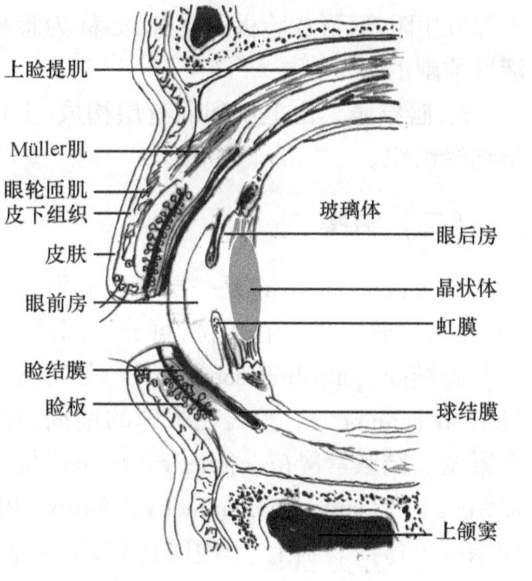

图 4-9 眼矢状切面图

眼睑由浅至深可分为五层 (图 4-10、彩图-37):

1. 皮肤 薄而柔软,近睑缘处有 2~3 列睫毛。睫毛的皮脂腺称睑缘腺或 Zeis 腺,感染时形成睑腺炎。该处还有一种特殊的汗腺,称睫毛腺或 Moll 腺,开口于睑缘或睫毛毛囊。

2. 皮下组织 由薄层疏松结缔组织构成,易发生水肿或淤血。

3. 肌层 由骨骼肌组成,主要有眼轮匝肌和提上睑肌。在上睑的提上睑肌和睑板之间还有少量平滑肌,称上睑板肌,受交感神经支配,有开大眼裂的作用。

4. 睑板 由致密结缔组织构成,坚硬类似软骨,构成眼睑的支架。睑板内有与睑缘垂直走行的腺体,称睑板腺,它是一种特化的皮脂腺,开口于睑缘,分泌的脂类具有润滑作用。若睑

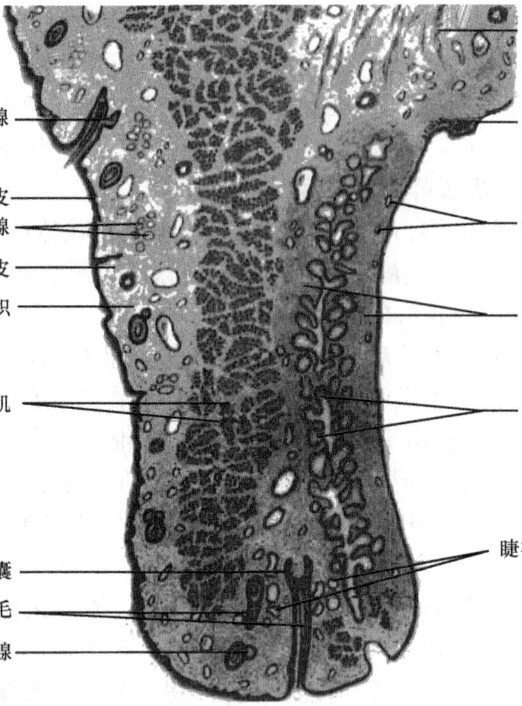

图 4-10 眼睑结构图

板腺发生阻塞,形成睑板腺囊肿,亦称为睑板腺囊肿(曾称霰粒肿)。上睑板的上缘还可见浆液性的副泪腺。

5. 睑结膜 由上皮和固有层构成,上皮为复层柱状,夹有少量的杯状细胞,固有层为薄层结缔组织。

(二) 结膜

结膜(conjunctiva)是一层薄而光滑透明的黏膜,覆盖在眼球的前面和眼睑的后面(图 4-9),富含血管。按所在部位,可分三部分。

睑结膜(palpebral conjunctiva)是衬覆于上、下睑内面的部分,与睑板结合紧密。球结膜(bulbar conjunctiva)覆盖在眼球的前面,在近角膜缘处,移行为角膜上皮,在此处与巩膜结合紧密。结膜穹隆(conjunctival fornix)位于睑结膜与球结膜互相移行处,其反折处分别构成结膜上穹(superior conjunctival fornix)和结膜下穹(inferior conjunctival fornix),结膜上穹较结膜下穹深。当上、下睑闭合时,整个结膜形成囊状腔隙称结膜囊(conjunctival sac)。沙眼和结膜炎是结膜的常见疾病,治疗用的滴眼药即滴入结膜囊。

(三) 泪器

泪器(lacrimal apparatus)由泪腺和泪道组成。泪道包括泪点、泪小管、泪囊和鼻泪管(图 4-11)。

1. 泪腺 泪腺(lacrimal gland)位于眶上壁前外侧部的泪腺窝内,约 2cm 长的腺体,可分泌泪液,有 10~20 条排泄管开口于结膜上穹的外侧部。泪液借眨眼活动涂抹于眼球表面,可湿润角膜和清洁角膜并具有灭菌作用。多余的泪液流向内眦处的泪湖(lacrimal lake)。

2. 泪道　泪点（lacrimal punctum）为在上、下睑缘近内侧端处的泪乳头（lacrimal papilla）顶部的小孔，是泪小管的开口，开口朝向后方，正对泪湖，便于吸入泪液。泪小管（lacrimal ductule）为连结泪点与泪囊的小管，先垂直向上行或下行，继而几乎成直角转向内侧汇合在一起，开口于泪囊上部。泪囊（lacrimal sac）位于眶内侧壁前部的泪囊窝中，为一上端为盲端的膜性囊，下部移行为鼻泪管。鼻泪管（nasolacrimal duct）为一膜性管道，其上部包埋在骨性鼻泪管中，与骨膜结合紧密；下部在鼻腔外侧壁黏膜的深面，开口于下鼻道外侧壁的前部。

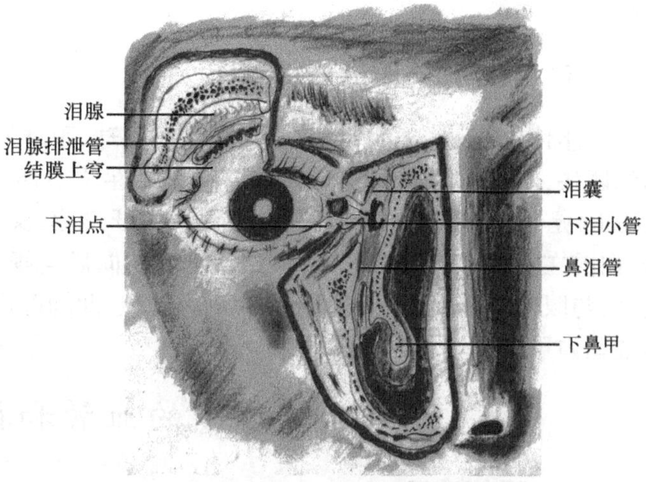

图 4-11　泪器

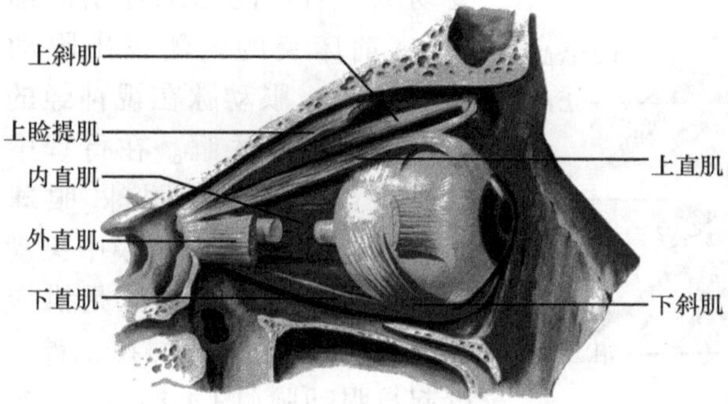

图 4-12　眼球外肌

（四）眼球外肌

眼球外肌（extraocular muscles）为运动眼球和上睑的运动装置，包括 4 块直肌、2 块斜肌和 1 块上睑提肌（图 4-12、彩图-38）。

1. 上睑提肌　上睑提肌（levator palpebrae superioris）为一三角形薄肌，起自视神经管前上方的眶壁，在上直肌上方向前走行。前端明显增宽成为腱膜，止于上眼睑的皮肤和上睑板。此肌收缩可上提上睑，开大眼裂。

2. 上、下、内、外直肌　运动眼球的各直肌共同起自视神经管周围和眶上裂内侧的总腱环（common tendinous ring），在赤道的前方，分别止于巩膜的上、下、内侧和外侧。

上直肌（rectus superior）位于上睑提肌下方，眼球的上方，止于眼球上方赤道前方的巩膜，收缩时使瞳孔转向上内方。下直肌（rectus inferior）在眼球的下方，止于眼球下部赤道以前的巩膜。收缩时可使瞳孔转向下内方。内直肌（rectus medialis）位于眼球内侧，止于眼球内侧部赤道以前的巩膜。收缩时可使瞳孔转向内侧。外直肌（rectus lateralis）位于眼球外侧，止于眼球外侧部赤道以前的巩膜。收缩时可使瞳孔转向外侧。

3. 上斜肌和下斜肌　上斜肌（obliquus superior）位于上直肌与内直肌之间，起于蝶骨体，以纤细的肌腱通过附于眶内侧壁前上方的滑车，经上直肌的下方转向后外，在上直肌与外直肌之间止于眼球后外侧赤道后方的巩膜。该肌收缩可使瞳孔转向下外方。下斜肌（obliquus inferior）位于眶下壁与下直肌之间，起自眶下壁的内侧份近前缘处，向后外止于眼球下面中纬线后方的巩膜。该肌可使瞳孔转向上外方。

眼球的正常运动，并非单一肌肉的收缩，而是两眼数条肌肉在神经的支配下协同作用的结果。其中上斜肌由滑车神经支配,外直肌由展神经支配,其他 5 块肌均由动眼神经支配。

(五) 眶脂体与眼球筋膜鞘

眶脂体(adipose body of orbit)是填充于眼球、眼球外肌、神经、血管与眶骨膜之间的脂肪组织团块,对眼球、视神经、血管和泪器起弹性软垫样的保护作用。眼球筋膜鞘(sheath of eyeball)是眶脂体与眼球之间的薄而致密的纤维膜,又称 Tenon 囊。此鞘包绕眼球的大部分,向前在角膜缘稍后方与巩膜融合在一起,向后与视神经硬膜鞘融合。眼球筋膜鞘内面光滑,与眼球纤维膜之间的间隙称为巩膜外隙,此间隙内有一些松软而纤细的结缔组织,眼球在鞘内可进行较灵活地运动。

三、眼的血管和神经

(一) 眼的动脉

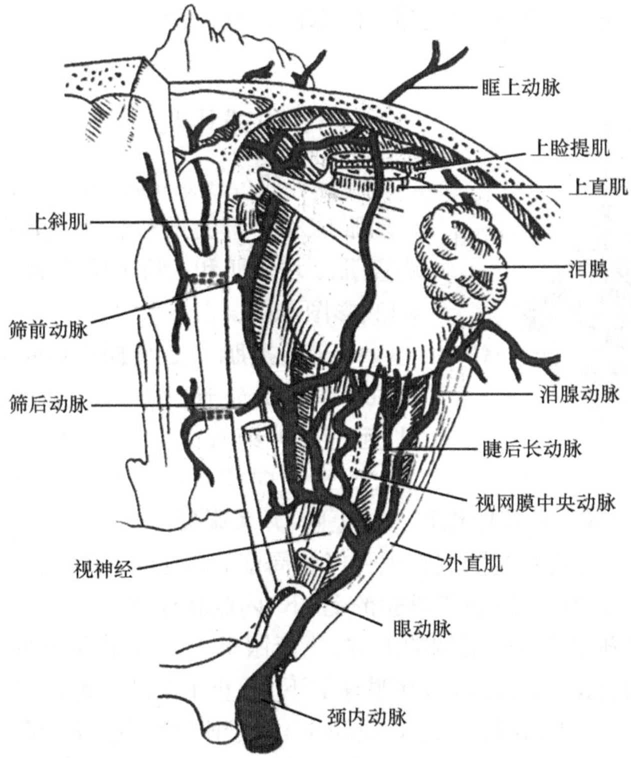

图 4-13　眼的动脉

眼动脉(ophthalmic artery)是供应眼球和眶内结构的血液的主要动脉。当颈内动脉穿出海绵窦后,在前床突的内侧发出眼动脉(图 4-13)。眼动脉在视神经的下方经视神经管入眶。在行程中眼动脉发出分支供应眼球、眼球外肌、泪腺和眼睑。视网膜中央动脉(central artery of retina)是供应视网膜内层的唯一动脉,在视神经管处起自眼动脉(图 4-13、彩图-39),走行于视神经下方,在距眼球 10~15mm 处,于视神经的下方向上穿过视神经鞘、蛛网膜和蛛网膜下隙,继而行于神经纤维内直至巩膜筛板后,走行长度为 0.9~2.5mm。视网膜中央动脉在视神经中央盘处先分为上、下 2 支,再复分成视网膜鼻侧上、鼻侧下和视网膜颞侧上、颞侧下 4 支小动脉,分布至视网膜鼻侧上、鼻侧下、颞侧上和颞侧下 4 个扇形区,分别供应 1 个象限的内层视网膜(图 4-4)。此外还有睫后短动脉(short posterior ciliary arteries)、睫后长动脉(long posterior ciliary arteries)等供应眼球。另外,眼动脉还发出泪腺动脉、筛前动脉、筛后动脉以及眶上动脉等分支分布至相应的部位。

(二) 眼的静脉

眼的静脉最后均汇成眼上静脉(superior ophthalmic vein)和眼下静脉(inferior ophthalmic vein)。眼上静脉起自眶内上角,向后经眶上裂注入海绵窦。眼下静脉细小,位于视神经下方,起自眶下壁及内侧壁的静脉网,收集附近眼肌、泪囊和睑的静脉血,行向后分为2支,一支注入眼上静脉,另一支经眶下裂汇入翼静脉丛。

(三) 眼的神经

眼的神经支配来源较多,主要包括功能性神经视神经(optic nerve),支配眼球外肌的动眼神经、滑车神经和展神经,支配瞳孔括约肌和睫状肌的神经纤维来自动眼神经内的副交感神经。眼的感觉神经则来自三叉神经的眼支。眼睑内的眼轮匝肌受面神经支配。泪腺的分泌受来自面神经内的副交感神经纤维支配。

(刘建生 田 鹤 郑德宇)

第二节 视觉器官的功能

视觉是人类获取信息的主要方式,通过视觉,机体能感知物体的大小、形状、颜色、远近等。眼是视觉器官,眼内与视觉传入信息的产生直接相关的结构是位于眼球正中线上的折光系统和位于眼球后部的视网膜。一定波长的电磁波射入眼内,经折光系统折射后成像在视网膜上,视网膜将光刺激转变为生物电变化,继而产生神经冲动,经视神经传至大脑产生视觉。

一、眼的折光系统及其调节

1. 眼折光系统的光学特征和简化眼 人眼折光系统包括四种折射率不同的介质,即角膜、房水、晶状体和玻璃体。有四个曲率不同的折射面,即角膜的前表面、后表面和晶状体的前表面和后表面,其中角膜的前表面折射程度最大。眼的折光成像原理类似凸透镜,但更为复杂,根据眼的实际光学特性,有人设计出与正常眼折光系统等效的简单模型,称为简化眼(reduced eye)。简化眼是一个内容物均匀的单球面折光体,其前后径为20 mm,折射率为1.33,该球面的曲率半径为5 mm,即节点在折射面后方5 mm的位置,后主焦点正好相当于视网膜的位置。这个模型和正常安静时的人眼一样,能使平行光线聚焦在视网膜上(图4-14)。

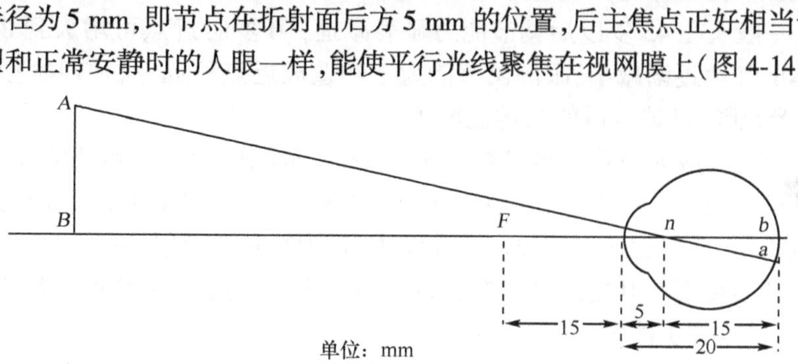

图4-14 简化眼及成像示意图

利用简化眼可以计算出物体在视网膜上成像的大小。根据相似三角形原理,其计算公式为

$$\frac{AB(\text{物体的大小})}{Bn(\text{物体至节点距离}))}=\frac{ab\ (\text{物像的大小})}{nb(\text{节点至视网膜距离})}$$

式中 nb 固定为 15mm,已知物体大小和它与眼睛的距离,就可计算出物像的大小。正常人眼在光照良好的情况下,如果在视网膜上成像小于 4.5μm,一般就不能引起清晰的视觉,这个限度只能用眼所能看清楚的最小视网膜像的大小来表示。

2. 眼的调节 正常人眼看远物(≥6m)时,入眼光线可被看作平行光,不需做任何调节即可在视网膜上形成清晰的物像。通常将人眼不作任何调节时所能看清物体的最远距离称为远点(far point)。当人眼看近物时(<6m),入眼光线呈不同程度的辐散,眼若不进行调节,光线经过折射后将成像在视网膜之后,因此在视网膜上只能形成一个模糊的物像。经眼的调节,正常人眼也能看清一定距离的近处物体。

(1) 眼的近反射,眼视近物(6m 以内的物体)时,晶状体变凸、瞳孔缩小和视轴会聚,这一系列调节称为眼的近反射。其中以晶状体的调节最为重要。

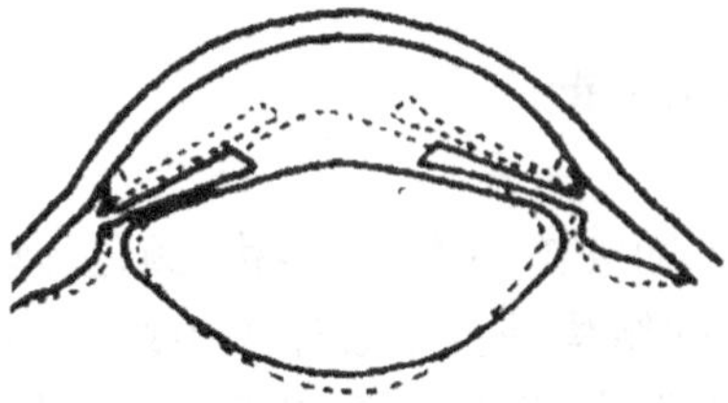

图 4-15 视近物时晶状体和瞳孔的调节
实线为安静时的情况,虚线为视近物时的情况

1) 晶状体变凸,如前所述,晶状体是一个富有弹性的、双凸形的透明折光体,睫状肌的收缩和舒张活动控制晶状体的形状和折光能力。视远物时,睫状肌舒张,睫状小带保持一定的紧张度,牵引晶状体使之保持相对扁平;视近物时,睫状肌收缩,睫状体被拉向前内侧,睫状小带松弛,晶状体因其弹性而向前方和后方凸出,尤以前凸更为显著,折光能力增强,物像正好落在视网膜上(图 4-15)。

晶状体变凸属神经反射性活动,反射过程如下:视近物时,光线经折光系统折射后成像在视网膜之后,模糊的物像信息传至视皮层后,经视觉中枢整合,下行冲动经皮质-中脑束到达中脑的正中核,继而传到动眼神经缩瞳核,再经动眼神经中副交感节前纤维传到睫状神经节,最后再经睫状短神经到达眼的睫状肌,使睫状肌的环行肌收缩,睫状小带松弛,晶状体变凸。其生理意义在于增加折光能力,清晰地成像在视网膜上。

晶状体的调节能力是有限度的,其最大调节能力可用近点来表示。近点(near point)是指眼做最大能力调节所能看清物体的最近距离。近点越近,说明晶状体的弹性越好,也就是调节能力越强。晶状体的弹性与年龄有关,如 8 岁的儿童近点平均约为 8.3cm,20 岁时约为 11.8cm,一般人在 45 岁以后调节能力显著减退,60 岁时近点可增大到 83cm。随着年龄增长晶状体的弹性逐渐减小,眼的调节能力下降造成近点移远,这种现象称为老视(presbyopia),俗称老花眼,可戴合适的凸透镜矫正。

2) 瞳孔缩小,一般人瞳孔直径可在 1.5~8.0mm 范围内变动。瞳孔的大小取决于瞳孔括约肌和瞳孔开大肌的收缩程度,它们分别受动眼神经中副交感神经纤维和交感神经纤维的支配。看近物时,反射性地引起双侧瞳孔缩小,称为瞳孔近反射(near reflex of the pupil),也可称为瞳孔调节反射。其生理意义在于减少由折光系统造成的球面像差及色像差,并限制入眼的光线,使成像更清晰。

3) 视轴会聚,当双眼注视物由远移近时,两眼视轴向鼻侧会聚的现象,称视轴会聚或辐辏反射 (convergence reflex)。其生理意义在于使物像落在两眼视网膜的对称点上,从而产

生单一清晰的视觉,避免复视。反射过程与晶状体变凸调节相似,传出冲动经动眼神经引起双眼内直肌收缩,导致双眼球向鼻侧会聚。

(2) 瞳孔对光反射,瞳孔在弱光照射下散大,强光照射下缩小的反射称为瞳孔对光反射(pupillary light reflex)。其意义在于调节入眼的光量,使视网膜不会因光线过弱而影响视觉,也不会因为光线过强而损伤视网膜。瞳孔对光反射的效应是双侧性的,光照一侧眼时,两眼瞳孔同时缩小,故称为互感性对光反射。瞳孔对光反射的中枢在中脑,其反射既灵敏又便于检查,因此临床上常把此反射作为判断中枢神经系统病变部位、全身麻醉的深度和病情危重程度的重要指标。

3. 眼的折光异常　正视眼不需调节就可使平行光线聚焦在视网膜上,因而可看清远处的物体;经过调节也可看清不小于近点距离的物体。因眼的折光能力异常或眼球的形态异常,使平行光线不能聚焦在安静的视网膜上,称为非正视眼,也称折光异常或屈光不正,常见有以下三种情况。

(1) 近视(myopia)通常是由于眼球的前后径过长(轴性近视)或折光系统的折光能力过强(屈光性近视)所致。近视眼的形成,多与先天遗传或后天用眼不当等有关。近视眼看远物时,模糊不清;看近物时,因近物发出的光线呈辐射状,物像便可以落在视网膜上,所以能看清近处物体。近视眼的矫正办法是佩戴合适的凹透镜。

(2) 远视(hyperopia)通常是由于眼球的前后径过短(轴性远视)或折光系统的折光能力过弱(屈光性远视)所致。由于新生儿的眼轴往往过短,多为远视,随着生长发育,眼轴逐渐变长,直至6岁左右成为正视眼。远视眼在安静状态下看远物时,所形成的物像落在视网膜之后;看近物时,晶状体的凸度很快达到极限,故近点移远,因而,远视眼无论视近物还是远物,都需要眼的调节,易产生疲劳,导致头痛。远视眼矫正的办法是佩戴合适的凸透镜。

(3) 散光(astigmatism)主要是由角膜表面不同经线上的曲率不等造成的。正常人眼的角膜表面是正球面,各经线上曲率都是相等的。入射光线经曲率较大的角膜表面折射将聚焦于视网膜的前方,经曲率较小的角膜表面折射将聚焦于视网膜的后方,经曲率正常的角膜表面折射将聚焦于视网膜上,导致入眼光线不能聚焦成单一的焦点而是形成焦线,造成物像变形或视物不清。散光也可由晶状体表面曲率异常而产生。散光眼的矫正办法是佩戴合适的圆柱形透镜或角膜接触镜,使角膜的曲率异常得以纠正。

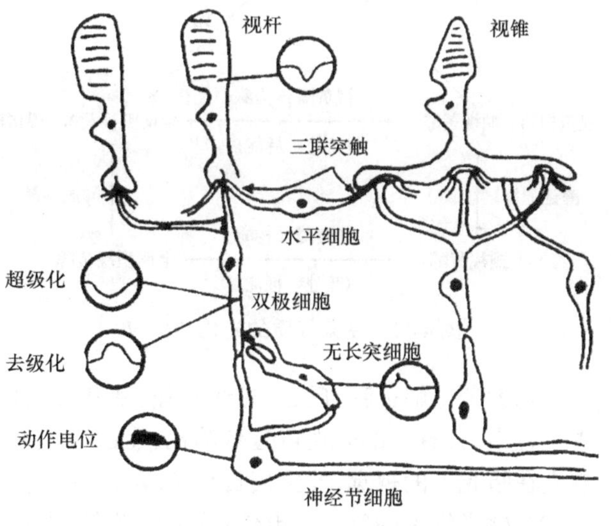

图 4-16　视网膜中各层神经元的联系及其产生的电反应类型示意图

二、眼的感光换能功能

1. 视网膜中的感光换能系统　在人的视网膜中存在着两种感光换能系统,即视锥系统和视杆系统。视网膜按功能可分为四层(图 4-16),从外向内依次为色素上皮细胞层、感光细胞层、双极细胞层和神经节细胞层。感光细胞和双极细胞以及神经节细胞之间既有纵向联系,也有横向联系,如水平细胞在感光细胞之间起联络作用,无长突细胞在神经节细胞之间起联络作用。另外在视网膜中还存在有大量的缝隙连接,在细胞间的信息传递中发挥作用。神经节细胞轴突会聚成束,在视网膜中央凹向鼻侧约 3mm 处穿过视网膜和眼球后壁构成视神经,因为该处无感光细胞,落在此处的光线不能被感知,故称为生理盲点(blind spot)。

视锥系统由视锥细胞(cone)和与它们相联系的双极细胞和神经节细胞等组成,又称昼光觉或明视觉系统(photopic vision system),视锥细胞主要分布在视网膜的中央凹处,而此处常见一个视锥细胞经一个双极细胞与一个神经节细胞形成突触,构成一对一的"单线联系"。此系统分辨能力高,对光的敏感性较差、有颜色视觉。只在白昼活动的动物如爬虫类、鸡和麻雀等,视网膜中以视锥细胞为主。

视杆系统由视杆细胞(rod)和与它们相联系的双极细胞和神经节细胞等组成,又称晚光觉或暗视觉系统(scotopic vision system),视杆细胞主要分布于视网膜的周边部。此处可见多达 250 个视杆细胞经少数几个双极细胞与一个神经节细胞形成突触,构成了多对一的"会聚式联系"。此系统对光的敏感度较高,分辨能力低,无色觉。以夜间活动为主的动物,如猫头鹰,视网膜中以视杆细胞为主。

2. 视杆细胞的感光换能机制

(1) 视紫红质的光化学反应:视杆细胞内的视色素是视紫红质(rhodopsin),因其在暗处呈紫红色而得名。视紫红质是一种结合蛋白质,由一分子视蛋白(opsin)和一分子视黄醛(retinene)的生色基团组成。维生素 A 是一种不饱和醇,在体内可以氧化生成视黄醛。

光照时,视紫红质迅速分解为视蛋白和全反型视黄醛。这是一个多阶段反应,一个光量子被视紫红质吸收后,可使视黄醛分子构象发生改变,由 11-顺型视黄醛变为全反型视黄醛,导致视紫红质分解。视紫红质在暗处则可重新合成。全反型的视黄醛被色素上皮细胞摄取,在异构酶作用下转变为 11-顺型的视黄醛,返回视杆细胞与视蛋白结合,形成视紫红质。此外,色素上皮中的维生素 A,在异构酶的作用下先转变为 11-顺视黄醇,再转变为 11-顺视黄醛,后者与视蛋白形成视紫红质(图 4-17)。其合成与分解过程的快慢取决于光线的强弱,光线越弱,合成过程越大于分解过程,反之,光线越强,视紫红质的分解过程越强。在视紫红质分解和在合成过程中,会有一部分视黄醛被消耗,需由维生素 A 来补充。长期维生素 A 摄入不足,会影响人在暗光下的视觉,发生夜盲症 (nyctalopia)。

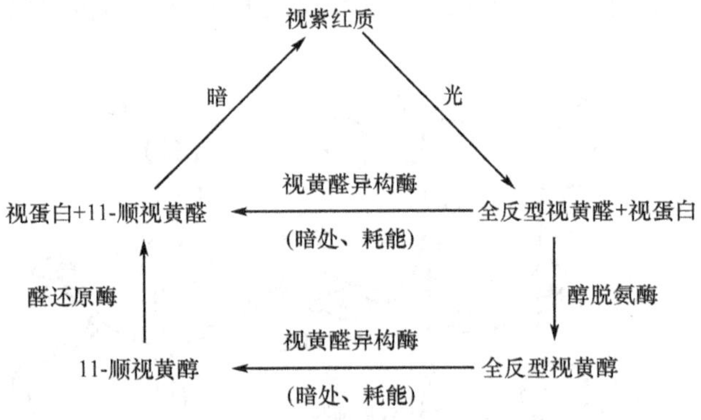

图 4-17 视紫红质的光化学反应

(2) 感光细胞的感受器电位:在无光照时,视杆细胞的静息电位只有 −40 ~ −30 mV。此时主要有两种电流,外段膜上的 cGMP 门控通道开放,Na^+持续内流;内段膜 K^+外流,同时内段膜上的 Na^+泵活动,以维持膜内外的 Na^+、K^+浓度的相对稳定。

光照时，视紫红质分解为视蛋白和全反型视黄醛，同时激活视盘膜上的转导蛋白（transducin），进而激活了邻近的磷酸二酯酶（phosphodiesterase，PDE），PDE 使外段胞质内的 cGMP 分解转变为 5′-GMP 而失活，导致细胞内 cGMP 浓度减少，Na^+内流停止，但内段膜上的 Na^+泵仍继续活动，由此产生超极化型感受器电位。视杆细胞不能产生动作电位，其外段膜上引起的超极化型感受器电位以电紧张性扩布到细胞的终足部分，影响此处递质的释放。

三、颜色视觉

不同波长的可见光作用于视网膜后在人脑产生的主观感觉，是一种复杂的物理-心理现象，称为颜色视觉（color vision），简称色觉。在可见光谱范围内，波长长度只要有 3～5nm 的增减，就可以被视觉系统辨别为不同的颜色，因此正常人眼可区分波长 380～760nm，约 150 种的颜色。目前认为，视锥细胞外段的换能机制与视杆细胞类似。

1. 三色学说 19 世纪初期，Young 和 Helmholtz 提出的视觉三色学说。该学说认为在视网膜中存在三种视锥细胞，分别含有对红、绿、蓝光线敏感的视色素，某一波长的光线照射视网膜时，会使三种视锥细胞按不同的比例发生兴奋，就会产生不同色觉。如用红色的单色光刺激视网膜时，红、绿、蓝三种视锥细胞兴奋比例为 4∶1∶0，产生红色的感觉。20 世纪 70 年代后，用细小单色光束检查，并绘制在体视锥细胞的光谱吸收曲线的方法，以及用微电极记录单个视锥细胞感受器电位的方法，可以证实三色学说。

三色学说可较好地解释色盲和色弱的发生机制。色盲（color blindness）是一种色觉障碍，表现为对全部颜色或部分颜色缺乏分辨能力。不能分辨任何颜色，只能分辨光线的明暗，为单色视觉，称为全色盲。全色盲的人很少见。部分色盲又分为红色盲、绿色盲和蓝色盲。临床上常见的是红色盲和绿色盲，通常称为红绿色盲，表现为不能分辨红色和绿色。20 世纪 90 年代，发现人的红绿色盲与基因突变有关。大多数绿色盲者是绿敏色素基因缺失或被一杂合基因取代；大多数红色盲者是红敏基因被相应的杂合基因取代。某种视锥细胞的反应能力较弱，对颜色的识别能力减弱，称为色弱，常由后天因素引起。

2. 对比色学说 1876 年 Hering 提出了对比色学说，他认为黄色与蓝色、红色与绿色分别形成对比色，任何颜色都可由这 4 种颜色按不同比例混合而成，故也称四色学说。若将蓝色的小纸块放在黄色背景上，会感觉蓝色更蓝，同时觉得背景更黄，这种现象称为颜色对比。此现象可用对比色学说进行解释。在对金鱼水平细胞电活动的研究中发现，此类细胞既能产生超极化，也能产生去极化的电位改变，有些水平细胞在黄光刺激时出现最大的去极化反应，在蓝光刺激时出现最大的超极化型反应；另一些水平细胞则在红光和绿光刺激时有类似的不同反应。

三色学说阐述了颜色信息在感光细胞水平的信息编码；对比色学说阐述了颜色信息在水平细胞一级或某些中枢神经元处的信息编码。可见，色觉的产生是个十分复杂的过程。

四、与视觉有关的若干生理现象

1. 视敏度 视敏度（visual acuity）是眼对物体细微结构的分辨能力，也称视力或视锐度。即分辨物体上两点间最小距离的能力，通常以视角的倒数来表示。视角是物体上两点发出的光线射入眼球节点时交叉所形成的夹角。视角越小,表示视力越好。视网膜上物像的大小与视角的大小成正比,在眼前 5m 处,相距 1.5mm 的两个光点发出的光线入眼后,视角为 1 分角,视网膜上的物像约 4.5μm,相当于视网膜中央凹处一个视锥细胞的平均直径,此两点间刚好隔着一个视锥细胞,就形成两点分开的感觉。

2. 暗适应和明适应 当人长时间在明亮环境中突然进入暗环境时,最初看不见任何物体,经过一段时间后,才能逐渐看见物体的现象称为暗适应(dark adaptation)。暗适应是人眼在暗环境中对光敏感度逐渐提高的过程。进入暗环境 5~8min 内,视觉阈值出现明显的降低,主要是视锥细胞视色素的合成增加所致。此后视觉阈值继续降低,25~30min 降至最低点并稳定于此,此阶段则与视杆细胞中视紫红质的合成增加有关,是暗适应的主要组成部分。

当人长时间在暗环境中突然进入明亮环境时,最初感到眼前一片耀眼的光亮,稍待片刻后才能恢复正常的视觉,这种现象称为明适应(light adaptation)。明适应通常在几秒内即可完成。其产生机制是,在暗处视杆细胞内蓄积的视紫红质,遇强光迅速分解,于是产生耀眼的光感。待视紫红质分解后,对光相对不敏感的视锥色素在亮处感光而恢复视觉。

3. 视野 单眼固定注视前方一点时,该眼所能看到的空间范围称为视野(visual field)。利用视野计可绘制出视野图,在同一光照条件下,白色视野最大,黄色、蓝色次之,再次为红色,绿色视野最小。因鼻和额对光线的阻挡,导致颞侧和下侧视野较大,鼻侧和上侧视野较小。世界卫生组织规定,视野小于 10 度者即使中心视力正常也属于盲。临床上检查视野可帮助诊断视网膜、视神经和视觉传导通路上的某些病变。

4. 立体视觉 两眼同时看某一物体时产生的视觉称为双眼视觉(bonocular vision)。双眼同视一物时,来自物体同一部分的光线成像于两眼视网膜的对称点上,因此产生单一物体的视觉,称为单视。若物像落在两眼视网膜的非对称点上,则产生有一定程度相互重叠的两个物体的感觉,称为复视(diplopia)。双眼视觉可弥补单眼视觉时盲点的缺陷,扩大视野,主观上可产生被视物体的厚度和空间的深度或距离等感觉,称为立体视觉。因为双眼注视同一物体时,两眼视网膜上的物像并不完全相同,左眼看到物体的左侧面较多,右眼看到物体的右侧面较多。这些来自两眼视觉图像信息经过高级中枢分析整合后,形成立体感觉。

(庄晓燕)

第五章　前 庭 蜗 器

第一节　前庭蜗器的结构

前庭蜗器(vestibulocochlear organ)又称为耳(ear),包括前庭器(官)(vestibular apparatus)和听器(auditory apparatus)两部分。听器的作用是感受声波刺激;前庭器官的作用是感受头部静态空间位置及直线、角加速和减速运动刺激。两者的功能虽不同,但在结构上关系密切。按部位可将耳分为外耳(external ear)、中耳(middle ear)和内耳(internal ear)(图5-1)。外耳和中耳是声波的收集和传导装置,是前庭蜗器的附属器。听觉感受器和位觉感受器位于内耳。

- 耳
  - 外耳
    - 耳郭
    - 外耳道
    - 鼓膜
  - 中耳
    - 鼓室
    - 咽鼓管
    - 乳突窦、乳突小房
  - 内耳
    - 骨迷路
      - 耳蜗
      - 前庭
      - 骨半规管
    - 膜迷路
      - 椭圆囊、球囊(位觉器)
      - 膜半规管(位觉器)
      - 蜗管(听器)

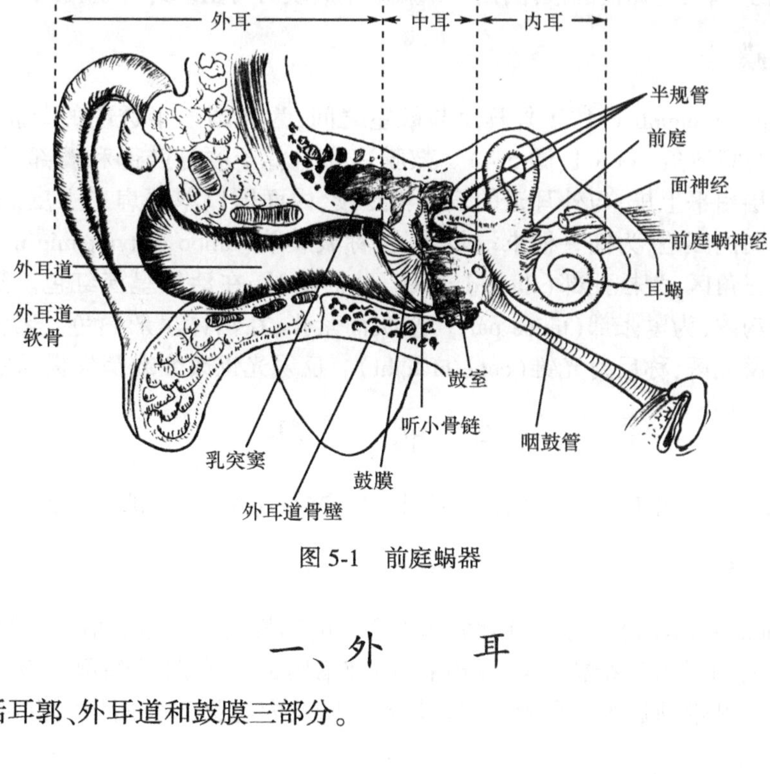

图5-1　前庭蜗器

一、外　　耳

外耳包括耳郭、外耳道和鼓膜三部分。

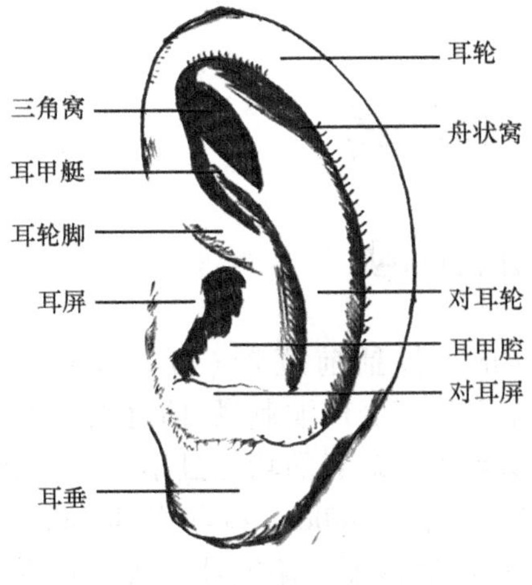

图 5-2 耳郭

（一）耳郭

耳郭(auricle)由弹性软骨和结缔组织构成耳郭的上部的支架，表面覆盖着皮肤，皮下组织少(图 5-2)。耳郭下部 1/3 无软骨，仅含有结缔组织和脂肪，表面覆盖皮肤形成耳垂(auricular lobule)，有丰富的神经血管，是临床常用采血的部位。耳郭周缘卷曲，称耳轮。其前方有一与耳轮平行的弧形隆起，称对耳轮。耳轮和对耳轮之间狭长的凹陷，称耳舟。对耳轮前方的深窝，称耳甲。耳甲向内接续外耳门并通外耳道。耳甲腔的前方有一突起，称耳屏；耳甲腔的后方，在对耳轮的下部有一突起，称对耳屏。

（二）外耳道

外耳道(external acoustic meatus)是从外耳门至鼓膜的管道(图 5-1)。在成人长 2.0~2.5cm。因鼓膜向前下外方倾斜约 45°角，故外耳道的前壁和下壁较后壁和上壁长。外耳道约呈一斜形的“S”状弯曲，从外侧向内侧，先斜向前上方，继而水平转向后，最后又转向前下方。故将耳郭向后上方牵拉，即可使外耳道变直，可观察到鼓膜。在婴儿因颞骨尚未骨化，其外耳道几乎全由软骨支持，短而直，鼓膜近于水平位，检查时须拉耳郭向后下方。外耳道外侧 1/3 为软骨部，与耳郭的软骨相延续；内侧 2/3 为骨性部，即颅骨中的外耳道，两部交界处较为狭窄。

外耳道表面覆盖一薄层皮肤，皮肤与软骨膜、骨膜结合紧密，不易移动，当发生外耳道皮肤疖肿时，疼痛剧烈并妨碍声波的传导。皮肤内含有丰富的感觉神经末梢、毛囊、皮脂腺及耵聍腺。耵聍腺分泌耵聍，为黏稠的液体，当其干燥凝结成块时可阻塞外耳道，影响听觉。

（三）鼓膜

鼓膜(tympanic member)位于外耳道与鼓室之间，为椭圆形半透明的薄膜，与外耳道底约成 45°~50°的倾斜角(图 5-1、图 5-4)。鼓膜边缘附着于颞骨鼓部和鳞部，周缘较厚。鼓膜外面覆以复层扁平上皮，与外耳道的表皮相延续，内面覆以单层扁平上皮，中间为结缔组织。鼓膜中心向内凹陷，为锤骨柄末端附着处，称鼓膜脐(umbo of tympanic membrane)。在鼓膜上 1/4 的三角区，为松弛部(flaccid part)，薄而松弛，在活体呈淡红色。鼓膜下 3/4 部固定于鼓膜环沟内，为紧张部(tense part)，坚实而紧张，在活体呈灰白色。紧张部的前下部有一三角形的反光区，称反射光锥(cone of light)。反射光锥改变或消失提示中耳的疾患。

二、中　耳

中耳(middle ear)由鼓室、咽鼓管、乳突窦和乳突小房组成，大部分在颞骨岩部内。

（一）鼓 室

鼓室(tympanic cavity)是位于颞骨岩部内含气的不规则小腔隙。借鼓膜与外耳道相隔，内借封闭前庭窗和蜗窗的结构与内耳相隔，向前借咽鼓管通向鼻咽部。鼓室由六个壁围成，内有听小骨、韧带、肌、血管和神经等。鼓室各壁及内容物的表面均覆有黏膜，并与咽鼓管和乳突窦、乳突小房的黏膜相连续。

1. 鼓室的壁　上壁又称盖壁(tegmental wall)由颞骨岩部前外侧面的薄骨板构成鼓室盖构成,分隔鼓室与颅中窝(图 5-1、图 5-4)。中耳疾患可通过此壁扩散到颅内引起颅内并发症。下壁为颈静脉壁(jugular wall)(图 5-3),仅为一薄层凸向鼓室的骨板构成,此骨板将鼓室与颈静脉窝的颈静脉球分隔。部分人的鼓室下壁未骨化形成骨壁,此种情形仅借黏膜和纤维结缔组织分隔鼓室和颈静脉球。前壁也称颈动脉壁(carotid wall),即颈动脉管的后壁。此壁甚薄,借骨板分隔鼓室与颈内动脉。此壁上部有两个小管的开口,上方的是鼓膜张肌半管口,有鼓膜张肌的肌腱通过;下方的为咽鼓管鼓室口。后壁为乳突壁(mastoid wall),上部有乳突窦的入口,鼓室借乳突窦向后通入乳突内的乳突小房(图 5-4、图 5-5)。中耳炎易累及乳突小房而引起乳突炎。乳突窦入口的下方有一骨性突起,称为锥隆起,内藏镫骨肌。在茎乳孔上约 6mm 有鼓索自面神经管穿出,经鼓索后小孔进入鼓室。外侧壁是膜壁由大部分鼓膜构成。内侧壁是内耳前庭部的外侧壁,故称为迷路壁(labyrinthine wall)(图 5-1、图 5-5、彩图-40、图 5-7)。其中部有圆形隆起,称岬(promontory),由耳蜗第一圈的隆凸形成。岬的后上方有一卵圆形小孔,称前庭窗(fenestra vestibui)或卵圆窗,通向前庭。在活体,由镫骨底及其周缘的韧带将前庭窗封闭。岬的后下方有一圆形小孔,称蜗窗(fenestra cochleae)或圆窗,在活体由第二鼓膜封闭。在前庭窗后上方有一面神经管形成的弓形隆起,称面神经管凸(prominence of facial canal),内藏面神经。面神经管壁骨质甚薄,甚至缺如。中耳的炎症或手术易伤及管内的面神经,引起面瘫。

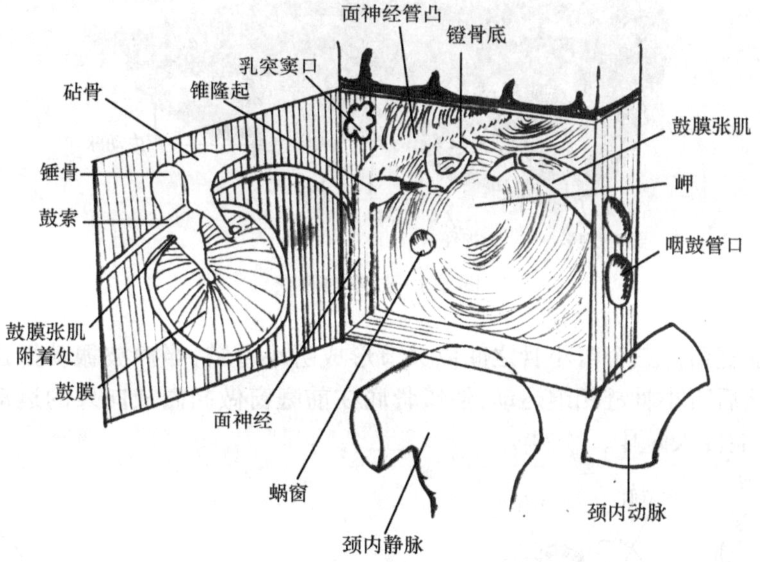

图 5-3　鼓室各壁示意图

2. 鼓室内的结构　鼓室内含有听小骨、肌肉、神经、黏膜以及与大气压力相等的空气。听小骨(auditory ossiclesm)有三块,从外侧向内侧依次为锤骨(malleus)、砧骨(incus)和镫骨(stapes)(图 5-6)。锤骨形如鼓锤,是听小骨中最大者,有头、柄、外侧突和前突。锤骨头与砧骨体形成砧锤关节。锤骨柄附于鼓膜的脐区,柄的上端有鼓膜张肌附着。砧骨形如砧可分为砧骨体和长、短二脚。体与锤骨头形成砧锤关节,长脚与镫骨头形成砧镫关节,短脚以韧带连于鼓室后壁。镫骨形似马镫,可分为头、颈、前后两脚和一底。底借韧带连于前庭窗

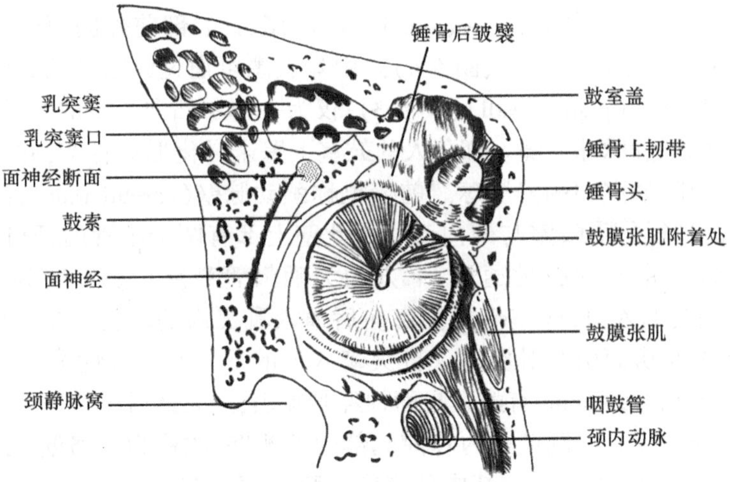

图 5-4　鼓室外侧壁及鼓索(右侧)

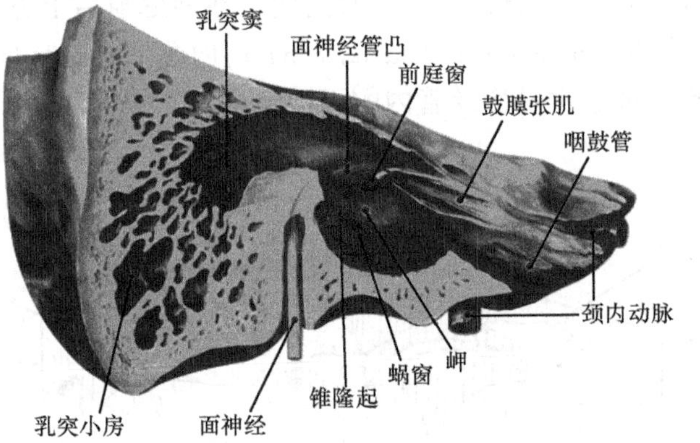

图 5-5　鼓室内侧壁

的周边，封闭前庭窗。三个听小骨之间以关节形成听小骨链，当声波振动抵达鼓膜时，引起鼓膜的振动，然后听小骨链相继运动，使镫骨底在前庭窗做向内或向外的运动，将声波的振动转换成机械能传入内耳。

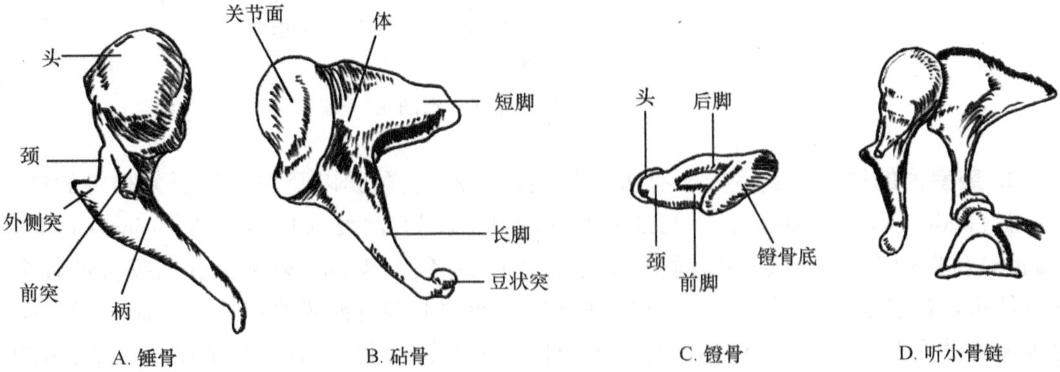

图 5-6　听小骨

运动听小骨的肌有鼓膜张肌(tensor tympani)和镫骨肌(stapedius)。鼓膜张肌位于鼓膜张肌半管内,肌腱至鼓室内,呈直角折向外下,止于锤骨柄的上端(图5-3、图5-5、彩图40)。该肌收缩时可紧张鼓膜,受三叉神经的下颌神经支配。镫骨肌 stapedius 位于锥隆起内,肌腱经锥隆起尖端的小孔进入鼓室,止于镫骨颈(图5-3)。收缩时将镫骨头拉向后方,使镫骨底前部离开前庭窗,以减低迷路内压;并解除鼓膜的紧张状态。镫骨肌是鼓膜张肌的拮抗肌,受面神经支配。

(二) 咽鼓管

咽鼓管(pharyngotympanic tube)(图5-5、彩图40、图5-7)咽鼓管连通鼻咽部与鼓室,斜向前内下方。咽鼓管可分为后外侧1/3的骨部和前内侧2/3的软骨部。咽鼓管咽口和软骨部平时处于关闭状态,仅在吞咽运动或张口时,咽口暂时开放。小儿咽鼓管短而宽,接近水平位,咽部感染可经咽鼓管侵入鼓室引起中耳炎。咽鼓管闭塞将会影响中耳的正常功能。

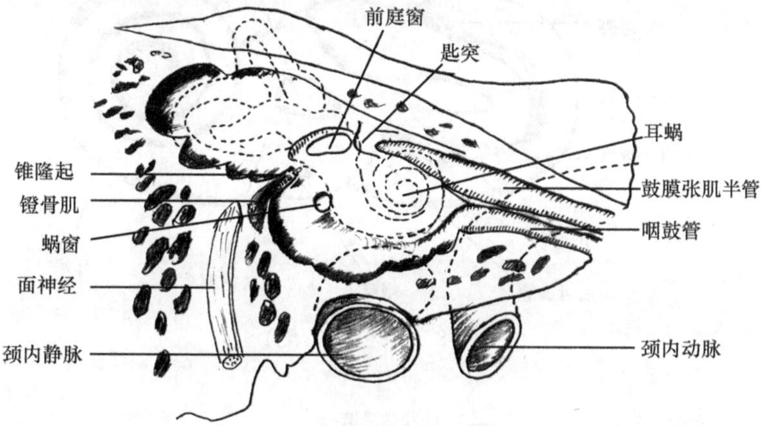

图 5-7　咽鼓管纵切面(右侧)

(三) 乳突窦和乳突小房

乳突小房(mastoid cells)为颞骨乳突部内的许多含气的小腔,大小、形态不一,互相连通,腔内覆盖黏膜,与乳突窦和鼓室的黏膜相连续(图5-4、图5-5、彩图40)。乳突窦(mastoid antrum)位于鼓室上隐窝的后方,为鼓室后上方的腔隙,向前开口于鼓室后壁的上部,向后下与乳突小房相通连,为鼓室和乳突小房之间的交通要道(图5-4)。

三、内　　耳

内耳又称迷路,埋藏于颞骨岩部的骨质内,介于鼓室内侧壁和内耳道底之间(图5-1),形状不规则,构造复杂故称为迷路,可分为骨迷路(bony labyrinth)和膜迷路(membranous labyrinth)两部分。两者均为内部连续而不规则的腔隙结构。骨迷路是颞骨岩部骨密质围成的腔隙。膜迷路套于骨迷路内,是密闭的膜性管腔或囊;膜迷路内充满内淋巴(endolymph),膜迷路与骨迷路之间充满外淋巴(perilymph)。内、外淋巴互不相通。外淋巴可能来自蛛网膜下隙内的脑脊液,或由骨膜内的毛细血管渗透而来,再由骨膜内的血管内皮吸收。

(一) 骨迷路

骨迷路(图 5-8、图 5-9)是由骨密质围成的腔隙,从前内向后外可分为互相通连的耳蜗、前庭和骨半规管。

1. 前庭(vestibule)　前庭(图 5-8、图 5-9)位于骨迷路中部的不规则的近似椭圆形腔隙,前部与耳蜗相通;后上部借 5 个小孔与 3 个半规管相通。其外侧壁也就是鼓室的内侧壁,有前庭窗和蜗窗。前庭窗由镫骨底封闭,蜗窗由第二鼓膜封闭。内侧壁即内耳道的底,有前庭蜗神经通过。

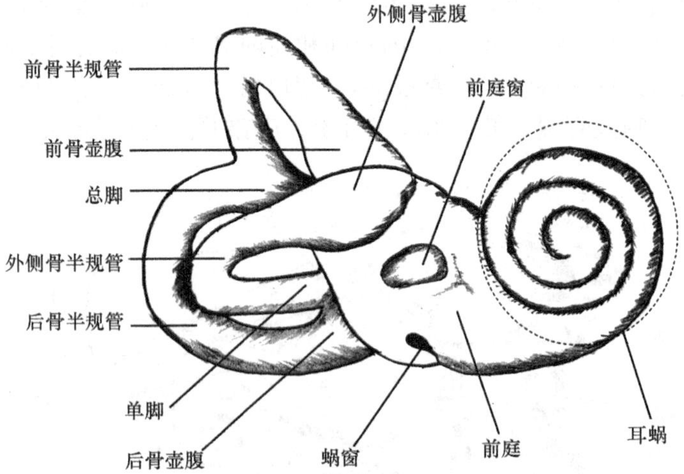

图 5-8　骨迷路(右侧)

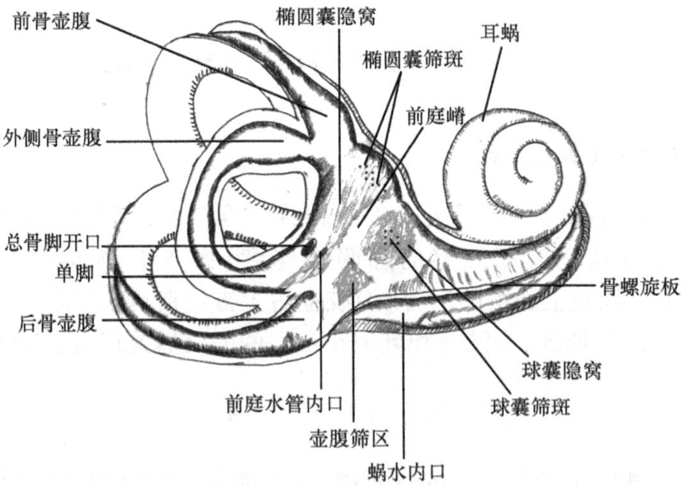

图 5-9　前庭的剖面图

2. 骨半规管(bony semicircular canals)(图 5-8、图 5-9)　骨半规管为三个互相垂直的半环形的骨管,分别位于三个相互垂直的面内,彼此互成直角排列。分别为前骨半规管(anterior semicircular canal)、外骨半规管(lateral semicircular canal)和后骨半规管(posterior semicircular canal)。前骨半规管埋于颞骨岩部弓状隆起的深面,与颞骨岩部的长轴垂直。

外骨半规管几呈水平位。后骨半规管与颞骨岩部的长轴平行。

每个骨半规管皆有两个骨脚连于前庭,其中一个骨脚膨大,称壶腹骨脚,另一个骨脚细小,称单骨脚。因前、后两个单骨脚合成一个总骨脚,故三个骨半规管只有五个口开口于前庭的后上壁。

3. 耳蜗　耳蜗(cochlea)(图 5-8、图 5-9、图 5-10)位于前庭的前方,形如蜗牛壳。尖朝向前外下方,称为蜗顶(cupula of cochlea);底朝向后内上方,称为蜗底(base of cochlea),对向内耳道底。耳蜗由蜗螺旋管环绕蜗轴两圈半构成。蜗轴在耳蜗的中央呈圆锥形,由蜗轴伸出骨螺旋板(osseous spiral lamina)到蜗螺旋管内,此板未达蜗螺旋管的对侧壁。骨螺旋板将蜗螺旋管分成不完全分开的上方前庭阶(scala vestibuli)和下方的鼓阶(scala tympani)。前庭阶起自前庭,外侧壁上有前庭窗,被镫骨底所封闭;鼓阶的外侧壁上有蜗窗,为第二鼓膜所封闭,与鼓室相隔。前庭阶和鼓阶内均含外淋巴,在蜗顶处借蜗孔彼此相通。蜗孔是前庭阶和鼓阶的唯一通道。

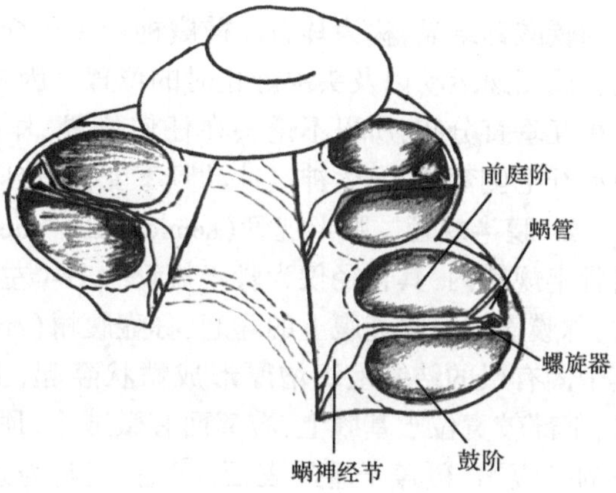

图 5-10　耳蜗

(二) 膜迷路

膜迷路是套在骨迷路内封闭的膜性管和囊(图 5-11),与骨迷路形状相似,也可以分为互相通连的三部分即椭圆囊和球囊、膜半规管和蜗管,其内充满着内淋巴液。

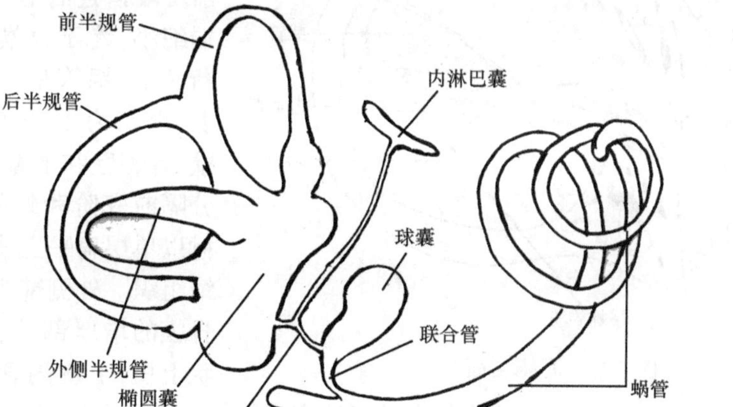

图 5-11　膜迷路

1. 椭圆囊(utricle)**和球囊**(saccule)(图 5-11)　椭圆囊位于前庭后上方的椭圆形的囊。在囊的后壁上有五个孔与三个膜半规管相通。向前以椭圆球囊管(utriculosaccular duct)连接球囊和内淋巴导管。内淋巴导管通向内淋巴囊(endolymphatic sac),内淋巴囊位于颞骨岩部后面的前庭导水管外口处。球囊位于椭圆囊的前下方呈扁平状的梨形。向前下以连合管(ductus reuniens)与蜗管相连。在椭圆囊上端的底部和前壁以及球囊的前上壁均有感觉上皮,称椭圆囊斑(macula utriculi)和球囊斑(macula sacculi)。椭圆囊斑和球囊斑的形态比壶腹嵴平坦,但结构相似。上皮由支持细胞和两种类型的毛细胞组成。但毛细胞顶端的静纤毛少而短。在椭圆囊斑内,毛细胞上的动纤毛均朝向斑的中心排列,而球囊斑上的则相反,动纤毛远离中心排列。斑的表面有耳石膜,纤毛也伸入其中。在耳石膜表面附有许多小的碳酸钙结晶,称为耳石。前庭神经传入纤维的末梢与毛细胞形成突触。两个囊斑能感受直线变速运动以及头部静止时的位置。因耳石的密度大于内淋巴,有较大的惯性。两个斑相互垂直分布,所以不论头在任何位置,耳石受地心引力作用均会使毛细胞上的静纤毛向动纤毛侧弯曲,发生神经冲动频率变化,传向中枢。

2. 膜半规管 膜半规管(semicircular ducts)(图 5-11)其形态与骨半规管相似,套于同名骨半规管内,其管径仅为骨半规管的 1/4 左右。在骨壶腹内,膜半规管亦有相应的球形膨大,称膜壶腹。膜壶腹上的隆起,称壶腹嵴(crista ampullaris),由固有层和特化的上皮构成。其中固有层的结缔组织增厚形成嵴状隆起,上皮则由两种细胞组成:①支持细胞,呈高柱状,基部较宽位于基膜上,游离面有微绒毛,顶部胞质内有分泌颗粒,能分泌糖蛋白,形成胶质的壶腹帽,覆盖于嵴的表面;②毛细胞,为感觉细胞,夹于支持细胞之间,基部不达基膜。可分为两种类型:Ⅰ型毛细胞,多位于嵴的顶部,形似圆底烧瓶状,胞核下方有许多清亮小泡。前庭神经的传入纤维末梢呈扣状膨大与Ⅱ型毛细胞的基部形成突触。两种毛细胞游离面的中心部都有 40~110 根静纤毛,排列成规则的六角形,其高度从一侧递增,在最长的静纤毛的一侧有一根动纤毛。有的毛细胞的基部还与传出神经纤维形成突触。

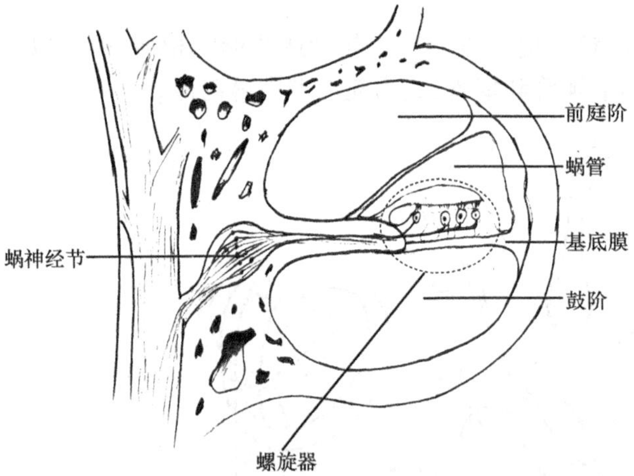

图 5-12 耳蜗切面图

3. 蜗管 蜗管(cochlear duct)(图 5-10、图 5-11、图 5-12)位于蜗螺旋管内,蜗管也盘绕蜗轴两圈半,其前庭端借连合管与球囊相连通;顶端细小,终于盲端的蜗顶。在水平断面上,蜗管呈三角形。按蜗顶为上,蜗底为下的方位,蜗管可分上壁、外侧壁和下壁。上壁为前庭膜,分隔前庭阶和蜗管分开,膜的两面衬以单层扁平上皮。中间为薄层结缔组织。外侧壁为骨螺旋管内表面骨膜的增厚部分,表面被覆复层柱状上皮,上皮内含有自固有层伸入的毛细血管,称为血管纹,一般认为与内淋巴液产生有关。下壁由骨螺旋板和螺旋膜(又称基底膜)组成,与鼓阶相隔。基底膜的鼓室面衬有单层扁平上皮。中间层含有胶原样细丝束,称为听弦,人的基底膜内共有 24 000 条听弦,自内向外呈放射状走行,位于蜗底的较短、较细,越向蜗顶则逐渐增长变粗,振动频率也随之降低。蜗管下壁的上皮分化为螺旋器。螺旋器(spiral organ)又称 Corti 器,是听觉感受器,上皮也由支持细胞和毛细胞组成(图 5-13、彩图-41)。

(1) 支持细胞形态多样,种类较多,主要有两种:①柱细胞位于螺旋器的中央,排成两行,内侧为内柱细胞,外侧为外柱细胞。内、外柱细胞的底部较宽,含胞核,位于基底膜上,

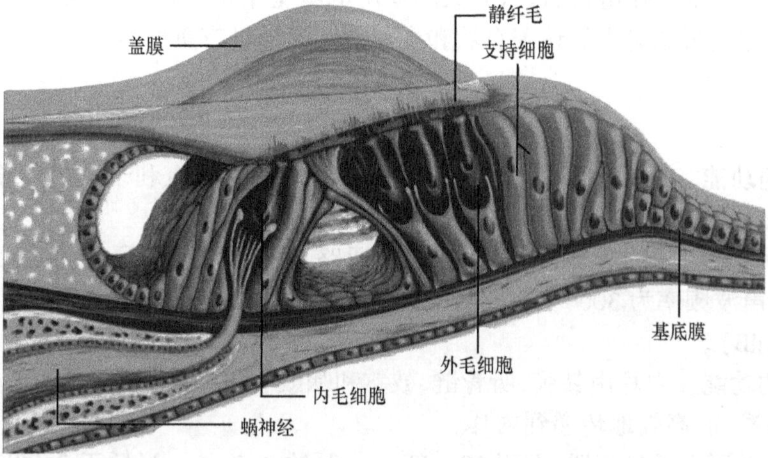

图 5-13　螺旋器模式图

中段较细相互分离而形成三角形的内隧道，内、外柱细胞的顶部形成方形头板，互相镶嵌。柱细胞的胞质富含张力丝，起支持作用；②指细胞分内指细胞和外指细胞两种。内指细胞为一列，位于内柱细胞的内侧。外指细胞为3~4列，位于外柱细胞的外侧。指细胞为高柱状，底部位于基膜上，胞核位于此部，顶部伸出一细长的指状突起，突起顶部相互连接形成一网膜状。指细胞内也富含张力丝，具有支托毛细胞的作用。

(2) 毛细胞分内毛细胞和外毛细胞两种：内毛细胞为一列，胞体呈烧瓶形，坐落在内指细胞的胞体上，内毛细胞的游离面有50~100根静纤毛，略呈U形排列。外毛细胞为3~4列，胞体呈圆柱状，坐落在外指细胞的胞体上，顶端从指细胞的指状突起形成的网孔中伸出，游离面的静纤毛呈W形排列。

蜗轴内螺旋神经节中的双极神经元的周围突穿过内隧道，其末梢分支与毛细胞的基部形成突触，还有传出神经的末梢与毛细胞形成突触。

骨性螺旋板的骨膜增厚，突向蜗管内形成螺旋缘，该缘表面的细胞分泌形成一胶质膜，称为盖膜，覆盖于螺旋器的上方，毛细胞的毛与盖膜紧密想贴，毛的顶端埋植在胶质膜中。扫描电镜下，可见盖膜上有毛尖端的压痕。

(三) 内耳道

内耳道(internal acoustic meatus)位于颞骨岩部后面的中部，是横贯颞骨岩部的短管，一端开口于颅腔，即内耳门，另一端为盲端，即内耳道底。从内耳门至内耳道底，长约10mm。内耳道底邻接骨迷路的内侧壁，有很多孔，前庭蜗神经、面神经和迷路动脉由此穿行。

(刘建生　田　鹤　郑德宇)

第二节　耳的听觉功能

耳的作用是感受声波刺激。人耳的适宜刺激是空气振动的疏密波，频率在20~20 000Hz。物体振动时发出的声波通过耳的传音系统传至内耳，经内耳的感音换能作用转变为听神经上的动作电位,传入到大脑皮层的听觉中枢而产生听觉。语言是人类交流的重要工具,因此,听觉对人们认识自然和参与社会活动具有重要意义。

一、外耳和中耳的功能

1. 外耳的功能 外耳由耳郭和外耳道组成。耳郭的形状有利于收集声波,人耳郭的运动能力已经退化,但可通过转动头部判断声源的方向。

外耳道为一端封闭的管道,是声波传导的通路。根据物理学原理,其最大共振频率约为3800Hz,当声波频率为3000~5000Hz的声音由外耳道传至鼓膜时,其强度可以增加约12分贝(decibel,dB)。

2. 中耳的功能 中耳由鼓膜、听骨链、鼓室和咽鼓管等结构组成,其功能是将空气中的声波振动能量准确、高效地传递到内耳。

鼓膜是一个压力承受装置,面积50~90mm^2,厚约0.1mm。当低于2400Hz的声波频率传至鼓膜时,其振动可与声波同始同终,很少有残余振动,具有较好的频率响应和较小的失真度,利于声波传递。听骨链中的三块听小骨形成一个以锤骨柄为长臂,砧骨长突为短臂,具有固定角度的杠杆系统,其支点的位置刚好在听骨链的重心上,因而在能量传递过程中惰性最小,效率最高。

声波由鼓膜经听骨链到达卵圆窗膜时,其振幅稍减小而声压增强,原因主要有两个方面:①鼓膜的实际振动面积约为59.4mm^2,而卵圆窗膜的面积只有3.2mm^2,两者之比为18.6∶1,若听骨链传音时总压力不变,则卵圆窗膜上的压强为鼓膜上的18.6倍;②听骨链杠杆的长臂与短臂之比约为1.3∶1,通过杠杆作用短臂一侧的压力将增大到原来的1.3倍。综上所述,其增压效应为24.2倍。

咽鼓管的主要功能是调节鼓室内的压力,使之与外界大气压保持平衡,对于维持鼓膜的正常形状、位置和振动性能具有重要意义。如乘坐飞机时,因高空气压较低,若咽鼓管不开放,则鼓膜可向外突出,将引起鼓膜疼痛。此时,通过吞咽、打哈欠等动作可以使咽鼓管鼻咽部开口暂时开放,使鼓膜内、外的压力平衡,即可缓解。

当声压过大时(>70dB),可反射性地引起鼓膜张肌和镫骨肌收缩,使鼓膜紧张,听小骨之间的连接更为紧密,听骨链传递振幅减小,最终引起中耳的传音效能降低。可阻止较强的振动传到耳蜗,对感音装置有一定的保护作用。但因其反射需要40~160ms的潜伏期,故对突发的短暂爆炸声的保护作用不大。

3. 声波传入内耳的途径 声波可通过气传导与骨传导两种途径传入内耳。

(1) 气传导:声波经外耳道引起鼓膜振动,再经听骨链和卵圆窗膜进入耳蜗的传导途径,称为气传导(air conduction)。它是正常听觉产生的主要途径。此外,鼓膜振动也可通过鼓室内的空气,再经圆窗 round window 传至内耳。如听骨链严重受损,可以起代偿作用,但听力较正常时大为降低。

(2) 骨传导:声波直接引起颅骨的振动,再引起位于颞骨骨质中的耳蜗内淋巴的振动的传导途径,称为骨传导(bone conduction)。骨传导的效能比气传导低得多,只有较强的声波或是自己的说话声,才能引起颅骨较明显的振动。

二、内耳耳蜗的功能

耳蜗的生理功能是将传到耳蜗的机械振动能量转变成为听神经纤维的神经冲动。基底膜的振动刺激了毛细胞，引起耳蜗内发生过渡性的电变化，最终导致毛细胞底部的传入神经纤维产生动作电位。

（一）耳蜗的感音换能作用

1. 基底膜的振动和行波理论　当声波振动到达卵圆窗膜时，由于液体的不可压缩性质，压力变化即传给耳蜗内液体和膜性结构。当卵圆窗膜内移时，前庭膜和基底膜将下移，鼓阶的外淋巴使圆窗膜外移；反之，当卵圆窗膜外移时，前庭膜和基底膜将上移，圆窗膜发生内移，如此反复，便形成了基底膜的振动。圆窗膜缓冲耳蜗内压力的变化，在正常气传导过程中是耳蜗内结构发生振动的必要条件。

1952 年提出的行波学说（traveling wave theory）认为不同频率的振动波被不同的基底膜部位感受，这是基底膜的物理性质决定的。人基底膜的长度约 30mm，近卵圆窗最窄，后逐渐加宽。振动从蜗底的基底膜开始，随后以行波的方式沿基底膜向蜗顶方向传播。声波频率不同，行波传播距离和最大振幅出现的部位也不同。声波频率越高，行波传播越近，最大振幅出现的部位越靠近蜗底部；反之，声波频率越低，则行波传播越远，最大振幅出现的部位越靠近蜗顶部。动物实验和临床研究也证实，耳蜗底部受损时主要影响高频听力；耳蜗顶部受损时主要影响低频听力。因此，每一频率的声波在基底膜上都有一个特定的行波传播范围和最大振幅区（图 5-14），位于该区域的毛细胞受到的刺激最强，与之相联系的听神经纤维的传入冲动最多。起自基底膜不同部位的听神经纤维的冲动传到听觉中枢的不同部位，就可产生不同音调的感觉。这就是耳蜗对声音频率进行初步分析的基本原理。

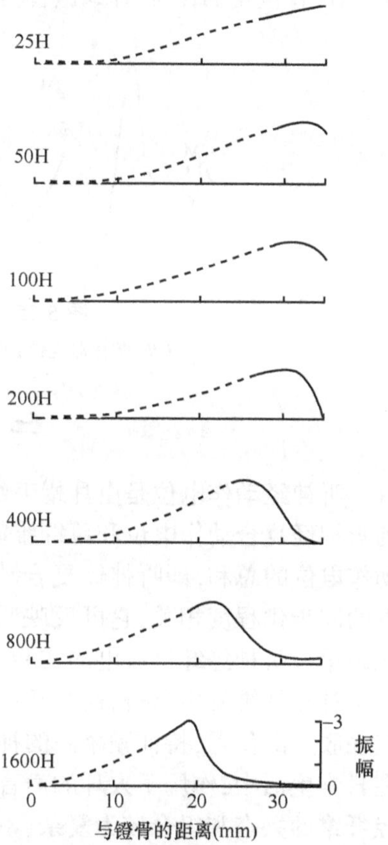

图 5-14　不同频率的纯音引起基底膜位移示意图

2. 毛细胞感受器电位　一侧耳蜗大约有 23 500 个毛细胞，它可分为内毛细胞（inner hair cells）和外毛细胞（outer hair cells）。内毛细胞在近螺旋器的轴心处排成一行，外毛细胞在远离螺旋器的轴心处排成三到四行。毛细胞顶端的听毛有些埋在盖膜的胶状物中，当行波引起基底膜振动时，基底膜的振动轴和盖膜的振动轴不一致，两种膜之间产生剪切运动，使纤毛发生弯曲或偏转，当静纤毛向动纤毛一侧偏转，纤毛侧膜上的机械门控阳离子通道被打开，内淋巴液中 K^+进入细胞内使膜去极化；静纤毛背离动纤毛，纤毛侧膜上的阳离子通道自动关闭，此时由于胞内 K^+通过细胞侧膜上的 K^+通道外流，细胞膜超极化，将声波振动的机械能转变为毛细胞的电变化，即产生毛细胞的感受器电位。

（二）耳蜗的生物电现象

1. 耳蜗内电位　耳蜗未受刺激时，假设鼓阶外淋巴的电位为零，则可测得蜗管内淋巴电位为+80 mV 左右，这一电位称为耳蜗内电位（endocochlear potential，EP），又称内淋巴电位

(endolymphatic potential)。毛细胞静息电位为-80~-70mV,其顶端浸浴在内淋巴中,顶端膜内、外的电位差可达150~160 mV,这是毛细胞所特有的。目前认为,内淋巴中正电位的产生和维持与蜗管外侧壁的血管纹细胞活动密切相关。血管纹细胞对缺氧和钠泵抑制剂哇巴因十分敏感,缺氧时ATP的生成和钠泵活动障碍,因内淋巴的正电位不能维持,导致听力障碍。

2. 耳蜗微音器电位 耳蜗受到声音刺激时,在耳蜗及其附近结构可以记录到一种与声波的频率和幅度完全一致的电位变化,称为耳蜗微音器电位(cochlear microphonic potential,CM)(图5-15)。在一定声强范围内,它的振幅与刺激强度呈线性关系。耳蜗微音器电位没有潜伏期和不应期,不易疲劳,不发生适应现象,可以总和,对缺氧和深麻醉相对不敏感,实验表明,耳蜗微音器电位是多个毛细胞产生的感受器电位的复合。它不同于动作电位,具有一定的位相性,当声音位相倒转时,耳蜗微音器电位的位相也发生倒转,但动作电位则不能(图5-15)。

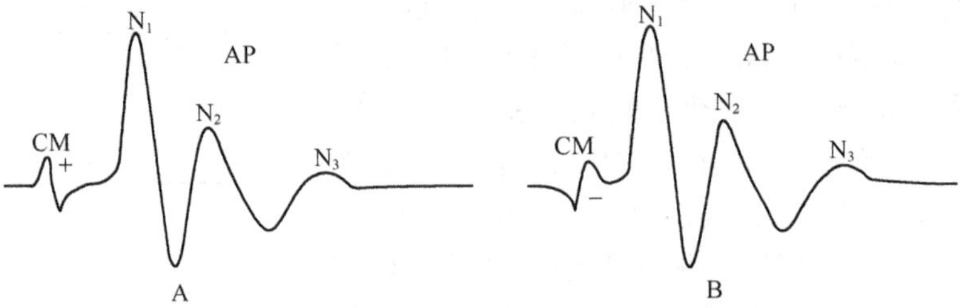

图5-15 耳蜗微音器电位及听神经动作电位

CM:微音器电位;AP:听神经动作电位,包括N_1、N_2和N_3三个负电位

三、听神经动作电位

听神经动作电位是由耳蜗毛细胞的微音器电位触发产生。根据实验方法不同,可记录到听神经复合动作电位和单纤维动作电位。如图5-15中的N_1、N_2、N_3是听神经纤维产生的动作电位的总和,即听神经复合动作电位。其振幅与声波的强度、兴奋的纤维数目以及放电的同步化程度相关,它可反映听神经的兴奋状态,却不反映声音的频率特征。用微电极记录单一听神经纤维放电的实验表明,某一特定频率的纯音只需很小的刺激强度便可使某一听神经纤维发生兴奋,这个频率即为该听神经纤维的特征频率,其取决于该纤维末梢在基底膜上的位置,特征频率高的神经纤维起源于耳蜗底部,特征频率低的起源于耳蜗顶部。在日常生活中,作用于人耳的声音振动频率和强度变化引起的基底膜的振动形式以及听神经纤维的兴奋和组合较为复杂,不同的音调和声音的响度需以不同的动作电位组合上传至听中枢,才可产生相应的听觉。

第三节 前庭器官的功能

前庭器官由半规管、椭圆囊和球囊组成,是机体的位置觉感受器官。头部在空间的位置发生改变、机体进行变速运动时,会刺激前庭器官的感受细胞,将刺激转变为传入神经上的动作电位,冲动沿第Ⅷ脑神经的前庭支传向中枢,反射性地维持机体的平衡和引起前庭反应。

一、前庭器官的感受装置和适宜刺激

1. 前庭器官的感受装置 毛细胞是前庭器官的感受细胞。实验证明,毛细胞在自然状态时，细胞膜内外存在约-80mV 的静息电位，毛细胞底部相应的神经纤维上有中等频率的持续放电；当外力使静纤毛倒向动纤毛时，毛细胞去极化到-60mV 的水平，表现为兴奋，神经纤维放电频率增加；与此相反，当外力使动纤毛倒向静纤毛时，毛细胞发生超极化反应，表现为抑制，神经纤维放电频率减少（图 5-16）。各类毛细胞的适宜刺激是与纤毛生长平面平行方向的机械力作用，这是毛细胞受外界刺激时的一般规律。

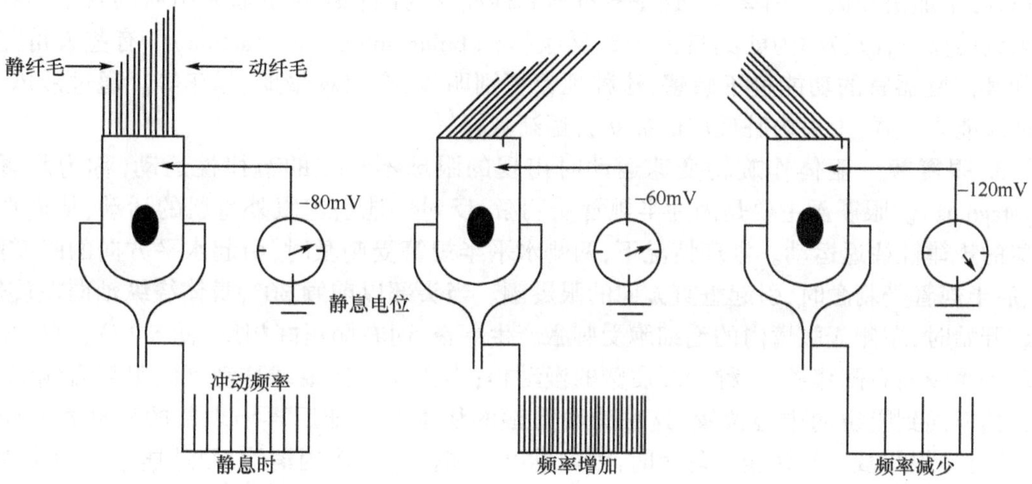

图 5-16　前庭器官中毛细胞顶部纤毛受力情况与电位变化的关系示意图

2. 前庭器官的适宜刺激　内耳的三半规管，分别代表空间的三个平面。当头部前倾30°时，外半规管与地面平行，又称水平半规管。每个半规管在与椭圆囊连接处均有一膨大的部位，称为壶腹。内有壶腹嵴，毛细胞就壶腹嵴上，顶部埋植在一种胶质性圆顶壶腹帽中，毛细胞上的动纤毛和静纤毛的位置是相对固定的。以水平半规管为例，人体直立绕身体纵轴向左旋转时，因内淋巴的惯性，左侧水平半规管中内淋巴向壶腹方向移动，正好是使静纤毛向动纤毛一侧弯曲，于是该侧毛细胞兴奋，向中枢发放的神经冲动频率明显增加；此时右侧水平半规管中的内淋巴离开壶腹，使动纤毛向静纤毛一侧弯曲，该侧毛细胞抑制，向中枢发放的神经冲动频率减少，人脑可根据两侧半规管传入信息的不同来判定。半规管的适宜刺激是正、负角加速度运动，其功能是感受旋转变速运动。

椭圆囊和球囊内各有一个特殊的结构，分别称为椭圆囊斑和球囊斑，毛细胞位于囊斑上，其纤毛埋植在耳石膜中。耳石主要由碳酸钙和蛋白质组成，其比重大于内淋巴。椭圆囊和球囊主要感受人体直线变速运动的刺激。椭圆囊中囊斑在人体直立时处于水平位置，而球囊中的囊斑所处的平面则与地面垂直，毛细胞和纤毛由囊斑表面向水平方向伸出，耳石膜悬在纤毛的外侧，与囊斑平行。囊斑上的毛细胞顶部的静纤毛和动纤毛的相对位置各不相同，便于分辨人体在囊斑平面上所作的变速运动的方向。

二、前庭反应

来自前庭器官的传入冲动，除引起位置觉和运动觉外，还可引起各种姿势反射、自主神经反应和眼震颤等现象，统称为前庭反应（vestibular responses）。

1. 前庭姿势反射　人体在前庭器官受到刺激时，会出现一些躯体调节反射。若进行直线变速运动就可刺激椭圆囊和球囊，反射性地引起颈部和四肢肌紧张的改变。当乘坐的车辆突然向前加速时，椭圆囊中的耳石由于惯性原因，使毛细胞的纤毛向后偏转，反射性地引起躯干的屈肌收缩以及下肢伸肌的张力增加，使身体前倾。当发生变速运动时，姿势反射的结果常同发动这些反射的刺激相对抗，可使机体尽可能地保持在原有空间位置上，从而维持一定的姿势和平衡。

2. 前庭自主神经反应 前庭器官受到过强或过久的刺激，导致恶心、呕吐、眩晕、皮肤苍白、心率加快和血压下降等。这是通过前庭神经核与网状结构的联系引起的自主神经功能失调的反应，故被称为前庭自主神经反应（vestibular autonomic reaction）。有些人可能是因为其前庭器官的功能过于敏感，这种现象特别明显，会出现晕船、晕车等。通过锻炼，随着适应能力增强，上述内脏反应的症状会逐渐减轻。

3. 眼震颤 躯体作旋转变速运动时出现的眼球不自主的节律性运动，称为眼震颤（nystagmus）。眼震颤主要是因为半规管受刺激，反射性地引起眼外直肌的活动，从而造成眼球的规律性往返运动。生理情况下，两侧水平半规管受刺激时，引起水平方向的眼震颤；上、后半规管受刺激时，引起垂直方向的眼震颤。当头部以前倾 30°，身体绕纵轴向左旋转，左旋开始时，左侧壶腹嵴内的毛细胞受刺激产生兴奋，而右侧正好相反（图 5-17），可出现两眼球先缓慢向右侧移动，这称为眼震颤的慢动相；当慢动相使眼球移动到两眼裂右侧端时，又突然返回到眼裂的中心位置，这称为眼震颤的快动相。随后再出现新的慢动相和快动相，这就是眼震颤。旋转变为匀速时，因内淋巴的惯性滞后作用消除，眼球居于正中不再震颤。旋转减速或停止时，内淋巴因惯性不能马上停止运动，可引起与开始方向相反的慢动相和快动相。

检查眼震颤可以判断前庭器官功能状态。一般是让受试者坐在转椅上，头前倾 30°，以每两秒一周的速度旋转 10 周，然后突然停止，正常人的眼震颤约持续 20~40s。若眼震颤的时间持续过长，提示前庭功能过敏，前庭功能过敏的人易发生晕船、晕车和航空病等；若眼震颤的时间持续过短，提示前庭功能可能减弱。如前庭器官发生某些病变时，也可能出现自发性眼球震颤或眼震颤消失。前庭系统疾病主要有眩晕感、眼震颤和平衡障碍三大症状。这些症状可先后出现或互为因果，三大症状虽表现不同，但发生机制均源于身体的姿势平衡障碍。

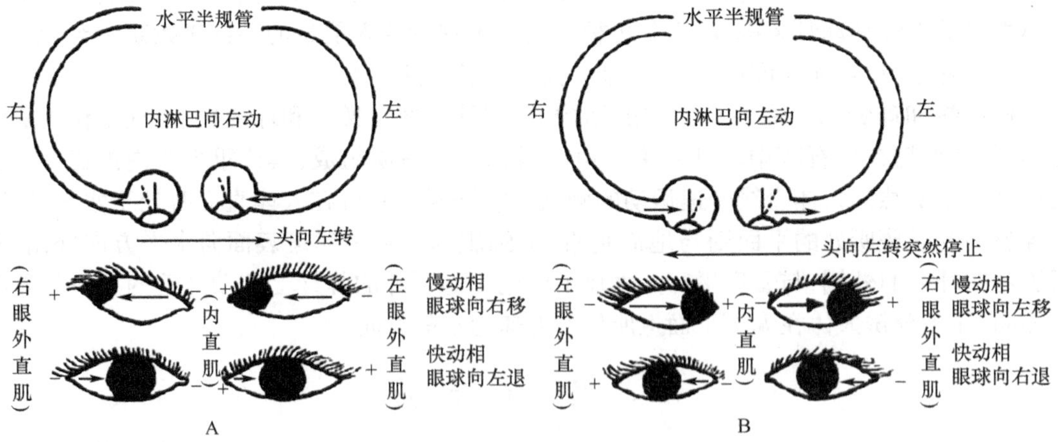

图 5-17 旋转变速运动时两侧水平半规管壶腹嵴毛细胞受刺激情况和眼球震颤方向示意图

A. 头前倾 30°旋转开始时的眼震颤方向；B. 旋转突然停止后的眼震颤方向

（庄晓燕）

第三篇　神经系统

第六章　神经系统的功能

神经系统分为中枢神经系统(central nervous system)和周围神经系统(peripheral nervous system)。中枢神经系统包括脑和脊髓,外周神经系统包括神经节和神经纤维。神经系统(nervous system)是人体内起主导作用的功能调节系统。体内各系统和器官的功能活动都是在神经系统的直接或间接调控下完成的。通过神经调节以及体液调节等调节机制,各系统和器官对内外环境变化做出迅速而完善的适应性反应,调整其功能状态,满足当时生理活动的需要,保持机体内环境的相对稳定,以维持整个机体的正常生命活动。一旦神经系统的结构和功能发生障碍,机体不同器官系统的功能将出现相应的病理变化,出现感觉、运动和反射活动障碍,甚至危及生命。如果脑的高级功能紊乱则会出现情感、意志、行为和认知等精神活动异常。

第一节　神经系统功能活动的基本原理

一、神经元和神经胶质细胞的功能

神经系统主要由神经元(neuron)和神经胶质细胞(neuroglia)组成。神经元是构成神经系统的结构和功能的基本单位,神经元之间通过突触联系形成复杂的神经网络,完成神经系统的各种功能活动。神经胶质细胞具有支持、保护和营养神经元等功能。

(一) 神经元

1. 神经元的基本结构和功能　神经元由胞体和突起组成。胞体主要存在于中枢神经系统和神经节中。突起分为树突和轴突两种:树突的主要功能是接受其他神经元传来的冲动并将其传给胞体;轴突只有一个,由胞体的轴丘发出,外面包绕神经膜或髓鞘,称为神经纤维(nerve fiber)。轴突起始部称为始段,其阈值较神经元其他部位的低,胞体整合的信息首先在此产生兴奋,随即由神经纤维将兴奋冲动传向末梢,进而影响下一神经元或效应器的活动。神经末梢有许多分支,每个分支末梢膨大的部分称为突触小体,突触小体与其他神经元或支配的器官发生结构和功能联系。

神经元的主要功能是接受、整合和传递信息。神经元可通过传入神经接受体内、外环境变化的信息,并对这些信息加以处理,再经过传出神经把调控信息传给相应的效应器,产生调节和控制效应。

2. 神经纤维的功能　神经元传递信息的功能是通过神经纤维传导兴奋实现的,因此,神经纤维的功能就是传导兴奋。在神经纤维上传导着的兴奋(即动作电位)称为神经冲动(nerve impulse)。神经冲动的传导速度受多种因素的影响。神经纤维直径越粗,传导速度

越快。有髓纤维传导速度远比无髓纤维快，因为有髓纤维是以跳跃式传导的方式传导兴奋的。温度在一定范围内升高也可加快传导速度。

神经纤维传导兴奋具有以下特征：①生理完整性，结构和功能的完整性是神经纤维传导兴奋的基础，如果神经纤维受损或被切断，或局部使用麻醉药物，兴奋将不能传导；②绝缘性，神经干由许多条神经纤维组成，神经纤维传导的绝缘性，使一条神经纤维传导的兴奋不会影响邻近纤维的活动，进而保证了神经调节的精确性；③双向性，在离体实验条件下，刺激神经干的中间部，可在该神经干的两端记录到动作电位，表明神经纤维具有双向传导兴奋的能力。但在体情况下，神经纤维只能单向性传导兴奋，即感觉神经纤维将兴奋传入中枢，运动神经纤维把中枢的兴奋传向外周；④相对不疲劳性，神经纤维的兴奋传导功能具有相对不疲劳性。在离体实验条件下观测到，连续刺激神经纤维 10 余小时，其仍保持传导兴奋的能力。

3. 神经纤维的分类 生理学上常用的神经纤维分类方法有两种：①根据神经纤维兴奋传导速度的差异，可将哺乳动物的周围神经纤维分为 A、B、C 三类，其中 A 类纤维又进一步分为 A_α、A_β、A_γ 和 A_δ 四个亚类；②根据感觉神经纤维的直径，可将神经纤维分为Ⅰ、Ⅱ、Ⅲ、Ⅳ四类，其中Ⅰ类纤维包括 $Ⅰ_a$ 和 $Ⅰ_b$ 两个亚类。第一种分类法多用于传出纤维，第二种分类则用于传入纤维（表 6-1）。

表 6-1 神经纤维的分类

纤维分类	功能	纤维直径(μm)	传导速度(m/s)	相当于传入纤维的类型
A(有髓鞘)				
α	本体感觉、躯体运动	13~22	70~120	$Ⅰ_a$、$Ⅰ_b$
β	触-压觉	8~13	30~70	Ⅱ
γ	支配梭内肌	4~8	15~30	
δ	痛觉、温度觉、触-压觉	1~4	12~30	Ⅲ
B(有髓鞘)	自主神经节前纤维	1~3	3~15	
C(无髓鞘)				
后根	痛觉、温度觉、触-压觉	0.4~1.2	0.6~2.0	Ⅳ
交感	交感节后纤维	0.3~1.3	0.7~2.3	

注：$Ⅰ_a$ 类纤维直径稍粗，为 13~22μm；$Ⅰ_b$ 类纤维直径略细，约为 12μm

4. 神经纤维的轴浆运输 神经元轴突内的细胞质处于双向流动状态。轴浆的流动具有物质运输的功能，称为轴浆运输（axoplasmic transport），这种运输对维持神经元的正常结构和功能具有重要意义。自胞体向轴突末梢的轴浆运输称为顺向轴浆运输；自轴突末梢向胞体的轴浆运输称为逆向轴浆运输。顺向轴浆运输又可分为快速和慢速轴浆运输。在猴、猫等动物，坐骨神经的快速轴浆运输速度约为 410mm/d，主要运输具有膜结构的细胞器、含有递质的小泡和分泌颗粒等。慢速轴浆运输的速度 1~10mm/d，是指由胞体合成的蛋白质形成的微管和微丝等结构向神经末梢方向的延伸。逆向轴浆运输的速度约 205mm/d，组织产生的神经生长因子（nerve growth factor）、某些病毒和毒素（如狂犬病病毒和破伤风毒素等）均可通过入胞作用被摄入神经末梢，然后以这种方式运输到胞体，对神经元的活动和存活产生影响。

5. 神经的营养性作用 神经对所支配组织的调节作用，如引起肌肉收缩、腺体分泌等，称为神经的功能作用（functional action）。此外，神经末梢经常性地释放一些营养性因子，通过持续性地调节靶组织的代谢活动以影响其结构和生理功能，称为神经的营养性作用（trophic action）。在实验中观察到，切断动物的运动神经后，所支配骨骼肌的糖原合成减慢，蛋白质分解加速，肌肉逐渐萎缩；将神经缝合后，随着神经再生和功能恢复，所支配肌肉的糖原合成加速，蛋白质分解减慢而合成加快，肌肉的体积和功能逐渐恢复。临床上周围神经损伤的患者也会出现肌肉萎缩现象。

（二）神经胶质细胞的主要功能

除神经元之外，神经系统还广泛分布着大量的神经胶质细胞。人类的神经胶质细胞总数是神经元的 10~50 倍。与神经元相比，胶质细胞在形态和功能上有很大差异。胶质细胞虽也有突起，但无树突和轴突之分；细胞之间不形成化学性突触，但普遍存在缝隙连接。它们也有随细胞外 K^+浓度改变而改变的膜电位，但不能产生动作电位。胶质细胞终身具有分裂增殖能力。长期以来，人们认为神经胶质细胞只对神经元起支持、保护、营养和绝缘等作用。近年来，神经胶质细胞与神经元功能之间的交互作用越来越引起人们的关注。现在认为，神经胶质细胞主要有以下几方面的功能。

1. 支持作用　神经细胞及其突起之间的空隙几乎全部由胶质细胞充填，它们以其长突起在脑和脊髓内交织成网，形成支持神经元胞体和纤维的支架。此外，在大脑和小脑皮层发育过程中，神经元沿胶质细胞突起的方向迁移到它们最终的定居部位。

2. 修复和再生作用　神经胶质细胞具有再生和分裂能力。当脑和脊髓受损而变性时，小胶质细胞能转变成巨噬细胞与来自血中的单核细胞和血管壁上的巨噬细胞共同清除变性的神经组织碎片。碎片清除后留下的缺损，则主要依靠星形胶质细胞的增生来充填，但增生过强则可形成脑瘤。在周围神经再生过程中，轴突沿施万细胞所构成的索道生长。

3. 免疫应答作用　星形胶质细胞是中枢内的抗原提呈细胞，其质膜中存在特异性主要组织相容性复合分子Ⅱ，后者能与经处理过的外来抗原结合，将其呈递给 T 淋巴细胞。

4. 形成髓鞘和屏障作用　少突胶质细胞和施万细胞可分别在中枢和外周形成神经纤维髓鞘。星形胶质细胞的血管周足是构成血-脑屏障的重要组成部分，构成血-脑脊液屏障和脑-脑脊液屏障的脉络丛上皮细胞和室管膜细胞也属于胶质细胞。

5. 物质代谢和营养作用　星形胶质细胞一方面通过血管周足和突起连接毛细血管与神经元，对神经元起运输营养物质和排除代谢产物的作用；另一方面还能产生神经营养因子，以维持神经元的生长、发育和功能的完整性。

6. 稳定细胞外的 K^+浓度　星形胶质细胞膜上的钠泵活动可将细胞外过多的 K^+泵入胞内，并通过缝隙连接将其分散到其他胶质细胞，以维持细胞外合适的 K^+浓度，有助于神经元电活动的正常进行。

7. 参与某些递质及生物活性物质的代谢　神经元释放的某些递质，如谷氨酸和 γ-氨基丁酸，可被星形胶质细胞再摄取并转变为谷氨酰胺而转运到神经元内，从而消除这类递质对神经元的持续作用，同时也为氨基酸类递质的合成提供前体物质。

二、突触传递

人类的神经系统大约有 10^{11}个神经元。但神经元间没有原生质相接相连，主要是通过突触联系传递信息的。突触分为化学性突触(*chemical* synapse)和电突触(electrical synapse)两大类,前者的信息传递媒介物是神经递质,而后者则靠局部电流进行信息传递。

(一)经典的化学性突触传递

1. 化学性突触的微细结构 根据神经元互相接触的部位,通常将经典的化学性突触分为轴突-树突式突触、轴突-胞体式突触和轴突-轴突式突触三类。经典的化学性突触由突触前膜、突触后膜和突触间隙三部分组成。在电子显微镜下,突触前膜和突触后膜较一般神经元膜稍有增厚,约 7.5nm ,突触间隙宽 20~40nm。在突触前膜内侧的轴浆内含有较多的线粒体和大量的囊泡,称为突触小泡或突触囊泡。突触小泡的直径为 20~80nm,内含高浓度的神经递质(图 6-1)。不同的突触内所含突触囊泡的大小和形态不完全相同。

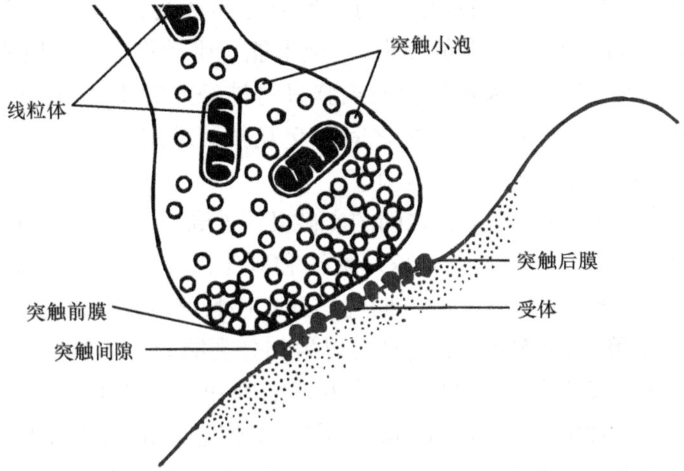

图 6-1 突触结构示意图

2. 化学性突触传递的过程 当突触前神经元的动作电位传到末梢时,突触前膜的去极化使前膜上的电压门控钙通道开放,细胞外 Ca^{2+} 进入突触前膜轴浆内。轴浆内 Ca^{2+} 浓度的升高触发突触囊泡向突触前膜移动,囊泡膜与突触前膜融合并以出胞的方式释放囊泡内的递质。神经末梢内 Ca^{2+} 浓度升高促进递质释放的同时,又激活了膜上的 Na^{+}-Ca^{2+} 逆向转运体,把轴浆内的 Ca^{2+} 转运到细胞外,使细胞内 Ca^{2+} 浓度很快恢复到静息时的水平。

突触前神经元释放的神经递质,作用于后膜上的特异性受体,引起后膜对某些离子通透性的改变,使某些离子进出后膜,突触后膜发生去极化或超极化,从而形成突触后电位(postsynaptic potential)。突触后电位可分为兴奋性突触后电位和抑制性突触后电位两类。

(1) 兴奋性突触后电位:如果突触前膜释放的是兴奋性递质,递质与突触后膜上的特异性受体结合后,后膜对 Na^{+} 和 K^{+} 通透性增强,但由于 Na^{+} 的内流大于 K^{+} 的外流,故发生净内向电流,使后膜局部去极化。这种去极化电位变化称为兴奋性突触后电位(excitatory postsynaptic potential,EPSP)。

EPSP 是局部电位,电位大小取决于突触前膜释放的递质量。当突触前神经元活动增强或参与活动的突触数目增多以及 Ca^{2+} 内流增多时,递质释放量增多,EPSP 增大;通过时间和空间总和,使去极化电位达阈电位时,即在突触后神经元轴突始段产生动作电位,引起突触后神经元兴奋。EPSP 总和未达阈电位时,虽不能产生动作电位,但局部的去极电位能提高突触后神经元的兴奋性，使之容易发生兴奋，这种现象称为易化（facilitation）。

（2）抑制性突触后电位：如果突触前膜释放的是抑制性递质，递质同突触后膜上的特异性受体结合后，后膜对 Cl^- 和 K^+ 通透性增大，Cl^- 内流和 K^+ 外流（以 Cl^- 内流为主），使后膜产生超极化，称为抑制性突触后电位（inhibitory postsynaptic potential，IPSP）。

神经递质在突触后膜发挥作用后，迅速被突触间隙的酶系统分解失活，或被突触前膜重摄取以再利用。

3. 影响化学性突触传递的因素　首先，递质释放量与进入突触前膜的 Ca^{2+} 量呈正相关，凡能影响末梢处 Ca^{2+} 内流的因素都能改变递质释放量。例如，细胞外液中 Ca^{2+} 浓度降低或 Mg^{2+} 浓度增高都能减少神经末梢去极时 Ca^{2+} 内流量，使神经递质的释放减少。一些梭状芽胞菌毒素可灭活与突触囊泡着位有关的蛋白，从而抑制递质释放。破伤风毒素能阻碍中枢递质释放，因而，破伤风感染常引起痉挛性麻痹；而肉毒梭菌毒素则阻滞神经-肌接头处递质释放，感染则引起柔软性麻痹。其次，凡能影响递质重摄取和酶解代谢的因素也能影响突触传递。例如，三环类抗抑郁药可抑制脑内去甲肾上腺素的末梢重摄取，从而加强该递质对受体的作用；利舍平能抑制交感神经末梢突触囊泡重摄取去甲肾上腺素，使递质被末梢重摄取后停留在轴浆内被酶解，结果囊泡内递质减少以至耗竭，使突触传递受阻；而新斯的明、有机磷农药等可抑制胆碱酯酶，使乙酰胆碱持续发挥作用，从而影响相应的突触传递。此外，由于突触间隙与细胞外液相通，因此凡能进入细胞外液的药物、毒素以及其他化学物质均能到达突触后膜而影响突触传递。例如，筒箭毒碱和 α-银环蛇毒可特异地阻断骨骼肌终板膜上的 N_2 型乙酰胆碱（acetylcholine，ACh）受体通道，使神经-肌接头的传递受阻，肌肉松弛。

（二）电突触传递

电突触是两个神经元膜紧密接触的部位，由缝隙连接（gap junction）构成，两层膜间距仅为 2～3nm。在两层膜的连接部位，存在沟通两细胞细胞质的通道蛋白，当 Na^+、K^+、Cl^- 等带电离子在这些通道中运动时即引起相应的电位变化，这种电位扩布到相邻神经元膜，使其发生电位变化。电突触传递分布在中枢神经系统和视网膜内。电突触的电阻低，传导速度显著快于化学性突触传递，传导信息呈双向性，其功能是促进同类神经元产生同步性活动。

（三）非突触性化学传递

除上述神经元间的信息传递外，在神经系统内还存在一些非突触性化学传递（non-synaptic chemical transmission）。非突触性化学传递首先是在研究交感神经对平滑肌的支配方式时发现的。交感肾上腺素能神经元的轴突末梢有许多分支，在分支上形成串珠状的膨大结构，称为曲张体（varicosity）。曲张体内含有高浓度的 NE；但曲张体并不与平滑肌细胞形成经典的突触联系，而是沿着分支穿行于平滑肌细胞的组织间隙（图 6-2）。当神经冲动到达曲张体时，递质从曲张体释出，以扩散的方式到达平滑肌细胞，与膜上的相应受体结合，从而产生效应。在心脏，胆碱能和肾上腺素能神经与心肌之间的接头传递就属于这类传递。非突触性化学传递也见于中枢神经系统。

与化学性突触传递相比，非突触性化学传递具有以下特点：①突触前、后成分无特化的突触前膜和后膜；②曲张体与突触后成分不一一对应，一个曲张体释放的递质可作用于较

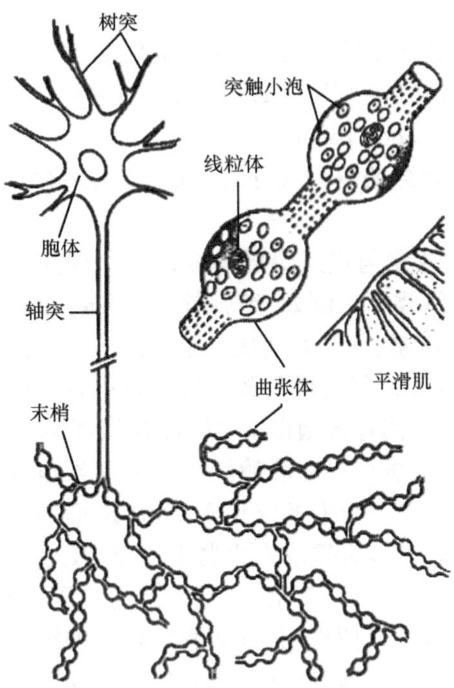

图 6-2 非突触性化学传递示意图
右上部分示放大的曲张体和平滑肌

多的突触后成分，即无特定的靶点；③释放的递质能否产生效应，决定于突触后成分上有无相应的受体；④曲张体与突触后成分的间距一般大于20nm，有的可超过 400nm ，因而递质扩散距离远近不等；突触传递时间长短不一。

三、神经递质和受体

（一）神经递质和调质的概述

经典的突触性化学传递和非突触性化学传递都是由神经递质（neurotransmitter）介导的。递质必须同特异性的受体结合后才能完成信息的传递。神经递质是由神经元合成，突触前末梢释放，能特异性作用于突触后膜受体，并产生突触后电位的信息传递物质。除递质外，神经元还能合成和释放一些化学物质，它们并不在神经元之间直接起信息传递作用，而是增强或削弱递质的信息传递效应，这类对递质信息传递起调节作用的物质称为神经调质（neuromodulator）。调质所发挥的作用称为调制作用（modulation）。由于递质在有的情况下也可起调质的作用，而在另一种情况下调质也可发挥递质的作用，因此，两者之间并无十分明显的界限。

过去一直认为，一个神经元内只存在一种递质，其全部末梢只释放同一种递质，这一观点称为戴尔原则（Dale principle）。但现已发现可有两种或两种以上的递质（包括调质）共存于同一神经元内，这种现象称为递质共存（neurotransmitter co-existence）。递质共存的意义在于协调某些生理功能活动。例如，猫唾液腺接受副交感神经和交感神经的双重支配。副交感神经节后纤维的末梢内含 ACh 和血管活性肠肽，两种递质释放后，前者引起唾液分泌，后者舒张血管以增加唾液腺的血液供应，两者共同作用引起大量稀薄的唾液分泌；交感神经节后纤维末梢内含 NE 和神经肽 Y，前者有促进唾液分泌的作用，后者主要是收缩血管减少血液供应，结果使唾液腺分泌少量黏稠的唾液（图 6-3）。

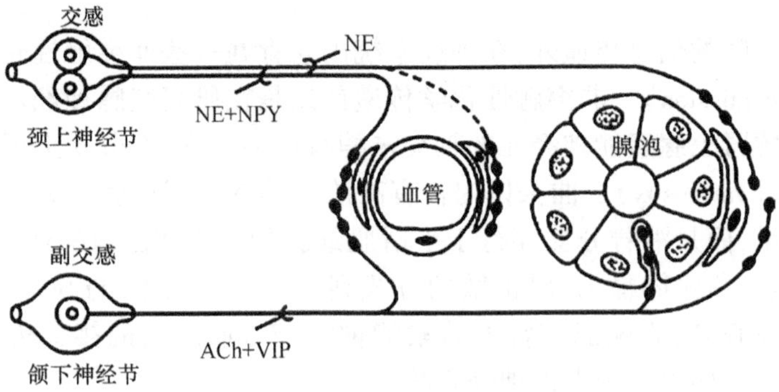

图 6-3 猫唾液腺递质共存的模式图
NE：去甲肾上腺素；ACh：乙酰胆碱；NPY：神经肽 Y；VIP：血管活性肠肽

（二）神经递质和调质的分类

目前已经了解的神经递质和调质有上百种，根据它们的化学结构，可将递质和调质分为下列种类，如表 6-2 所示：

表 6-2　神经递质和调质的分类

分类	主要成员
胆碱类	乙酰胆碱
单胺类	去甲肾上腺素、肾上腺素、多巴胺、5-羟色胺和组胺
氨基酸类	谷氨酸、甘氨酸、γ-氨基丁酸
肽类	血管升压素、催产素、阿片样肽、血管活性肠肽、脑-肠肽、神经肽 Y
嘌呤类	ATP、腺苷
气体类	一氧化碳和一氧化氮

（三）神经递质和调质的受体

1. 受体的概述　受体（receptor）是指位于细胞膜上或细胞内能与某些化学物质（递质、调质、激素、药物等）特异结合并诱发特定生物学效应的特殊生物分子。能与受体特异性结合的生物活性物质称为配体，能与受体发生特异结合并诱发特定生物学效应的化学物质称为激动剂，只发生特异结合不能产生生物学效应的化学物质称为拮抗剂。与递质结合的受体为膜受体，主要分布于突触后膜，但也可位于突触前膜，分别称为突触后受体和突触前受体。突触前受体能感受神经末梢自身释放递质量的变化，进而调节末梢的递质释放，又称为自身受体。

2. 受体的分类　受体有一定的特异性，可以根据药理学特性进行分类和命名，如能与 ACh 结合的受体称为胆碱能受体，能与 NE 结合的受体称为肾上腺素能受体等。有的受体可分为不同的类型或亚型，如多巴胺受体有 $D_1 \sim D_5$五种类型；组胺受体有 $H_1 \sim H_3$三种类型；γ-氨基丁酸受体有 A 和 B 两种类型。

按配体和受体结合后的胞内信号途径，膜受体主要可分为离子通道型受体和 G 蛋白耦联受体两大类。离子通道型受体又称促离子型受体，如神经-肌接头处的烟碱受体就是这种类型的受体。G 蛋白耦联受体又称促代谢受体。这种受体同递质结合后，需通过 G 蛋白将信息传入细胞内，引起 cAMP、三磷酸肌醇（IP_3）和二酰基甘油（DG）等第二信使的变化，进而使膜通道蛋白发生磷酸化或去磷酸化，导致膜对离子的通透性以及细胞的代谢功能等发生变化。

3. 受体的调节　膜受体的数量和与递质结合的亲和力在不同的生理或病理情况下均可发生改变。当递质释放不足时，受体的数量将逐渐增加，亲和力也逐渐升高，称为受体的上调（up regulation）；反之，当递质分泌过多时，则受体的数量和亲和力均下降，称为受体的下调（down regulation）。有些膜受体的上调可通过膜的流动性将暂时储存于胞内膜结构上的受体蛋白表达于细胞膜上而实现；而有些膜受体的下调则可通过受体蛋白的内吞入胞，即受体的内化（internalization），以减少膜上受体的数量而实现；也有些膜受体的下调是由于受体蛋白发生磷酸化而使其反应性降低所致。

(四) 主要的神经递质和受体

神经递质的种类很多,分布也很复杂。根据分布的部位,可将神经递质分为中枢递质和外周递质。ACh 和 NE 在中枢和外周均有分布,氨基酸类递质仅存在于中枢。

1. 外周神经递质和受体 由外周神经末梢释放,作用于节后神经元或效应器膜上受体的递质为外周递质。依据释放递质的种类可将外周神经纤维分为以下三类:

(1) 胆碱能纤维:以 ACh 为递质的神经纤维称为胆碱能纤维(cholinergic fiber)。外周胆碱能纤维有:支配骨骼肌的运动神经纤维、所有自主神经的节前纤维、大多数副交感神经节后纤维(少数释放肽类或嘌呤类递质的纤维除外)、少数交感神经节后纤维(支配多数小汗腺的纤维和支配骨骼肌血管的舒血管纤维)等。

能与 ACh 特异结合的受体称为胆碱能受体(cholinergic receptor)。胆碱能受体分为能与毒蕈碱结合的毒蕈碱受体(muscarinic receptor,M 受体)和能与烟碱结合的烟碱受体(nicotinic receptor,N 受体)两类,两类受体与 ACh 结合后产生不同的生物学效应。

M 受体分布于大多数副交感节后纤维支配的效应器细胞、交感神经节后纤维支配的汗腺和骨骼肌血管的平滑肌。现已分离出 $M_1 \sim M_5$ 五种亚型的 M 受体,均为 G 蛋白耦联受体。M 受体激活后可产生一系列自主神经效应,包括心脏活动抑制,支气管和胃肠平滑肌、膀胱逼尿肌、虹膜环行肌收缩,消化腺、汗腺分泌增加和骨骼肌血管舒张等。这些作用称为毒蕈碱样作用,简称 M 样作用。M 样作用可被阿托品阻断。

N 受体有 N_1 和 N_2 两种亚型,都是促离子型受体。N_1 受体仅存在于自主神经节后神经元突触后膜,亦称神经元型烟碱受体(neuron-type nicotinic receptor)。N_2 受体位于神经-肌接头的终板膜上,也称肌肉型烟碱受体(muscle-type nicotinic receptor)。ACh 作用于 N 受体产生的作用统称为烟碱样作用,简称 N 样作用。N 样作用能被筒箭毒碱(tubocurarine)阻断。N_1 受体可被六烃季铵(hexamethonium)特异阻断;N_2 受体则能被十烃季铵(decamethonium)特异阻断。

(2) 肾上腺素能纤维:以 NE 为递质的神经纤维称为肾上腺素能纤维(adrenergic fiber)。在外周,大部分交感神经节后纤维是肾上腺素能纤维。

能与 NE 或肾上腺素结合的受体称为肾上腺素能受体(adrenergic receptor),分为 α 型肾上腺素能受体(简称 α 受体)和 β 型肾上腺素能受体(简称 β 受体)两种。α 受体有 α_1 和 α_2 受体两种亚型,β 受体则可分为 β_1、β_2 和 β_3 受体三种亚型。所有的肾上腺素能受体都属于 G 蛋白耦联受体。多数交感节后纤维末梢支配的效应器细胞膜上都有肾上腺素能受体,但有的仅有 α 受体,有的仅有 β 受体,也有的兼有两种受体。例如,心肌细胞主要有 β_1 受体,血管平滑肌则有 α 和 β_2 两种受体,皮肤、肾、胃肠的血管平滑肌以 α 受体为主,而骨骼肌和肝脏的血管则以 β_2 受体为主。NE 对 α 受体的作用较强,而对 β 受体的作用则较弱。一般而言,NE 与 α_1 受体结合所产生的平滑肌效应主要是兴奋性的,包括血管、子宫平滑肌及虹膜辐射状肌等的收缩。NE 与 β_2 受体结合所产生的平滑肌效应是抑制性的,包括血管、子宫、小肠、支气管等的舒张。β_3 受体主要分布于脂肪组织,与脂肪分解有关。

(3) 其他类外周神经纤维:自主神经的节后纤维除胆碱能和肾上腺素能纤维外,还有其他类纤维。例如,胃的容受性舒张可能是由于迷走神经节后纤维释放血管活性肠肽递质而实现的。

2. 中枢神经递质和受体 由中枢神经系统内的突触前神经元末梢释放,作用于突触后膜受体的递质为中枢递质；中枢神经元的数量众多，结构复杂。根据递质的化学性质可将中枢神经递质分为下述种类。

（1）乙酰胆碱：在中枢神经系统，ACh 主要分布在脊髓、脑干和大脑皮质内的运动神经元、脑干网状结构上行激活系统、丘脑向皮质投射的神经元、纹状体和边缘系统等部位，其作用多为兴奋，参与对机体感觉和运动功能、心血管和呼吸运动、摄食与饮水、觉醒和睡眠、镇痛、学习与记忆等功能活动的调节。

（2）单胺类

1）去甲肾上腺素：在中枢释放 NE 的神经元主要位于下丘脑、脑干网状结构、脑桥的蓝斑等部位，对中枢神经元活动有兴奋和抑制两种效应，但以兴奋为主，参与对觉醒、精神活动、摄食和饮水、血压、呼吸和体温的调节以及某些神经内分泌功能的正常进行。

2）多巴胺：多巴胺神经元主要分布在黑质-纹状体通路、中脑边缘系统和结节-漏斗等部位。多巴胺在脑电活动、躯体运动、思维和精神活动、垂体内分泌功能以及心血管功能等活动中具有重要作用。

3）5-羟色胺：释放 5-HT 的神经元主要位于低位脑干近中线区的中缝核群内，其上行纤维达丘脑、下丘脑、边缘前脑和大脑皮质，下行纤维达脊髓灰质胶质区、侧角和前角。5-HT 与睡眠、内分泌功能、体温调节、心血管活动、情绪反应和精神活动有关。

4）组胺：在下丘脑后部的结节乳头核内存在大量的组胺能神经元，由此发出的纤维到达大脑皮质和脊髓等部位。组胺可能参与觉醒、性行为和腺垂体分泌等功能活动的调节。

(3)氨基酸类

氨基酸类递质分为两类：

1）兴奋性氨基酸：谷氨酸和门冬氨酸是兴奋性氨基酸递质。谷氨酸在大脑皮质、小脑、纹状体、脊髓的背侧部分和感觉传入的各级接替核团内含量较高；门冬氨酸在丘脑和下丘脑含量较高。

2）抑制性氨基酸：γ-氨基丁酸和甘氨酸是抑制性氨基酸递质。在大脑皮质浅层、小脑皮质浦氏细胞层和脊髓背角内，γ-氨基丁酸含量较高。γ-氨基丁酸使细胞膜对 Cl^- 的通透性增高。此外，γ-氨基丁酸还有调节内分泌、维持骨骼肌的正常兴奋性和镇痛等作用。甘氨酸分布在脑干和脊髓中，作用于脊髓的运动神经元和中间神经元，可使后膜对 Cl^- 的通透性增高，出现抑制性突触后电位的变化。

(4) 肽类：神经元释放的具有生物活性的肽类物质称为神经肽（neuropeptide）。迄今为止，在中枢神经系统内发现的神经肽有 100 多种，有些已明确为神经激素，有些则认为是神经调质。已肯定为中枢肽类递质的主要有 P 物质（substance P）和脑啡肽、强啡肽等。有的肽类物质在中枢和外周均有分布，有的是否为神经递质尚需进一步研究。

1）P 物质：中枢内的 P 物质以黑质、纹状体、下丘脑、缰核、孤束核、中缝核、延髓和脊髓背角等神经结构的含量较高。P 物质是第一级伤害性传入神经末梢释放的兴奋性递质，它对痛觉传递的第一级突触起易化作用，但在脑的高级部位反而起镇痛效应。P 物质对心血管活动、躯体运动和机体的行为以及神经内分泌活动等均有调节作用。

2）阿片肽：脑内具有吗啡样活性的肽类物质称为阿片肽（opioid peptide）。阿片肽包括：①β-内啡肽（β-endorphin）分布在下丘脑、丘脑和脑干等处，主要起抑制性调制作用；②脑啡肽（enkephalin）是脑内生成的具有阿片样生物活性的物质。在纹状体、杏仁核、下丘脑、中脑中央灰质、延髓头端腹内侧部和脊髓背角等部位，均有脑啡肽能神经元的胞体与末梢。脑啡肽有很强的镇痛活性，在脑和脊髓内均发挥镇痛作用；③强啡肽（dynorphin）有很强的阿片样生物活性。在脑内的分布与脑啡肽相似，有相当程度的重叠。强啡肽在脊髓发挥镇痛作用，在脑内反而对抗吗啡镇痛。

3）脑-肠肽：在胃肠道和中枢神经系统双重分布的肽类物质称为脑-肠肽（brain-gut peptide），如胃泌素、缩胆囊素、血管活性肠肽和神经降压素等。

4）其他神经肽：下丘脑调节肽、血管紧张素Ⅱ、心房钠尿肽、降钙素基因相关肽和神经肽 Y 等都在一定范围内参与对机体功能的调节。

（5）嘌呤类：嘌呤类递质主要有 ATP 和腺苷（adenosine）。ATP 作为兴奋性递质主要介导快速的神经传递。ATP 对神经有营养作用，但浓度过高会产生神经损伤作用。腺苷是一种抑制性中枢调质。茶和咖啡对中枢的兴奋效应是通过茶碱和咖啡因抑制腺苷的作用而产生的。

（6）其他递质：一氧化氮（nitric oxide）和一氧化碳在神经系统中也可能起递质的作用。

（五）神经递质的代谢

1. 递质的合成 在突触前神经元内相应的前体物质和合成酶系的作用下，递质得以合成。例如，ACh 是由胆碱和乙酰辅酶 A 在胆碱乙酰化酶的催化作用下合成的。由于该酶存在于细胞质中，因此 ACh 在细胞质中合成，合成后由小泡摄取并储存起来。NE 的合成以酪氨酸为原料，首先在酪氨酸羟化酶的催化作用下合成多巴，再在多巴脱羧酶作用下合成多巴胺，这两步是在细胞质中进行的；然后多巴胺被摄取入小泡，在小泡中由多巴胺 β 羟化酶催化进一步合成 NE，并储存于小泡内。多巴胺的合成与 NE 合成的前两步是完全一样的，只是在多巴胺进入小泡后不再合成 NE 而已，因为储存多巴胺的小泡内不含多巴胺 β 羟化酶。5-HT 的合成以色氨酸为原料，首先在色氨酸羟化酶作用下合成 5-羟色氨酸，再在 5-羟色氨酸脱羧酶作用下将 5-羟色氨酸合成 5-HT，这两步是在细胞质中进行的；然后 5-HT 被摄取入小泡，并储存于小泡内。γ-氨基丁酸是谷氨酸在谷氨酸脱羧酶催化作用下合成的。肽类递质的合成与其他肽类激素的合成完全一样，它是由基因调控的，并在核糖体上通过翻译而合成的。

2. 递质的失活 递质发挥生理效应后，被相应的酶水解或由突触前膜上的转运体将其转入突触前膜内（亦称为重摄取）的过程称为递质的失活。若水解某种递质的酶活性降低或该酶被有关药物对抗以及前膜重摄取能力减弱等，都可导致递质的作用时间延长，同其他递质间的协调关系发生变化，进而影响有关神经的功能活动。

ACh 被胆碱酯酶水解成胆碱和乙酸，胆碱可被突触前膜重摄取作为重新合成 ACh 的原料，乙酸则进入血液。

由突触前膜释放的 NE，约有 70% 被突触前膜重摄取入轴浆内，继之被小泡以颗粒摄取的方式使之进入小泡储存备用；少量的被突触和效应器细胞附近的单胺氧化酶（monoamine oxidase，MAO）和儿茶酚氧位甲基转移酶（catechol-O-methyltransferase，COMT）分解；还有少量的弥散到突触周围的体液中，进入血液后在肝内代谢。

多巴胺和 5-HT 部分被突触前膜重摄取后储存于小泡中备用，部分被单胺氧化酶降解破坏。谷氨酸的失活主要由突触前膜重摄取，部分被神经胶质细胞吸附。γ-氨基丁酸的失活通过突触前膜的重摄取。肽类递质的失活主要由相应的酶水解。

（高东明）

第二节　反射活动的一般规律

神经调节是以反射(reflex)的形式进行的。反射是指在中枢神经系统的参与下,机体对体内、外环境因素变化所作出的规律性应答反应。反射的结构基础是反射弧(reflex arc)。反射弧由5个部分组成,其组成和各部分的作用如下:①感受器(sensory receptor):接受刺激并把刺激所含的信息转变为相应传入神经的动作电位;②传入神经(afferent nerve fiber):把刺激的信息以神经冲动的方式传到中枢;③反射中枢(reflex center):对传入的信息进行整合并产生传出信息;④传出神经(efferent nerve fiber):把反射中枢的信息传到效应器;⑤效应器(effector):产生规律性的应答活动。例如,当局部体表接近火焰时,皮肤感受器可感受到这种伤害性刺激,并将刺激信号转变为传入神经上的神经冲动传向中枢,信号经中枢分析处理后再以神经冲动的形式沿传出神经到达效应器,即有关肌群,结果引起肌群收缩,使受刺激肢体撤离刺激源,从而完成反射。反射须在反射弧的结构和功能完整的基础上才得以正常进行;反射弧的任何一个环节被阻断,反射将不能完成。

一、反射的分类

反射分为非条件反射和条件反射两类。非条件反射(unconditioned reflex)是指生来就有、数量有限、形式较固定的反射活动,例如,防御反射、食物反射、性反射等。非条件反射是人和动物在长期的种系发展中形成的。它的建立可无需大脑皮层的参与,通过皮层下各级中枢即可形成。它使人和动物能够初步适应环境,对个体生存和种系生存具有重要意义。条件反射(conditioned reflex)是指通过后天学习和训练而形成的反射。它是反射活动的高级形式,在非条件反射的基础上建立起来的。在高等动物形成条件反射的主要中枢部位是大脑皮层。人类因为有发达的大脑皮质,能通过语言和文字等信息刺激建立条件反射,故该反射可随个体生活、工作环境条件的改变而不断增加新的内容,因而有极大的易变性和灵活性,且数目可以是无限的,这就极大地提高了人类认识世界和适应环境的能力,并增强了进行各项活动的精确性以及对某些事物发展的预见性。条件反射比非条件反射具有更完善的适应性。在生命活动中,两种反射紧密配合以发挥作用,如在进食过程中,条件反射和非条件反射都能引起消化道的运动和消化液的分泌,两者均有利于消化和吸收功能的进行(条件反射的形成与特点,见本章第六节)。

二、反射的中枢控制

中枢是反射弧中最为复杂的部位。不同的反射,其中枢的范围可相差很大。在传入神经元和传出神经元之间,即在中枢只经过一次突触传递的反射,称为单突触反射。这是最简单的反射,体内唯一的单突触反射是腱反射。在中枢经过多次突触传递的反射,则称为多突触反射。人和高等动物体内的大部分反射都属于多突触反射。需指出的是,在整体情况下,无论是简单的还是复杂的反射,传入冲动进入脊髓或脑干后,除在同一水平与传出部分发生联系并发出传出冲动外,还有上行冲动传到更高级的中枢部位进一步整合,后者再发出下行冲动来调整反射的传出冲动。因此,进行反射时,既有初级水平的整合活动,也有较高级水平的整合活动,在通过多级水平的整合后,反射活动将更具有复杂性和适应性。

三、中枢神经元的联系方式

中枢神经元的数量十分巨大，尤以中间神经元为最多。中枢神经元间的联系主要有单线联系、辐散式、聚合式、环式和链锁式联系等几种方式（图 6-4）。

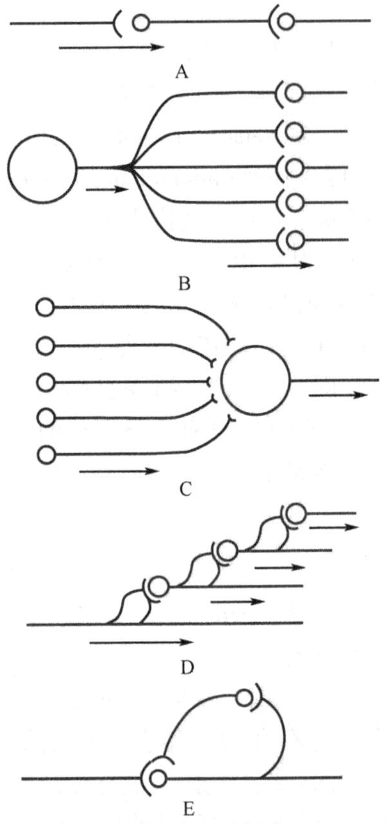

图 6-4　中枢神经元的联系方式示意图
A. 单线联系；B. 辐散式联系；C. 聚合式联系；D. 链锁式联系；E. 环式联系

1. 辐散式联系　辐散式联系是指一个神经元的轴突通过分支与多个神经元建立突触联系的方式，可使一个神经元的活动引起许多神经元的同时兴奋或抑制。这种联系方式在感觉传导途径上多见，例如，传入神经纤维进入脊髓后，除以分支与本节段脊髓的中间神经元及传出神经元发生突触联系外，还有些上升的和下降的分支在相邻的脊髓节段与中间神经元发生突触联系。

2. 聚合式联系　聚合式联系是指多个神经元的轴突末梢与同一个神经元建立突触联系的方式，能使多个神经元的作用集中到同一神经元，从而发生整合的作用。聚合式联系在传出途径中多见。

3. 链锁式和环式联系　中间神经元间的联系多种多样，若由中间神经元构成的辐散与聚合式联系同时存在，则可形成链锁式联系或环式联系。链锁式联系可在空间上加强或扩大信息作用的范围。在环式联系中，一个神经元通过其轴突的侧支与中间神经元相连，中间神经元反过来再与该神经元发生突触联系，构成闭合环路。若环路内中间神经元是兴奋性的，则通过该联系使兴奋效应得到增强，其传出通路上冲动发放的时间得以延长，即产生正反馈效应。这种联系也是中枢活动产生后发放的结构基础之一。若环路内中间神经元是抑制性的，则通过该联系使兴奋效应及时终止，即产生负反馈效应。

四、中枢兴奋传播的特征

兴奋在反射中枢扩布时，通常要经过一次以上的突触传递。兴奋经化学性突触传递时，由于受突触结构所处环境和递质参与等因素的影响，故其兴奋的扩布明显不同于神经纤维上兴奋的传导。中枢兴奋的扩布有以下主要特征。

1. 单向传递　兴奋通过突触时，只能由突触前神经元向突触后神经元单向传递，不能逆向进行。这是因为神经递质只能通过突触前膜释放并作用于突触后膜的受体才能发挥作用。

2. 中枢延搁　兴奋通过中枢扩布所需时间较长，此现象称为中枢延搁（central delay）。这是因为化学性突触传递需经历递质的释放、扩散、与突触后膜受体结合以及后膜离子通道开放等一系列活动，与兴奋在相同距离的神经纤维上传导相比要慢得多，耗时较长，亦称之为突触延搁（synaptic delay）。兴奋通过一个突触所需的时间 0.3～0.5ms。在反射中枢经过的突触联系越多,完成反射所需的时间(即反射时)就越长。

3. 兴奋的总和　EPSP 和 IPSP 都具有局部电位的性质,可进行时间总和和空间总和。单根神经纤维的传入冲动一般不能引起反射性传出效应,若许多的传入冲动同时至同一神经中枢,则可使中枢产生传出效应。这是因为,一个神经元往往与许多传入纤维发生突触联系,其中任何单根纤维的传入冲动只能引起该神经元的阈下兴奋,即产生 EPSP;如同时有许多的传入兴奋到达该神经元,则各自产生的 EPSP 就可通过时间总和和空间总和,使该神经元去极化达阈电位水平,随即在其轴突始段爆发扩布性兴奋,产生传出效应。

4. 兴奋节律的改变　在反射活动中,传出神经传导的冲动频率与传入神经传导的冲动频率是不同的。这是因为突触后神经元的兴奋节律不仅受突触前神经元传入冲动频率的影响,还与突触后神经元本身的功能状态有关,且一个突触后神经元通常是与多个突触前神经元发生联系,故最后传出冲动的节律是多种影响因素的综合效应。

5. 后发放　在刺激停止后,传出神经仍可在一定时间内继续发放冲动,这种现象称为后发放(after discharge)。中间神经元的环式联系是产生后发放的结构基础。例如,在机体的随意运动中,中枢发出的冲动分别经 α 和 γ 运动神经元传出,前者引起相应的骨骼肌收缩;后者使梭内肌收缩,导致肌梭又受到刺激,肌梭的传入冲动到达中枢,又可影响中枢的兴奋状态,进而维持已发起的反射活动。

6. 对内环境变化敏感性和易疲劳性　突触间隙与细胞外液是相通的。因此,内环境理化因素发生变化,如缺氧、二氧化碳增多以及某些药物等,都可作用于突触传递的某些环节而影响突触传递的效率。突触也是反射弧中最易发生疲劳的部位,其原因可能与长时间的活动使递质耗竭和代谢产物蓄积有关。

五、中枢抑制

中枢神经系统除了有兴奋活动及其扩布外,还有抑制性活动。兴奋和抑制相辅相成,保证各种反射活动按一定次序和强度协调地进行。中枢抑制可分为突触前抑制和突触后抑制两类。

1. 突触前抑制　突触前抑制(presynaptic inhibition)的结构基础是轴突-轴突式突触。如图 6-5 所示,轴突末梢 A 与运动神经元 C 构成轴突-胞体式突轴,当神经冲动到达末梢 A,引起运动神经元产生 EPSP;轴突末梢 B 和轴突末梢 A 构成轴突-轴突式突触,当仅有末梢 B 兴奋到达时,运动神经元 C 并不产生反应;如果末梢 B 先兴奋,然后轴突 A 的自身兴奋才传至末梢,则运动神经元 C 产生的 EPSP 较没有末梢 B 参与的情况下要小。目前认为突触前抑制可能有几种不同的机制,其中一种机制认为末梢 B 兴奋时释放的 GABA 同末梢 A 上的 $GABA_A$ 受体结合后,引起末梢 A 产生局部去极化(膜电位减小);在此基础上,A 的自身兴奋传到末梢时,产生的动作电位幅度减小;由于末梢 A 动作电位的幅度减小,使进入末梢 A 的 Ca^{2+} 量减少,末梢 A 释放的兴奋性递质量就减少,最终导致运动神经元 C 的 EPSP 减小。由于这种抑制是突触前膜释放的递质量减少引起,突触后膜接受递质

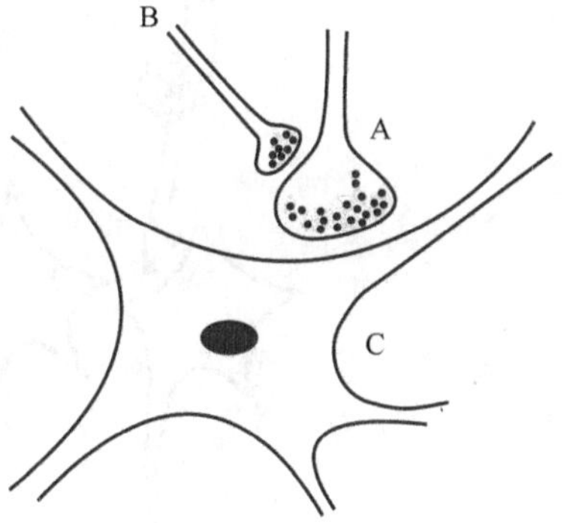

图 6-5　突触前抑制示意图

的能力并无变化，故称为突触前抑制。

突触前抑制在中枢神经系统内广泛存在，能产生很有效的抑制作用。这种抑制多见于感觉传入途径中。大量无关的或次要的感觉信息在上传的过程中，通过该机制被选择性地消除，从而使重要的信息上传，进而保证机体的感觉和思维集中。从大脑皮质、脑干和小脑发出的下行纤维，在通过脑干和脊髓时，亦发出侧支对感觉传导路径中的神经元产生突触前抑制，通过中枢的整合反应，以控制躯体的运动功能和协调反射活动。

2. 突触后抑制 突触后抑制(postsynaptic inhibition)是由抑制性中间神经元活动引起的。根据抑制性神经元的联系方式不同，突触后抑制可分为传入侧支性抑制(afferent collateral inhibition)和回返性抑制(recurrent inhibition)两种类型(图6-6)。

(1) 传入侧支性抑制：传入纤维进入中枢后，一方面通过突触联系兴奋一个中枢神经元；另一方面通过侧支兴奋一个抑制性中间神经元，通过后者的活动再抑制另一个神经元，这种抑制称为传入侧支性抑制或交互抑制(reciprocal inhibition)。例如，伸肌肌梭的传入纤维进入脊髓后，直接兴奋伸肌运动神经元，同时发出侧支兴奋一个抑制性中间神经元，转而抑制屈肌运动神经元，导致伸肌收缩而屈肌舒张。在动物实验中观察到，刺激大脑皮质和小脑引起的运动反应，或在姿势调节、眼球运动、呼吸运动，以及简单的牵张反射中，都存在拮抗肌间的交互性抑制。可见，交互抑制是中枢神经活动中的普遍现象，通过交互抑制能使不同中枢之间的活动互相制约，保证了体内各种反射活动的协调。

(2) 回返性抑制：中枢神经元兴奋时，传出冲动沿轴突外传，同时又经轴突侧支兴奋一个抑制性中间神经元，反过来抑制原先发生兴奋的神经元及同一中枢的其他神经元，这种抑制称为回返性抑制(recurrent inhibition)。例如，脊髓前角运动神经元兴奋其支配的骨骼肌时，在轴突未离开脊髓灰质之前，发出侧支兴奋与该运动神经元构成突触联系的抑制性中间神经元(闰绍细胞，兴奋时释放甘氨酸)。脊髓运动神经元传出冲动使骨骼肌收缩的同时，抑制性中间神经元经轴突回返到该运动神经元以抑制其活动。这种抑制方式使发动兴奋的神经元的活动能及时地终止。

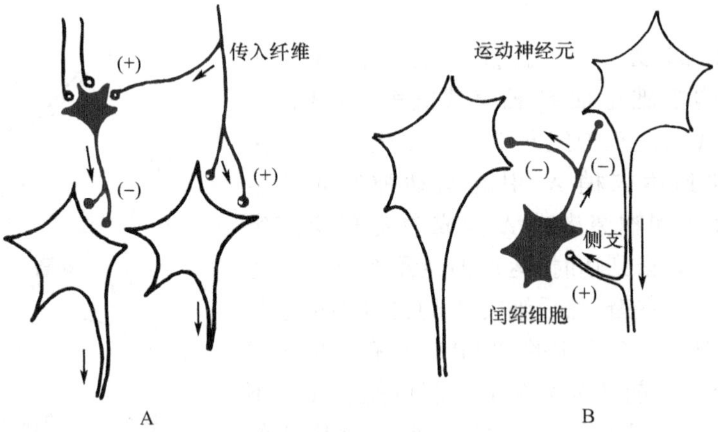

图6-6 突触后抑制示意图

A. 交互性抑制；B. 回返性抑制

(高东明)

第三节　神经系统的感觉分析功能

感觉是客观物质世界在脑的主观反映，是机体赖以生存的重要功能活动之一。人和动物通过对体内外环境变化的感知，可保持机体的内稳态、避免各种伤害性刺激及获取食物，以求得生存。体内外各种刺激通过特异的感受器或感觉器官的活动，转化为传入神经上的神经冲动并上传至大脑皮质，通过感觉中枢的分析、处理和整合后产生相应的感觉或意识，同时还可产生各种反射活动。眼、耳等特殊感觉器官的功能已在感觉器官中讨论，本节中主要讨论神经系统的感觉分析功能及痛觉。

一、脊髓和低位脑干对感觉的传导功能

躯体感觉(somatic sensation)包括浅感觉和深感觉两大类，传入冲动经脊髓(躯干部)和低位脑干(头面部)的传导通路传向大脑(图 6-7、彩图-42)。浅感觉包括粗略触-压觉、温度觉和痛觉，其传入纤维经后根的外侧部(细纤维部分)进入脊髓。痛、温觉的传入纤维进入脊髓后，在进入水平的 1~2 个节段内的后角换元，并于中央管前交叉到对侧；粗略触-压觉传入纤维进入脊髓后，分成上行和下行纤维，分别在多个节段换元，再发出纤维在中央管前交叉到对侧。交叉后的传入纤维再分别经脊髓丘脑侧束(痛、温觉)和脊髓丘脑前束(粗略触-压觉)上行到丘脑。深感觉即为本体感觉，包括位置觉和运动觉，其传入纤维经后根内侧部进入脊髓，在同侧后索上行到达延髓的薄束核和楔束核换元，再发出纤维交叉到对侧，经内侧丘系上升抵达丘脑。皮肤辨别觉的传导路径与深感觉的传导路径一致。这里要指出的是，由轻触、蚊虫叮刺、某些化学物质，如低浓度的组胺引起的痒觉(itching sensation)，其作用是引起个体对轻度皮肤表面刺激的注意。通过搔抓或其他的动作可以去除刺激，但搔抓只有在刺激已去掉或搔抓的强度达到疼痛时才能解除痒感。痒觉可能是沿痛觉的细纤维传入路径上行的。

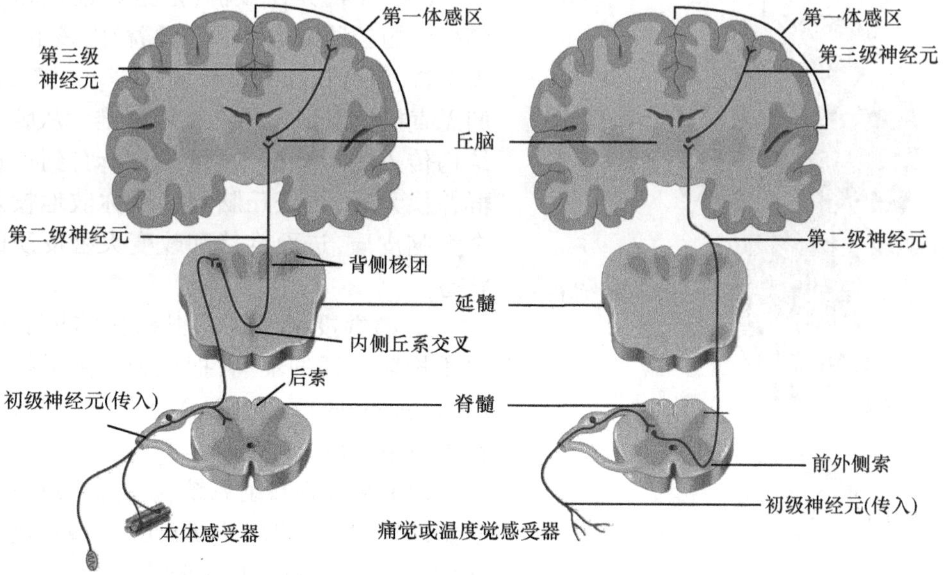

图 6-7　躯体感觉传导通路示意图

由于浅感觉传导的特点是先交叉后上行，而深感觉传导则是先上行后交叉，所以在脊髓半离断的情况下，离断水平以下的痛觉、温度觉和粗略触-压觉的障碍发生在健侧，而本体感觉和精细触-压觉障碍则发生在患侧。脊髓空洞症的患者，其中央管部分有空腔形成，破坏了在中央管前进行交叉的浅感觉传导路，造成浅感觉障碍。由于痛、温觉换元的部位集中在进入脊髓水平的 1~2 个节段，故局限的脊髓空洞症对其破坏较重，触-压觉换元的部位较分散，而破坏较轻，辨别觉则完全不受影响。

内脏无本体感觉，温度觉和触觉也很少，主要是痛觉。内脏痛觉通过自主神经纤维传入。内脏痛的传入纤维主要是交感神经干内的传入纤维，经后根进入脊髓，然后和躯体传入神经基本上循同一上行途径。食管、气管的痛觉是由迷走神经干内的纤维传入，部分盆腔脏器的痛觉经盆神经传入骶髓。内脏痛传入冲动也上行到达丘脑。

二、丘脑的感觉投射系统

1. 丘脑的核群和功能 丘脑是除嗅觉外的各种感觉传入通路的重要中转站，并对传入的感觉具有初步分析功能。丘脑的核团按功能特征将其分为 3 类。

（1）感觉接替核：这一类核团是各种特异感觉传导途径的中继站，主要有腹后内侧核、腹后外侧核、内侧膝状体和外侧膝状体等。机体的特异性感觉传入纤维在此换元，然后进一步投射到大脑皮质特定的感觉区。其中，腹后外侧核为脊髓丘脑束与内侧丘系的换元站，负责传递躯体的感觉信息；腹后内侧核为三叉丘系的换元站，负责传递头面部的感觉信息。内侧膝状体是听觉传导通路的换元站，外侧膝状体是视觉传导通路的换元站。躯体感觉冲动在丘脑的投射有一定的空间分布，这种空间分布与大脑皮质感觉区的空间定位相对应。丘脑的特异感觉与所投射的大脑皮质感觉区之间有环路联系。

（2）联络核：主要有丘脑前核、腹外侧核、丘脑枕等。它们不直接接受感觉的投射纤维，而是接受特异性感觉接替核和其他皮层下中枢来的纤维，换元后投射到大脑皮质的特定区域，参与调节躯体和内脏活动以及各种感觉功能的相互联系和协调。

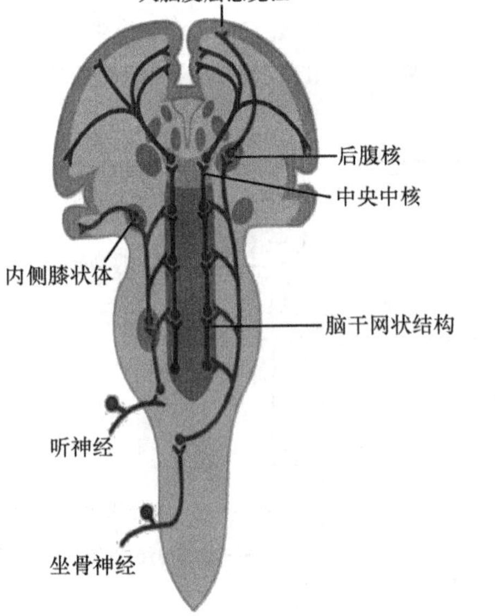

图 6-8 感觉投射系统示意图
彩图红线代表特异性投射系统，蓝线代表非特异性投射系统

（3）非特异性核群：是指靠近丘脑中线的髓板内的各种结构，主要是髓板内核群，包括中央中核、束旁核和中央外侧核等。一般认为，它们无直接投射到大脑皮质的纤维。从脑干网状结构传入的上行激动系统的冲动，到达这些核群并换元后，再经丘脑网状核弥散地投射到整个大脑皮质，进而维持和改变大脑皮质的兴奋状态。

2. 感觉投射系统 根据丘脑核群向大脑皮质投射特征的不同，把丘脑的感觉投射系统（sensory projection system）分为特异性和非特异性投射系统（图 6-8、彩图-43）。

（1）特异性投射系统：机体的各种感觉（除嗅觉以外）传入的冲动在丘脑的感觉接替核换元后，投射到大脑皮质的特定区域，产生特定感觉的功能系统，称为特异性投射系统（specific projection system)。丘脑的联络核接受丘脑感觉接替核和皮质下中枢来的纤维,在此换元后发出的纤维也向大脑皮质的特定区域投射,亦属此系统。特异性投射系统专一性地投射到大脑皮质的特定部位,且与皮质间有点对点的投射关系,其投射纤维主要终止于大脑皮质的第Ⅳ层。由于其纤维终止的区域狭窄,突触数量相对较多而密集,故易于由局部阈下兴奋总和而产生扩布性兴奋。特异性投射系统的主要功能是引起特定的感觉;同时它参与各种感觉在丘脑和大脑皮质间的联系和协调;由于该系统的纤维进入皮质第Ⅳ层后,通过中间神经元同大锥体细胞形成包围性突触联系,故还具有激发大脑皮质发出传出冲动的作用。

(2) 非特异性投射系统:各种感觉传导纤维上行通过脑干时,发出侧支与脑干网状结构的神经元发生突触联系,在此多次换元后上行达丘脑的髓板内核群,最后弥散性地投射到大脑皮质的广泛区域,称为非特异性投射系统(unspecific projection system)。当各种特定的感觉冲动在脑干部位由其侧支进入网状结构并多次换元后,就失去其特异性和严格的定位区分。上行纤维进入大脑后,在通过白质时已开始分支,进入皮质后又多次分支,以游离神经末梢的形式广泛地与皮质各层(主要是Ⅰ层和Ⅱ层)神经元的树突形成依傍式突触,故终止的区域广泛。由于其突触小体数量相对稀少,因此,局部的阈下兴奋不易总和起来,在树突部位的局部兴奋只能通过电紧张的形式改变细胞的兴奋状态。非特异性投射系统的功能是维持或改变大脑皮质的兴奋状态,以维持机体较长时间的觉醒,为产生特定的感觉提供条件。在脑干网状结构内,存在着具有上行唤醒作用的功能系统,正常情况下,由于各种感受器在受到足够强的刺激时,均可使之激活,引起动物的唤醒和觉醒状态的脑电图改变,故称之为脑干网状结构上行激动系统(ascending activation system)。该系统主要是通过非特异性投射系统发挥作用的。该系统对催眠和麻醉药较敏感,受损后会出现昏睡不醒。两个系统的结构和功能特征总结于表6-3。

表6-3 特异性和非特异性投射系统的结构和功能特征比较

	特异性投射系统	非特异性投射系统
组成	机体各种感觉(除嗅觉外)传入的第二级神经元,经脑干直接上行达丘脑,在感觉接替核换元后,点对点地投射到大脑皮质的特定区域,产生特定的感觉(皮质下其他中枢进入联络核的纤维,亦上行至大脑皮质特定区域)	机体各种感觉(除嗅觉外)传入的第二级神经元经脑干时发出侧支入网状结构并反复换元(失去特异性)后,再上行达丘脑的髓板内核群,换元后弥散性地投射到大脑皮质的广泛区域
皮质联系	进入大脑皮质的纤维主要终止于第Ⅳ层,并与大锥体细胞形成包围式突触联系,突触小体多而密集,故阈下兴奋易于总和达阈电位而产生可扩布性兴奋	进入大脑皮质的纤维终止于各层细胞,并与广大的皮质神经元的树突形成依傍式突触联系,突触小体少而稀疏,故阈下兴奋不易总和,但能以电紧张形式维持和改变细胞的兴奋状态
投射特点	点对点的投射	弥散投射
功能	形成特定感觉;激发相应的运动;参与各种感觉在丘脑和大脑皮质的联系和协调	改变大脑皮质的兴奋状态,维持机体较长时间的觉醒
受损后的表现	该系统不易受麻醉药物的影响,切断特异传导的纤维后,动物保持清醒	该系统易受麻醉药物的影响,切断相应的传导纤维后,动物处于昏睡状态

三、大脑皮质的感觉功能

大脑皮质是感觉分析的最后和最高级的部位。各种感觉传入冲动最终都到达大脑皮质，在此进行信息的加工和整合，最后形成感觉和意识。不同的感觉纤维投射到大脑皮质后有一定的区域分布，此区域就称为该感觉在大脑皮质的代表区或称为该感觉的皮质中枢。

1. 体表感觉在皮质的形成及规律　中央后回(3-1-2 区)是分析和整合并形成全身体表感觉的主要区域(又称第一体表感觉区)。感觉分布的规律是：①交叉分布，即一侧体表的感觉分布在对侧皮质的相应区域，但头面部是双侧性的；②定位准确，呈倒置分布，下肢代表区在顶部，上肢在中部，头面部在底部，但头面部内部的安排是正立的；③在皮质分布区域的大小与感觉的灵敏度相关，如大拇指和食指的感觉灵敏，分布的面积大。感觉灵敏的部位有大量的感受装置，皮质与其相联系的神经元数量也较多，这样就有利于皮质对精细的感觉进行分析。

在中央前回与岛叶之间有第二体表感觉区，分布特点为正立、双侧、定位准确性差。此部位仅能对感觉作粗糙的分析，切除后不产生明显的感觉障碍。此区可能接受痛觉传入的投射，与痛觉有关。

2. 本体感觉在皮质的代表区　中央前回(4 区)既是运动区，又是本体感觉的代表区。在较低等的哺乳类动物(如猫、兔等)，体表感觉区与运动区基本重合在一起，称为感觉运动区。在灵长类动物(如猴、猩猩)，体表感觉区与运动区逐渐分离，前者位于中央后回，后者位于中央前回，但这种分化也是相对的。在刺激人脑中央沟周围皮质时发现，产生运动反应的机会有 20% 发生在中央后回，80% 发生在中央前回，所以，运动区主要在中央前回。

3. 内脏感觉在皮质的代表区　接受内脏感觉的皮质代表区混杂在体表感觉代表区之中，第二感觉区和运动辅助区(supplementary motor area)都与内脏感觉有关。电生理的研究中发现，刺激第二感觉区及其邻近部位会发生味觉、恶心或排便等感觉；刺激运动辅助区会产生心悸、脸发热等感觉；刺激来自内脏的传入神经可在皮质相应的体表代表区域内引出诱发电位。另外，内脏感觉传入也向边缘系统皮质投射。

四、痛　　觉

痛觉(pain sensation)是机体受到伤害性刺激后产生的不愉快的主观体验。在痛觉产生的同时，常伴有躯体运动性防卫反应，呕吐、出汗和血压变化等自主神经性反应，以及烦躁、嘶叫等情绪反应，这些统称为痛反应。痛觉和痛反应合称疼痛。

疼痛是一种复杂的生理心理活动。作为一种及时向中枢提供躯体或内脏受到伤害的报警信息，让个体警觉到自身处境的危险，以便迅速作出逃避或防御反应，使之免除伤害性刺激的继续作用，故是生命活动中不可缺少的一种特殊保护功能。在临床上，根据疼痛的性质和部位，还有助于疾病的诊断和病情的判断。值得注意的是，在临床工作中，一方面在未探明疼痛的原因之前，不能随意使用镇痛药，以免掩盖病情而贻误了正确的诊治机会；另一方面也要清醒地认识到，过强的长时间的痛刺激对机体是极其有害的，它可严重扰乱体内的功能活动，甚至可导致休克的发生。所以，对于慢性疼痛(如癌症和大面积创伤的患者)和痛觉过敏的患者适当应用止痛剂也是必要的。

痛觉产生的基本过程和其他感觉相一致。痛觉感受器接受伤害性刺激后,把刺激的信息转化为传入神经上的动作电位,并将刺激的性质、强度和持续时间等转移到动作电位的不同组合中。在这个过程中,实现对信息的初步处理,随即经痛觉传导通路投射到相应的皮质区形成痛觉。

1. 痛觉产生的外周机制

(1) 致痛物质:电、机械、过冷或过热、化学刺激、创伤和炎症等,只要达到伤害性强度时,均能引起痛觉。这些不同的伤害性刺激,可通过共同的机制(释放或生成某些化学物质)而使痛觉产生。这些参与疼痛的发生和发展过程的化学物质称为致痛物质。受伤害组织局部的细胞和痛觉感受器均可参与致痛物质的生成、释放并激活。致痛物质的作用主要是激活和致敏痛觉感受器,导致疼痛或痛觉过敏。已知的致痛物质有前列腺素 E_2和前列腺素 I_2、缓激肽、白三烯、5-羟色胺、组胺、Ach、K^+、H^+、P 物质和白介素等。近年研究发现,神经生长因子和一氧化氮等也参与疼痛信息的形成过程。

(2) 痛觉感受器:痛觉感受器是游离的神经末梢,从表面上看没有固定的适宜刺激,任何刺激过强,都可引起其兴奋。但痛觉感受器实质上是一种化学感受器,在受到上述致痛物质的刺激后,通过换能作用,最终转变为传入神经上的动作电位。痛觉感受器几乎不产生适应,在某些条件下,还可能使痛觉感受器敏感化,出现痛觉过敏的现象。

(3) 传入纤维:传导痛觉冲动的纤维有 A_δ和 C 纤维。A_δ纤维传导刺痛,传入冲动到达大脑皮质的第一和第二感觉区,可产生特定部位的痛觉。C 纤维传导灼痛,传入纤维投射到边缘系统。值得指出的是,A_δ和 C 纤维并非仅传导伤害性刺激的信息,它们也传导触-压、温和冷的感觉信息。

2. 躯体痛

(1) 体表痛:发生在体表某处的痛称为体表痛。体表痛主要指皮肤受到伤害性刺激时产生的疼痛,故又称为皮肤痛(skin pain)。皮肤痛由针刺、切割、挤压和烧灼等伤害性刺激引起,具有“双重痛感”。刺激作用后,首先出现由 A_δ纤维传导的尖锐而定位清楚的刺痛(prick pain),又称快痛,刺激停止后很快消失;随后是一种由 C 纤维传导的定位不明确的烧灼痛,又称慢痛(slow pain),刺激作用 0.5~1.0s 后才发生,伴有情绪反应和心血管、呼吸等方面的变化,停止刺激后还持续几秒钟。

(2) 深部痛:发生在骨、关节、骨膜、肌腱、韧带和肌肉等处的痛称为深部痛。深部痛一般表现为慢痛,其特点是定位不明确,可伴有恶心、出汗和血压改变等自主神经反应。深部痛可反射性地引起邻近骨骼肌收缩而导致局部组织缺血,缺血又使疼痛进一步加剧。缺血性疼痛可能是肌组织释放的 H^+和 K^+等致痛物质引起。当肌肉持续收缩而发生痉挛时,缺血加剧,致痛物质产生增多并在局部堆积,持续刺激痛觉感受器,于是形成恶性循环,使痉挛和疼痛均进一步加重。当血供恢复后,致痛物质被带走或被降解,使疼痛得到缓解。

3. 内脏痛 内脏痛(visceral pain)是由胸腹腔脏器病变引起的疼痛。同体表痛比较,具有如下特征。

(1) 痛觉感受器分布稀疏:内脏感受器主要是痛觉感受器。痛觉感受器分布在内脏黏膜、肌层和浆膜等部位,其密度明显小于体表。这与内脏痛定位不明确有关。由于内脏感觉神经末梢的分布比皮肤神经末梢稀疏,因此,由内脏传入产生的感觉比较模糊、弥散、定位不精确,有时甚至不引起主观感觉;产生内脏痛时,也不易明确指出疼痛的确切部位。

(2) 对牵张和缺血等刺激敏感:直接切割、切断和烧灼内脏等往往不引起内脏痛。但内脏组织缺血、炎症、平滑肌痉挛、有腔器官扩张及牵张血管、韧带和系膜，以及在实验条件下用电刺激神经，均可产生剧烈的内脏痛。浆膜对痛最敏感，其次为壁层肌，实质器官较差。

（3）痛觉特性与慢痛相似且常伴有痛反应：内脏痛呈灼痛或钝痛，发生较慢，持续时间较长，痛区的边缘难以确定，常伴有自主性反应和神经-精神性反应。

（4）发生牵涉痛：内脏疾病引起的体表某些部位发生疼痛或痛觉过敏的现象称为牵涉痛（referred pain）。例如，心绞痛患者常感到左肩、左臂内侧、左侧颈部疼痛和心前区疼痛；胆囊炎症时常感到右肩部疼痛；阑尾炎早期感到上腹部或脐周区疼痛等（表 6-4）。了解牵涉痛的发生规律对于临床诊断某些疾病有一定意义。

表 6-4 常见内脏疾病引起牵涉痛的部位

内脏疾病	心绞痛	胃溃疡与胰腺炎	肝病与胆囊炎	肾结石	阑尾炎
牵涉痛的部位	心前区和左上臂尺侧	左上腹和肩胛间	右肩胛	腹股沟区	上腹部和脐区

（李 垚）

第四节 神经系统对躯体运动的调节

一、神经系统对姿势的调节

躯体的运动分为支持性运动和目的性运动，前者维持躯体在空间的姿势和位置，后者表现为有目的的动作。正常人在生活和工作中，坐和立都有稳定正确的姿势。头部转向、躯干和四肢伸展与弯曲，以及有目标的手或脚的运动等，则表现出动作的协调。平衡就是指机体在静止时各种姿势的相对稳定和运动时头部与躯干以及各肢体间关系的协调。

骨骼肌的肌紧张是维持机体姿势最基本的反射活动，是姿势反射的基础，机体的任何运动都是在一定的姿势和肌紧张条件下进行的。姿势和运动是互相联系的。姿势是一切运动的起点和终点。每一种运动都是在某个姿势的基础上发生，运动的过程反映了机体不同姿势的动态变化，如运动员表演的一套自由体操，可分解为许多个相互联系的姿势和动作。一旦运动停止，即回到某一种姿势。因此，没有姿势运动很难进行，没有运动姿势也难以维持。各种姿势的维持、运动的发生和进行过程中，原有平衡被打破和新平衡的建立，都需要有关运动中枢的调节。

（一）脊髓对肌紧张和姿势的调节

脊髓是完成躯体运动最基本的反射中枢，通过脊髓能完成一些简单的躯体运动反射。整体状态下，脊髓的功能受高位中枢的调节。

1. 运动神经元和运动单位 在脊髓前角有 α 和 γ 运动神经元，其末梢释放的递质都是 ACh。脊髓 α 运动神经元不仅接受来自皮肤、肌肉和关节等处的外周传入信息，同时接受从大脑皮质到脑干的下传信息，将这些信息整合后产生一定的传出冲动，以影响所支配骨骼肌的活动。因此，将 α 运动神经元称为脊髓反射的最后公路（final common path）。

γ 运动神经元的胞体分散在 α 运动神经元之间，支配骨骼肌的梭内肌纤维。γ 运动神经元兴奋性较高，常以较高的频率持续放电，其主要功能是调节肌梭对牵张刺激的敏感性。

α 运动神经元大小不等，胞体直径从几十到 150μm，其轴突末梢在骨骼肌中分成许多小支，每一小支支配一根肌纤维。正常情况下，当这一神经元兴奋时，兴奋可传导到受它支配的所有肌纤维并引起其收缩。由一个 α 运动神经元及其所支配的全部肌纤维所构成的功能单位，称为运动单位(motor unit)。运动单位的大小有很大差别，如一个眼外肌运动神经元只支配 6~12 根肌纤维，一个四肢肌(如三角肌)运动神经元支配的肌纤维数目可达 2000 根，前者有利于所支配肌肉进行精细运动，而后者则有利于产生较大的肌张力。一个运动单位的肌纤维可以和其他运动单位的肌纤维交叉分布，使其所占有的空间范围比该单位肌纤维横截面积的总和大 10~30 倍。因此，即使只有少数运动神经元活动，在骨骼肌中产生的张力也是均匀的。

2. 脊休克　在脊髓水平可完成许多运动反射。在平时由于脊髓受高位中枢控制，其本身具有的功能不易表现出来。通过对脊休克的研究，有助于了解脊髓本身的功能。

脊休克(spinal shock)是指人或动物在脊髓与高位中枢之间离断后，暂时丧失反射活动能力进入无反应状态的现象。在动物实验中，为了保持其呼吸功能，常在脊髓第 5 颈段水平以下切断脊髓，以保留高位中枢通过膈神经对呼吸运动的控制。这种脊髓与高位中枢离断的动物称为脊动物。

脊休克主要表现为横断面以下脊髓所支配的躯体和内脏反射活动均减退以至消失，如骨骼肌的紧张性降低甚至消失，外周血管扩张，血压下降，发汗反射减弱或消失，粪、尿潴留。脊休克发生一段时间后，一些以脊髓为基本中枢的反射活动可逐渐恢复，恢复的时间长短与不同动物的脊髓反射对高位中枢的依赖程度有关，如蛙在脊髓离断后数分钟内反射即可恢复，犬于数天后恢复，人需要数周以至数月才能恢复。在脊髓反射恢复过程中，较简单和较原始的反射首先恢复，如屈肌反射、腱反射等；而较复杂的反射恢复较慢，如对侧伸肌反射、搔爬反射等。血压也逐渐回升到一定水平，并具有一定的排便和排尿能力。但是，恢复的反射活动不能很好地适应机体功能活动变化的需要，且离断水平以下的知觉和随意运动能力将永久丧失。

脊休克的产生与恢复过程说明脊髓能完成某些简单的反射活动，但这些反射平时在高位中枢的控制下不易表现出来。高位中枢对脊髓反射的控制具有易化和抑制两种作用。切断脊髓后，伸肌反射减弱而屈肌反射增强，说明平时高位中枢主要具有易化伸肌反射和抑制屈肌反射的作用。

脊髓离断后屈肌反射占优势，这不利于瘫痪肢体支持体重。因此，在低位脊髓横贯性损伤的患者，通过站立姿势的积极锻炼来发展伸肌是非常重要的，这种锻炼使下肢伸肌具有足够的紧张性以保持伸直，以便能依靠拐杖站立和行走。同时，通过锻炼充分发挥未瘫痪肌的功能，例如，背阔肌等由脊髓离断水平以上的神经支配，但这些肌肉却附着于骨盆，这样就有可能使患者在借拐杖行走时摆动骨盆。

3. 牵张反射　中枢神经系统可通过调节骨骼肌的紧张度或产生相应的运动，以保持或改正躯体在空间的姿势，这种反射称为姿势反射(postural reflex)。脊髓能完成的主要姿势反射有牵张反射和对侧伸肌反射。

牵张反射是指骨骼肌受外力牵拉伸长时，反射性地引起受牵拉的同一肌肉收缩的过程。牵张反射有腱反射和肌紧张两种类型。

(1) 腱反射(tendon reflex)是指快速牵拉肌腱时发生的牵张反射，如叩击股四头肌肌腱引起股四头肌收缩的膝跳反射。该反射过程表现为骨骼肌的一次快速收缩和舒张，使机体原有的姿势得以维持；其传入纤维直径较粗（12~20μm），传导速度较快（90m/s 以上）；反射的潜伏期很短，约 0.7ms，相当于一次突触接替的时间。

（2）肌紧张（muscle tonus）是指骨骼肌受到缓慢持续牵拉时发生的牵张反射，表现为受牵拉的肌肉发生紧张性收缩以阻止被拉长。通常情况下，引起肌肉牵张反射的刺激是机体的重力。重力主要持续作用于伸肌肌腱附着的骨骼，骨骼牵拉肌肉引起牵张反射。这种牵张反射是持续进行的，引起受牵拉肌肉的不同运动单位交替而缓慢地持续收缩。机体直立体位的保持依赖于下肢、躯干和颈部的伸肌以及上肢屈肌的持续收缩，因此肌紧张是维持躯体姿势最基本的反射活动，是姿势反射的基础。机体完成的各种运动，是通过某些部位骨骼肌的肌紧张加强而另一些部位的肌紧张减弱来协调的。由于肌紧张的收缩力量并不大，且是同一肌肉的不同运动单位进行交替性的收缩，而不是同步收缩，故不表现为明显的动作，而且能够持久维持而不易发生疲劳。

伸肌和屈肌都有牵张反射，在人类，伸肌是抗重力肌，所以脊髓的牵张反射主要表现在伸肌。临床上常通过检查腱反射来了解神经系统的功能状态。腱反射减弱或消退提示反射弧损害或中断；而腱反射亢进则提示高位中枢有病变，因为牵张反射受高位中枢的调节。

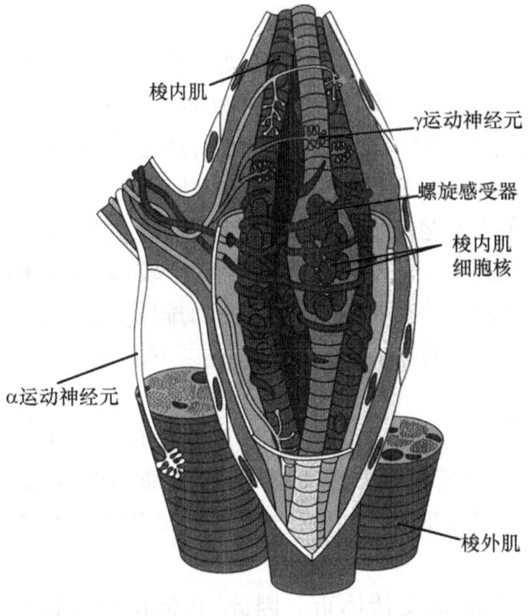

图 6-9 肌梭的结构示意图

牵张反射的感受器是肌梭（图 6-9、彩图-44）。肌梭（muscle spindle）是感受骨骼肌长度变化的感受器。肌梭的外层为一结缔组织囊，囊内所含的肌纤维称为梭内肌纤维（intrafusal fiber），囊外的肌纤维则称为梭外肌纤维（extrafusal fiber）。肌梭与梭外肌纤维呈并联关系。梭内肌纤维的收缩成分位于纤维两端，感受装置位于中间，两者呈串联关系。肌梭的传入神经纤维有 $\mathrm{I_a}$ 和 Ⅱ 类纤维，两类纤维都终止于脊髓前角 α 运动神经元。$\mathrm{I_a}$ 和 Ⅱ 类纤维的传入冲动进入脊髓后，除产生牵张反射外，还通过侧支和中间神经元接替上传到小脑和大脑皮质感觉区。γ 运动神经元发出的纤维支配梭内肌纤维。

当骨骼肌受外力牵拉时（如叩击股四头肌腱），肌梭感受器受刺激而兴奋，冲动经 $\mathrm{I_a}$ 和 Ⅱ 类纤维传入脊髓，使脊髓前角支配该肌肉和同一关节协同肌的 α 运动神经元兴奋（通过抑制性中间神经元的作用，使支配拮抗肌的 α 运动神经元抑制），α 运动神经元传出冲动增多，梭外肌收缩，以对抗外力的牵拉，使机体的姿势得以维持。

脊髓前角的 γ 运动神经元发出纤维支配梭内肌纤维。γ 运动神经元兴奋时，肌梭敏感性增高，引起 $\mathrm{I_a}$ 和 Ⅱ 类纤维传入冲动增多，进而使 α 运动神经元活动增强。在整体情况下，γ 运动神经元接受来自许多高位中枢下行传导通路的调节，通过调节和改变肌梭的敏感性和躯体不同部位的牵张反射阈值，以适应控制姿势的需要。

腱器官是感受骨骼肌主动收缩张力变化的感受器。腱器官分布在肌腱胶原纤维之间，与梭外肌呈串联关系，受 $\mathrm{I_b}$ 类纤维支配。一般的被动牵拉主要拉长延伸性较大的肌肉组织，肌腱的张力变化较小。当主动收缩时，由于腱器官一端被固定，一端被收缩的骨骼肌牵拉，所以张力迅速增加。因此，在体情况下，当骨骼肌受到被动牵拉而引起肌肉收缩或在主动收缩并产生足够强的肌张力时，都会使腱器官兴奋，由 $\mathrm{I_b}$ 纤维传入冲动，经脊髓内的抑制性中间神经元使支配腱器官所在骨骼肌的 α 运动神经元抑制，传出冲动减少，肌肉松弛，肌张力降低，该过程称为反牵张反射，其作用是避免受牵拉的骨骼肌产生过度的收缩。

由上可见，牵张反射的主要作用是通过骨骼肌的收缩活动以对抗重力和外力对肌肉的牵拉，进而维持正常的肌紧张和保持身体的姿势及平衡。腱器官实质是调节肌张力反馈回路中的监测装置。在肌张力过大时发生兴奋，向中枢神经系统传送肌张力变化的信息，引起反牵张反射。反牵张反射的作用是通过负反馈机制参与即时的肌紧张调节，使肌张力不致过分增高，以避免被牵拉的骨骼肌受到损伤，因此对骨骼肌具有保护作用。牵张反射与反牵张反射既互相联系又彼此制约，前者在骨骼肌被动牵拉时反射性地使其缩短以对抗被拉得过长，后者在主动收缩时反射性地引起其松弛以避免过度收缩。两种反射活动虽互相对立，但在保持正常骨骼肌的张力和长度方面作用却是一致的。如切断肌梭的传入纤维，骨骼肌的张力将减弱而表现为肌无力；反之，若切断腱器官的传入纤维，肌肉收缩时，肌张力过分增强，则可能导致肌肉的损伤。

4. 屈肌反射和对侧伸肌反射　在伤害性刺激作用于机体皮肤的感受器时，受刺激一侧的肢体出现回缩反应，表现为屈肌收缩而伸肌舒张，称为屈肌反射(flexor reflex)。该反射可避免机体受到进一步的伤害刺激，因而具有重要的保护作用。这是人和动物最原始的防御反射。屈肌反射的强度与刺激强度有关，如足部受到较弱的刺激，只引起踝关节屈曲；刺激强度增加，由于兴奋在中枢的扩散程度增大，则膝关节和髋关节也可发生屈曲。在刺激强度很大的情况下，同侧肢体发生屈肌反射的同时，还出现对侧肢体的伸肌收缩和屈肌舒张，关节伸直，称为对侧伸肌反射(crossed extensor reflex)。这是由于屈肌反射中枢的中间神经元兴奋，在兴奋同侧屈肌运动神经元的同时，其侧支横过脊髓，兴奋对侧的伸肌运动神经元所致。对侧伸肌反射是一种姿势反射，当一侧肢体屈曲时，对侧肢体伸直以支持体重，使身体维持直立姿势而不至于跌倒。

(二) 脑干对肌紧张和姿势的调节

低位脑干包括延髓、脑桥和中脑，其中的上行、下行传导束沟通大脑、小脑和脊髓间的联系。在脑干的中央部有许多纵横交织的神经纤维和散在其中的大小不等的神经元胞体，称为脑干网状结构(brain stem reticular formation)。脑干是调节肌紧张的重要中枢，通过调节肌紧张可产生相应的运动，还可完成某些姿势和运动反射。

1. 脑干对肌紧张的调节　刺激延髓网状结构腹内侧区域，对反射性运动和刺激皮质诱发的运动都有抑制作用，即该区域有抑制肌紧张和肌运动的功能，故称为抑制区(suppressor region)。该区域及其发出的纤维组成的功能系统称为脑干网状结构抑制系统；刺激延髓网状结构背外侧、脑桥和中脑被盖区域，对反射性运动和刺激皮质引起的运动都有加强作用，即该区域有加强肌紧张和肌运动的功能，故称为易化区(facilitatory region)。该区域及其发出的纤维组成的功能系统称为脑干网状结构易化系统(图 6-10)。

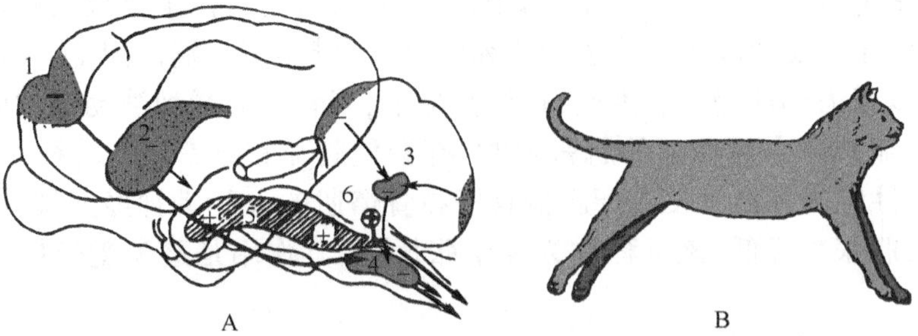

图 6-10　脑干网状结构抑制区和易化区

A. 猫脑内与肌紧张有关的脑区及其下行路径示意图；B. 去大脑僵直示意图

“-”：下行抑制作用路径；4 为网状结构抑制区，发放下行冲动抑制脊髓牵张反射，这一区接受大脑皮质(1)尾核(2)和小脑(3)传来的冲动；“+”：下行易化作用路径；5 为网状结构易化区，发放下行冲动加强脊髓牵张反射；6 为延髓前庭核，有加强脊髓牵张反射的作用

脑干网状结构抑制区的抑制作用是双侧性的，以同侧为主。该区缺乏紧张性活动，其活动有赖于大脑皮质运动区、纹状体和小脑前叶蚓部传入冲动的始动作用。大脑皮质运动区、纹状体和小脑前叶蚓部，不仅有加强网状结构抑制区活动的作用，而且对网状结构易化区的活动有控制和抑制作用，进而使肌紧张减弱。脑干网状结构抑制系统的主要作用是抑制抗重力肌的肌紧张。

脑干网状结构抑制区的活动经网状脊髓束下行，抑制脊髓前角 γ 运动神经元的活动，使梭内肌纤维抑制，收缩张力减小，肌梭内感受器敏感性减弱，传入冲动减少，对 α 运动神经元的兴奋作用减弱，α 运动神经元传出冲动减少，肌紧张减弱。

脑干网状结构易化区包括延髓网状结构背外侧部分、脑桥被盖、中脑的中央灰质及被盖、下丘脑和丘脑中线核群等部位，其易化作用也是双侧性的，该区兴奋可使伸肌牵张反射增强及时程延长。由于该区还不断接受各种上行感觉通路侧支的冲动传入，故具有一定的紧张性活动。此外，皮质运动区、前庭核、小脑前叶两侧部的活动具有加强该区域兴奋的作用。前庭核还可在接受内耳前庭器官的传入冲动后，通过前庭脊髓束下行，兴奋脊髓前角的 α 和 γ 运动神经元，起到加强肌紧张的作用。脑干网状结构易化系统的主要作用是加强抗重力肌的肌紧张。

脑干网状结构易化区的活动经网状脊髓束下行，首先改变 γ 运动神经元的活动（对 α 运动神经元也有一定的易化作用），增强 γ 纤维传出冲动的频率，使梭内肌纤维收缩加强，提高肌梭敏感性，肌梭传入冲动增加，牵张反射活动增强。

脑干网状结构易化系统和抑制系统的活动既对立又统一，在调节全身骨骼肌的紧张性和完成各种运动的过程中具有重要作用。正常情况下，易化系统的活动强度略大于抑制系统，故抗重力肌的肌紧张强于非抗重力肌的肌紧张。实验条件下，在猫的中脑上、下丘之间切断脑干，由于切断了大脑皮质运动区和纹状体等部位与脑干网状结构抑制区的功能联系，使易化区的活动更加增强，伸肌肌紧张亢进，动物表现为四肢伸直，头尾昂起，脊柱挺硬，这些改变称为去大脑僵直（decerebrate rigidity）（图 6-10）。在临床上，去大脑的患者出现下肢和脊柱挺硬而上肢屈曲的改变。

2. 脑干对姿势反射的调节

(1) 状态反射：当机体头部在空间的位置变化或头部与躯干的相对位置发生变化时，

反射性地引起躯体的肌紧张发生变化的过程称为状态反射(attitudinal reflex)。状态反射包括迷路紧张反射和颈紧张反射。迷路紧张反射(tonic labyrinthine reflex)是内耳迷路的椭圆囊和球囊的传入冲动对躯体伸肌紧张性的反射性调节,其反射中枢主要是前庭核。伴随头部的运动,头部在空间的位置变化使内耳迷路的椭圆囊和球囊的囊斑受到刺激,传入冲动达前庭核,经前庭脊髓束传出冲动,导致躯体肌紧张发生变化以维持平衡。颈紧张反射(tonic neck reflex)是头部和躯干的相对位置变化引起的。颈上部椎关节韧带和肌肉的本体感受器传入冲动至颈脊髓,进而产生传出冲动对四肢肌的肌紧张进行调节,其反射中枢在延髓。当头向一侧扭转时,下颏所指一侧的伸肌紧张性加强;头后仰时,前肢伸肌紧张性加强,后肢伸肌紧张性减弱;头前俯时,前肢伸肌紧张性降低,后肢伸肌紧张性加强。人类在去皮质僵直的基础上,也可出现颈紧张反射,即当颈部向一侧扭曲时,下颏所指一侧上肢伸直,对侧上肢则处于更屈曲状态。

(2) 翻正反射:正常动物可保持站立姿势,将其推倒又可迅速翻正过来,这种反射称为翻正反射(righting reflex)。如使动物四足朝天从空中落下,则可清楚地观察到动物在坠落过程中首先是头颈扭转,使头部的位置翻正,然后前肢和躯干跟随着扭转过来,接着后肢也扭转过来,最后四肢安全着地。这一过程包括一系列的反射活动,最先是由于头部在空间的位置不正常,刺激视觉与内耳迷路,从而引起头部的位置翻正(视觉翻正反射与迷路翻正反射);然后头部翻正后,头与躯干的位置不正常,刺激颈部关节韧带及肌肉,从而使躯干的位置也翻正(颈翻正反射)。对于人类,视觉翻正反射最为重要。

(三) 大脑皮层对肌紧张和姿势的调节

大脑皮层对姿势反射也有调节作用。前已述及,皮层与皮层下中枢失去联系时可出现明显的去皮层僵直。此外,在去皮层动物中可观察到两类姿势反应受到严重损害,即跳跃反应和放置反应。这两个姿势反应的整合需要大脑皮层的参与。

二、神经系统对躯体运动的调节

随意运动的产生是一个十分复杂的过程,机制至今尚未阐明。目前认为,除由大脑皮质组织和发起外,还有多个脑部位参与了随意运动的执行和协调过程:①随意运动的指令由皮质联络区发起;②运动程序的设计在大脑皮质、基底神经节和小脑外侧部进行;③基底神经节和小脑将设计的运动程序经丘脑腹外侧核输入大脑皮质运动区;④大脑皮质运动区发出的冲动经皮质脊髓束和皮质核束等传导束下行,发起和调节相应的肌群运动;⑤起源于运动皮质和来自于皮质脊髓束侧支的纤维经脑干某些核团接替后形成的顶盖脊髓束、红核脊髓束、网状脊髓束和前庭脊髓束等,亦发出冲动至脊髓前角运动神经元,以配合和执行皮质发起的随意运动;⑥肌肉运动过程中的信息经本体感觉、视觉和听觉等通路传入至皮质和小脑,小脑再投射至脑干,以对运动进行调整,使随意运动稳定而精确。

(一) 大脑皮层的运动调节功能

1. 大脑皮层运动区 人和灵长类动物的大脑皮质运动区得到高度发展,包括中央前回、运动前区、运动辅助区和后部顶叶皮质等区域。

(1) 主要运动区:主要运动区包括中央前回(4 区)和运动前区(6 区),来自本体感受器和前庭器官的冲动在此分析、整合,发出的冲动经皮质脊髓束和皮质核束下行以调节机体的姿势和随意运动。运动区有以下功能特征：①对躯体运动的调节为交叉性支配，即一侧皮质支配对侧躯体的肌肉。但在头面部，除下部面肌和舌肌主要受对侧支配外，其余部分均为双侧性支配。因此，一侧内囊损伤将产生对侧下部面肌及舌肌麻痹，但头面部多数肌肉活动仍基本正常；②具有精细的功能定位，即一定部位皮质的刺激引起特定部位骨骼肌的收缩。功能代表区的大小与运动的精细复杂程度有关，运动愈精细且复杂的肌肉，其代表区也愈大，手与五指所占的区域几乎与整个下肢所占的区域相等；③运动区定位从上到下的安排是倒置的，即下肢代表区在顶部（膝关节以下肌肉代表区在皮质内侧面），上肢代表区在中间部，头面部肌肉代表区在底部（头面部代表区内部的安排仍为正立）。从运动区的前后分布来看，躯干和肢体近端肌肉代表区在前部（6 区），肢体远端肌肉代表区在后部（4 区），手指、足趾、唇和舌的肌肉代表区在中央沟前缘。

（2）其他运动区：人和猴的运动辅助区（supplementary motor area）位于两半球纵裂的内侧壁，扣带回以上，4 区之前的区域，刺激该区可以引起肢体运动和发声，反应一般为双侧性。破坏该区可使双手协调动作难以完成，复杂动作变得笨拙。此外，第一、第二感觉区，5、7、8、18、19 区都与运动有关。

2. 运动传导通路 由皮质发出后经内囊、脑干下行到达脊髓前角 α 和 γ 运动神经元的传导束称为皮质脊髓束。其中约 80% 的纤维在延髓锥体跨过中线到达对侧，沿脊髓外侧索下行，纵贯脊髓全长，为皮质脊髓侧束；其余约 20% 的纤维不跨越中线，沿脊髓同侧前索下行，为皮质脊髓前束。人类皮质脊髓前束在种系发生上较古老，它们通过中间神经元的接替后，再与脊髓前角内侧部分的运动神经元形成突触联系。脊髓前角内侧部分的运动神经元控制躯干和四肢近端的肌肉，尤其是屈肌，与姿势的维持和粗大的运动完成有关。皮质脊髓侧束在种系发生上较新，其纤维终止于脊髓前角外侧部分的运动神经元，这些神经元控制四肢远端的肌肉，与精细和技巧性运动的完成有关。

人类皮质脊髓侧束受损将出现巴宾斯基征（Babinski's sign）阳性，即以钝物划足趾外侧时，出现拇趾背屈、其他四趾外展呈扇形散开的体征。临床上可根据此体征来判断皮质脊髓侧束是否受损。此体征是一种较原始的屈肌反射。由于脊髓受高位中枢的控制，平时这一反射被抑制而不表现出来。皮质脊髓侧束受损后，该抑制解除，故可出现此反射。婴儿在该传导束未发育完善以前，以及成人在深睡或麻醉状态下，也可出现巴宾斯基征阳性。

由皮质发出的纤维还直接或间接止于脑神经核（Ⅲ、Ⅳ、Ⅵ、Ⅶ和Ⅹ等）组成的传导束。发出的纤维支配面部、口、舌和咽的肌肉，以调节咀嚼和眼肌等随意运动。

（二）基底神经节的运动调节功能

基底神经节（basal ganglia）是皮质下一些核团的总称，包括尾状核、壳核、苍白球、丘脑底核、黑质和红核。黑质可分为致密部和网状部两部分。苍白球是基底神经节与其他部位广泛纤维联系的中心。

基底神经节的主要作用是为随意运动调节肌紧张和配合大脑皮质调节随意运动的稳定。此外，它还与丘脑和下丘脑共同成为自主神经活动和本能（摄食、饮水和性反射活动等）反射的调节中枢；与小脑一起，参与随意运动的设计和执行以及运动任务的学习和记忆等功能。

基底神经节损害的临床症状主要是运动功能障碍，表现为：①运动过少而肌紧张过强，如帕金森病（Parkinson's disease，PD），又称震颤麻痹（paralysis agitans）；②运动过多而肌紧张减弱，如亨廷顿病（Huntington's disease，HD），又称舞蹈病（chorea）。

（三）小脑的运动调节功能

小脑分为绒球小结叶及小脑体两部分。小脑体以原裂为界，分为前叶和后叶两部分。小脑体又可纵分为内侧区（蚓部）、中间区及外侧区（合称小脑半球）三部分。小脑深部有三对神经核：顶核、间置核及齿状核，分别接受内侧区、中间区及外侧区的投射。根据小脑的传入、传出连接，可把小脑分为前庭小脑、脊髓小脑及皮质小脑三部分（图 6-11、彩图-45）。

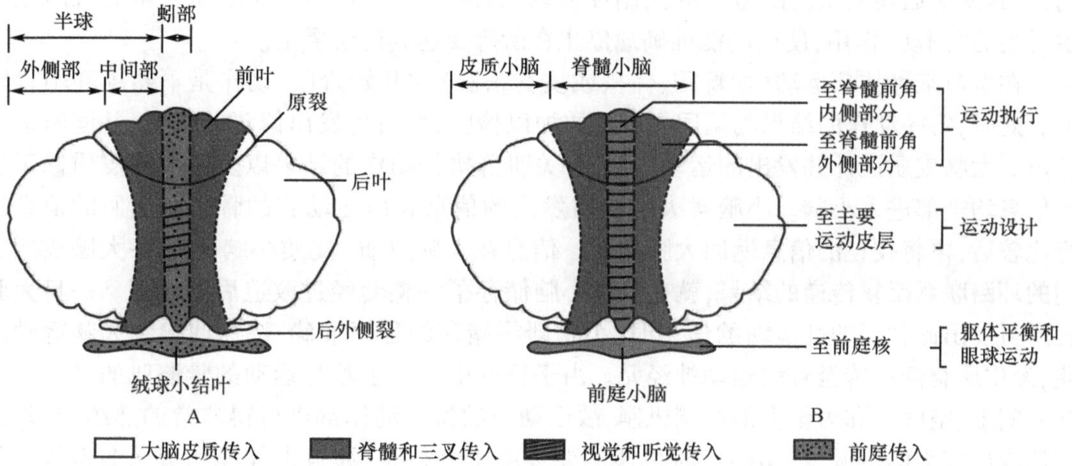

图 6-11　小脑的结构和功能分区示意图

A. 小脑的分区和传入纤维联系；B. 小脑的功能分区（前庭小脑、脊髓小脑和皮质小脑）及不同的传出投射
A 中以原裂和后外侧裂可将小脑横向分为前叶、后叶和绒球小结叶三部分，也可纵向分为蚓部、半球的中间部和外侧部三部分，小脑各种不同的传入纤维联系用不同的图例在图下方表示

小脑本身不能发起运动。小脑与大脑皮质、丘脑、脑干网状结构、红核、前庭核以及脊髓等保持广泛的联系，同时接受来自骨骼肌、关节等与运动直接有关感受器以及视觉和听觉的传入冲动，具有参与运动的设计和运动的执行，协调各运动中枢的活动，维持身体平衡、调节肌紧张和协调随意运动等功能。

1. 前庭小脑　前庭小脑主要由绒球小结叶构成，与之邻近的小部分蚓垂也归入此区，主要功能是维持躯体平衡和眼球运动。绒球小结叶受损的个体，由于前庭核进入小脑的冲动受阻，同时小脑也失去了对前庭核的控制，从而出现平衡失调综合征（dysequilibrium syndrome），表现为头和躯干摇晃不止、步态蹒跚或站立不稳。

此外，前庭小脑通过接受脑桥中转的来自外侧膝状体、上丘和视皮质等处的视觉传入，实现对眼外肌的调节和控制眼球运动，从而协调头部运动时眼的凝视运动。

2. 脊髓小脑　脊髓小脑由蚓部和半球中间部组成，脊髓小脑的主要功能是调节肌紧张和正在进行中的运动，协助大脑皮质对随意运动的控制。小脑对肌紧张的调节具有抑制和易化双重作用，分别通过脑干网状结构抑制区和易化区发挥作用。在进化过程中，小脑抑制肌紧张的作用逐渐减退，易化作用逐渐增强。所以，在高等动物的脊髓小脑受损后，表现为肌张力减退和四肢乏力。在人类，脊髓小脑受损后，由于不能有效地利用来自大脑皮质和外周的感觉信息来协调运动，使运动变得笨拙而不准确，随意运动的力量、方向性和稳定性均不能得到很好的控制。患者不能完成精巧动作，在运动进行过程中骨骼肌发生抖动而不能定向，尤其在精细动作的终末出现震颤，称之为意向性震颤（intention tremor）；不能进行一个连续动作和对抗肌的交替运动，动作越迅速，协调障碍越明显，称之为共济失调（ataxia）。

3. 皮质小脑 皮质小脑指后叶的外侧部。通过对大脑皮质下传的信息和肌肉运动变化的上传信息进行比较，以调整和纠正有关肌群的活动水平，使机体的随意运动保持协调。

通常由大脑皮质运动区设计后发出的信息多于为完成任一随意运动所需要的信息。在视觉功能的配合下，小脑在参与设计和执行随意运动的过程中，能计算出大脑运动皮质的信息到达骨骼肌所需的时间，并能估计其运动的速度。在骨骼肌开始活动后的适当时间，小脑便对运动皮质发出适当的控制性冲动，去抑制活动着的骨骼肌而兴奋对抗肌以产生适当的"制动"作用，使运动能准确地停止在所想要达到的位置上。

在学习某种技巧运动（如舞蹈、体操或演奏乐器）的开始阶段，动作是不熟练和不稳定的。此时，每一动作的结果均返回大脑皮质加以检验，然后再发出修正的信息，并同时进入意识。大脑皮质设计并发出的运动信息，有关肌群执行动作的结果以及由大脑皮质修正后的信息均全部进入小脑。小脑对大脑皮质发出的信息和由运动着的骨骼肌返回的信息进行比较后，再将校正的信息返回大脑皮质。信息在大脑皮质-皮质小脑-丘脑-大脑皮质之间的环路联系反复传递的结果，就在皮质小脑储存了一整套经过改造后的程序。一旦大脑皮质再发出此种目的性运动的信息时，小脑即将储存的程序准确、快速回输到大脑运动皮质，经皮质脊髓束传至脊髓运动神经元。由于程序中包括了参与运动的骨骼肌的舒缩活动在时间上、空间上和力量上的协调机制，故运动中的每一动作都进行得非常的熟练、动作之间体现出完美的协调，运动结束时机体的姿势亦十分稳定，如自由体操和音乐演奏等。整体运动过程的程序化控制，是最复杂和最精细的调节形式，主要是由大脑皮质和小脑共同配合完成的，其他调节运动的中枢也参与作用。

（李　垚）

第五节　神经系统对内脏活动、本能行为和情绪的调节

一、自主神经系统

机体的内脏活动受交感神经系统（sympathetic nervous system）和副交感神经系统（parasympathetic nervous system）的调节。由于内脏功能属机体的自主性活动，故调节内脏功能的交感神经和副交感神经又称为自主神经系统（autonomic nervous system），也称为内脏神经系统。

（一）交感神经和副交感神经的结构特征

交感神经和副交感神经的传入纤维，传导内脏器官受到机械牵拉、化学刺激、缺血和炎症等刺激时的冲动，传入冲动进入延髓、丘脑、大脑皮质的中央后回等中枢部位。传入信息经中枢综合与分析后，通过交感和副交感传出神经的活动，以改变内脏功能和参与内环境稳态的维持。由于内脏传入神经同躯体传入神经在结构和功能上无特异性，加之各种传入神经活动引起的反射将在循环、呼吸、消化和吸收等章节中介绍，以下只叙述其传出神经的结构和功能特征。

1. 起源部位 交感神经起源于胸 1 至腰 3 节段脊髓灰质中间外侧柱。副交感神经起源于脑干内Ⅲ，Ⅶ、Ⅸ和Ⅹ四对脑神经核以及骶髓 2~4 节段。

2. 节前和节后纤维　交感神经的神经节靠近脊柱，形成椎旁和椎前神经节，故节前纤维短，节后纤维长；节前与节后纤维数量比通常为1∶11～17，个别多达1∶200，兴奋时的效应较广泛；节前纤维属B类纤维，传导速度快，节后纤维属C类纤维，传导速度慢。

副交感神经节靠近效应器或在效应器壁内，所以，节前纤维长节后纤维短，节前与节后纤维数量比一般为1∶2或1∶1，兴奋时效应较局限；迷走神经的传出纤维约占副交感神经纤维总数的75%。

（二）交感神经和副交感神经对内脏功能的调节作用及特征

交感神经和副交感神经的主要功能是调节内脏的活动，它们对主要内脏功能的调节作用见表6-5。两者对内脏活动的调节特征如下。

表6-5　交感神经和副交感神经对主要内脏功能的调节作用

器官	交感神经	副交感神经
循环器官	去甲肾上腺素同心肌细胞膜上的 β_1 受体结合，使心率加快、房室传导加快，心肌活动的同步性增加，心收缩力加强，心输出量增多；腹腔内脏和皮肤血管以及分布于唾液腺与外生殖器的血管收缩（α_1）*，肌血管可收缩或舒张（β_2），总外周阻力增大，血压升高	ACh同心肌细胞膜上的M受体结合，使心率减慢、房室传导减慢，心收缩力减弱，心输出量减少；部分血管（软脑膜动脉与分布于外生殖器的血管）舒张，血压降低
呼吸器官	支气管平滑肌舒张（β_2），腺体分泌抑制（α_1），通气阻力减小，肺泡通气量增加	支气管平滑肌收缩，促进黏液腺分泌，通气阻力增大，肺泡通气量减少
消化器官	肝血管收缩，血流减少，胆汁分泌减少；抑制胃肠活动（β_2）和消化腺分泌（α_2），促进括约肌收缩（α_1）；抑制胆囊收缩；抑制消化和吸收	促进胃液和胰液分泌，胃肠运动加强，括约肌舒张，胆囊收缩；刺激胃肠激素释放；促进消化和吸收
泌尿生殖器官	逼尿肌舒张（β_2），尿道内括约肌收缩（α_1）；有孕子宫收缩（α_1），无孕子宫舒张（β_2）	逼尿肌收缩，尿道内括约肌舒张
眼	瞳孔扩大，睫状肌松弛	瞳孔缩小，睫状肌收缩，促进泪腺分泌
皮肤	竖毛肌收缩、促进精神性发汗（α_1）	促进温热性发汗（交感胆碱能神经）
代谢	促进肾上腺髓质激素和胰高血糖素等的分泌，促进糖酵解（β_2）和脂肪分解（β_3）以供能	促进胰岛素分泌。胰岛素则促进糖、脂肪和蛋白质的合成和储存

"*"指括号内受体兴奋引起的效应；括号内为作用的受体亚型

1. 紧张性作用　正常情况下，交感神经和副交感神经都有持续低频的冲动传出，即具有紧张性作用（tonic action）。这种紧张性作用由中枢的自主性活动所引起。对同一效应器官，两种神经纤维都有紧张性作用。这种作用可从犬的实验予以证明。如测得犬在安静状态下的心率为90次/分，单纯用阿托品阻断M受体的作用后，心率加快为180次/分；如单用普洛萘尔阻断 β_1 受体的作用，心率由90次/分减慢为70次/分；如同时用阿托品和普洛萘尔，则心率由90次/分加快至120次/分。结果表明，支配心脏的迷走神经和交感神经都有紧张性作用，但在安静状态下以心迷走神经的作用占优势。从中可知这种紧张性的强弱决定了效应器官的活动水平，当兴奋性作用占优势时，该器官活动水平升高；当抑制作用占优势时，其活动水平就降低，故某一器官的活动水平通常是交感和副交感神经相互作用的结果。

2. 对同一效应器的双重支配　许多组织或器官都接受交感和副交感神经的双重支配

(double innervation),两种神经的作用往往是相互对抗的(表 6-5)。这种对抗作用有利于维持机体内环境的稳定。但在个别效应器上,交感和副交感神经的活动可表现为协同作用。如交感神经和副交感神经都有促进唾液分泌的作用,其差别是前者刺激的唾液分泌量少而黏稠,含酶较多,有利于消化;后者引起稀薄的唾液分泌,水分较多有利于润滑食物,便于吞咽。

另外,对某些内脏功能的调节还同该器官的状态有关。对未孕子宫,交感神经兴奋时,通过兴奋 β_2受体而抑制其运动,对有孕子宫则通过兴奋 α 受体使之收缩。

3. 对整体生理功能调节的意义 交感神经活动常伴有肾上腺髓质激素的分泌增加,这一功能系统称为交感-肾上腺髓质系统(sympathetic-adrenomedullary system)。在创伤、恐惧和剧烈运动时,该系统的作用占优势,表现为心率加快,皮肤和腹腔内脏血管收缩,使外周阻力增大和循环血量增加;支气管舒张,通气阻力减小;肾上腺素分泌增多,糖原和脂肪分解增加,供能增多,这些变化通常称为应急反应(emergency reaction)。该反应通过调动体内潜能以适应内、外环境因素的急骤变化。副交感神经活动常伴有胰岛素分泌增加,称为迷走-胰岛素系统(vago-insulin system),该系统通过促进体内的消化和吸收以及合成代谢等活动,有利于对整体功能进行保护。在机体处于安静状态时,迷走-胰岛素系统作用占优势。从表 6-5 已知,迷走神经通过增强胃肠道的运动和消化腺的分泌,促进营养物质的消化和吸收。胰岛素促进糖原、脂肪和蛋白质合成,因而使能量物质得以储存和血糖维持在正常的范围。此外,迷走神经兴奋还促进胃肠激素的释放,胃肠激素也具有刺激胰岛素释放的作用。所以,迷走神经-胃肠激素-胰岛素系统,就将体内对营养物质的消化吸收和对能量物质的合成代谢等活动有机地联系起来。

一般情况下,交感中枢和副交感中枢的活动是对立的,当交感神经系统活动增强时,副交感神经系统活动就处于减弱状态;反之亦然。有时交感神经系统和副交感神经系统会同时出现增强或减弱,但两者之中仍有一个活动相对占优势。例如,在机体受到创伤、恐惧和精神紧张以及剧烈运动等的刺激时,交感神经-肾上腺髓质系统和迷走-胰岛素系统的活动都增强,前者(作用占优势)动员体内的潜力,后者则促进组织细胞对能量物质的转运和利用,两者协调配合以维持内稳态。

二、内脏活动的中枢调节

(一) 脊髓对内脏功能的调节

在脊髓内有调节内脏功能活动的初级中枢,可通过动物的脊休克实验来证明。脊休克结束后,血管反射、排尿和排便以及发汗等反射活动都可逐渐地恢复,说明其基本中枢在脊髓,且具有一定的自主控制体内某些功能活动的能力。失去高位中枢的调节后,虽然这些反射活动有所恢复,但不能很好地适应体内外环境因素的变化。在临床上观察到,脊髓离断的患者,经过一段时间以后,尽管排尿和排便能力有所恢复,但常出现大小便失禁;在体位变化时,血压的反射性调节能力降低。

(二) 低位脑干对内脏功能的调节

延髓是维持生命活动的基本中枢。由延髓发出的自主神经传出纤维支配头面部的所有腺体、心脏、支气管、喉、食管、胃、胰腺、肝和小肠等;同时,脑干网状结构中存在许多与内脏活动调节有关的神经元,其下行纤维支配脊髓,调节脊髓的自主神经功能。许多基本生命现象(如循环、呼吸等)的反射调节在延髓水平已初步完成,因此,延髓有“生命中枢”之称。动物实验表明,破坏延髓,呼吸和心跳迅速停止。中脑是瞳孔对光反射、视和听等探究反射的中枢。

(三)下丘脑对内脏功能的调节

下丘脑是内脏活动的整合中枢,主要作用是通过对摄食、饮水和性行为等本能行为,以及对体温、水平衡和激素分泌等的调节,将内脏的活动同其他功能结合在一起,形成完善而精确进行的整体功能。

1. 对本能行为的调节

(1)对摄食活动的调节:摄食(feeding)是机体的一种本能行为(instinctual behavior),是维持个体生存的基本活动。摄食活动由下丘脑、大脑边缘叶和大脑皮质共同调节,其中下丘脑是最基本和最重要的中枢。正常成人通过中枢对摄食活动的控制,使摄食、能量消耗和储存之间保持动态平衡,故体重保持相对稳定。

下丘脑存在摄食中枢(feeding center)和饱中枢(satiety center)。前者位于下丘脑外侧区,刺激该区引起动物多食,破坏后产生永久的饱感,动物因拒食而饿死。后者位于下丘脑腹内侧核,刺激该区,动物拒食,破坏后食欲大增而逐渐肥胖。动物实验中发现,饥饿使摄食中枢放电频率加快,饱中枢放电频率减慢;进食或静脉注射葡萄糖使血中葡萄糖浓度升高时,则前者放电减慢而后者加快,表明两者的活动存在交互性的抑制作用。

(2)对饮水活动的调节:饮水不足或大量出汗均可使体内水容量和循环血量减少,摄入过量的氯化钠后使血浆晶体渗透压升高,这些因素均可引起下丘脑外侧区的渴觉中枢(thirst center)兴奋而激发个体的饮水行为。同时,这些因素还导致下丘脑视上核分泌血管升压素增多,促进肾远曲小管和集合管对水的重吸收。

(3)对性行为的调节:性行为是动物维持种系繁衍的基本活动。许多中枢部位参与该活动的调节。刺激猫的下丘脑内侧视前区,可引起其性行为;破坏该区,则性行为丧失。

2. 对机体的产热和散热的调节 视前区-下丘脑前部和后部分别有对体温升高和降低敏感的神经元,体温调节的整合中枢亦位于下丘脑。当机体持续受到寒冷刺激时,体温下降,使下丘脑后部的神经元兴奋,经交感神经传出冲动增多,引起甲状腺激素、肾上腺素等分泌增多,脂肪和糖原分解增多,产热增多;交感缩血管神经兴奋,使外周血管广泛收缩,散热减少,以维持体温的相对稳定。反之,在体温升高时,则引起下丘脑前部的神经元兴奋,导致产热减少而散热增多。

3. 对情绪反应时内脏活动的调节 情绪(emotion)是人或动物对客观事物所表达的一种特殊的心理体验和某种固定形式的躯体行为表现。主观体现于不同的心理反应,客观表达涉及自主神经功能、内分泌功能和躯体运动等反应。

在下丘脑外侧区和腹内侧区有愉快或痛苦的中枢,以及参与机体防御反应的中枢,这些部位调节机体情绪反应时的内脏活动变化。例如,愉快时则胃肠血流量增多,消化吸收功能活动增强;个体激动、紧张或恐惧时,则引起胃肠血管收缩,供血减少,胃肠运动抑制;心跳加快,外周血管广泛收缩使血流阻力增大,血压升高等变化。

4. 对垂体功能活动的调节 下丘脑的视前区、腹内侧核和弓状核等部位,存在大量的神经内分泌细胞,其中的肽能神经元能分泌多种具有调节腺垂体功能活动的多肽,称为下丘脑调节肽(hypothalamic regulatory peptide)。这些肽类物质经轴浆运输至正中隆起,然后释放入垂体门脉系统,转运至腺垂体的相应靶细胞,调节其分泌活动。下丘脑视上核和室旁核的神经内分泌细胞合成的血管升压素和催产素，经下丘脑-垂体束运至神经垂体储存，下丘脑可控制其释放。

5. 对生物节律的控制 体内的自主活动按一定的时间顺序、周而复始地有节律地发生和变化，称之为生物节律（biorhythm）。地球自转形成的昼夜变化，引起体内功能活动发生与之大致同步的节律性变化，称为昼夜节律（circadian rhythm）。生物节律的存在使机体对内、外环境变化产生更为完善的适应。

目前认为，控制生物节律的中枢在下丘脑的视交叉上核以及同其相联系的松果体和垂体等部位，它们共同组成松果体-下丘脑-垂体节律系统，负责控制和协调体内功能活动的时序性和节律性。视交叉上核（suprachiasmatic nucleus）接受视网膜经外侧膝状体投射纤维传入的信息，可能起到昼夜节律的生物钟（bioclock）作用，将体内活动的昼夜节律同外界的明暗周期耦合起来。生物钟的主要作用就是负责从时间上调节体内的功能活动。体内的活动按其周期的长短可分为高、中和低频。高频节律的周期小于 1 天，如快波睡眠和慢波睡眠周期、心率和呼吸的周期性变化等；节律周期为 1 天的为中频节律，如睡眠和觉醒、体温、血压、血细胞数、血管升压素的周期性变化等，这是体内最重要的生物节律；节律周期大于 7 天的属于低频节律，如妇女的月经周期等。

（四）大脑皮质对内脏功能的调节

大脑皮质对内脏功能活动的调节，是通过大脑新皮质和边缘系统的共同作用实现的，两者是调节内脏活动的高级中枢。通过整合来自其他内脏调节中枢和各种内脏反射的信息，进而对本能行为、情绪活动、摄食和饮水等功能活动进行精确的调节，并使体内各种内脏活动相互协调，并与整体功能状态保持一致。大脑皮质和边缘系统对各种内脏活动的调节并使其相互协调的机制尚待进一步阐明。

（李　垚）

第六节　脑的高级功能

人的大脑皮质高度发达。大脑皮质除具有上述调节机体感觉、躯体和内脏活动功能外，还有许多更为复杂的整合功能，如觉醒和睡眠、学习和记忆以及语言与思维等。这些高级功能主要属于大脑皮质的活动，在这些活动产生的过程中，伴有相应的生物电变化。

一、脑电活动

大脑皮质的生物电活动来源于神经元本身的膜电位及其波动、神经冲动的传导和突触传递过程中产生的突触后电位。脑电活动包括自发脑电活动和皮层诱发电位两种形式。

（一）自发脑电活动和脑电图

在无明显刺激情况下，大脑皮质自发产生的节律性的电位变化，称为自发性脑电活动。将引导电极放在人的头皮上，通过脑电图机记录的脑电活动波形称为脑电图（electroencephalogram EEG）。打开颅骨，将引导电极直接放在患者皮质表面上记录到的脑电波称为皮质电图（electro-corticogram ECG）。脑电图和皮质电图都是反映大脑皮质的自发电活动，其图形基本相同，只是皮质电图的振幅比脑电图大 10 倍。

脑电图有 α、β、θ、δ 四种基本波形，是根据其频率、振幅和特征的不同而人为划分的（图 6-12、表 6-6）。

一般情况下，脑电图随大脑皮质不同的活动状态而变化。当许多皮质神经元的活动趋于一致时，出现低频率高振幅脑电波的现象，或由节律快的脑电波转为节律慢的脑电波的过程，称为脑电同步化（synchronization）；当皮质神经元的活动不一致时，出现高频率低振幅脑电波的现象，或由节律慢的脑电波转为节律快的脑电波的过程，称为脑电去同步化（desynchronization）。如把深睡者唤醒，脑电由 δ 波转为 β 波呈脑电去同步化。β 波是新皮质处于紧张活动状态下的主要电活动表现，故脑电去同步化表示皮质兴奋过程的增强，此时个体处于行为觉醒状态。脑电的同步化，则表示皮质抑制过程的发展。因此，α 波是皮质处于安静状态时的主要电活动表现，α 波在清醒、安静并闭眼时出现，睁开眼睛或接受其他刺激时，立即消失而呈现快波（β 波），这一现象称为 α 波阻断。θ 波和 δ 波是睡眠状态下的主要脑电活动表现（表 6-6）。

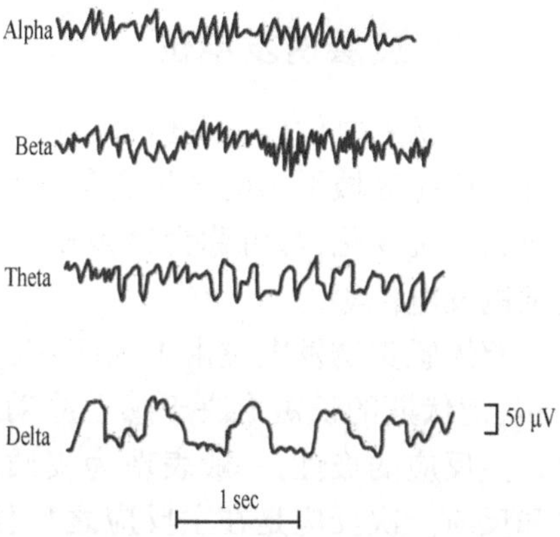

图 6-12　脑电图波形示意图

表 6-6　正常脑电图的频率和振幅及特征

波形名称	频率（次/秒）	振幅（μV）	特征和记录部位等
δ	0.5~3	20~200	成人深睡时可见到，婴儿时期常见；在深度麻醉、缺氧或大脑有器质性病变时也可出现。在颞叶、枕叶可记录到
θ	4~7	100~150	少年脑电的主要成分，成人见于困倦、精神压抑；表示中枢神经系统处于抑制状态。在颞叶、顶叶部明显
α	8~13	20~100	清醒闭目且静息时明显，常呈"梭形"波群，睁眼或受到其他刺激时消失而出现 β 波（称为 α 阻断）。在枕叶区活动较显著
β	14~30	5~20	清醒时脑电的主要成分，积极的精神活动时在各叶均可见到，一般在额叶、顶叶部活动较显著

自发脑电活动是无明显外来刺激时，大量皮质神经元（主要是锥体细胞）在一定节律的上行性冲动作用下，同步活动所产生的大量兴奋性和抑制性突触后电位总和而形成的。皮质电活动的节律来源于丘脑。切断动物大脑皮质与丘脑间的纤维联系，皮质的自发脑电活动就大大减少，如用 8~12 次/秒的节律性电脉冲刺激丘脑非特异核，则皮质上会出现与 α 节律相一致的电活动。由此认为，自发脑电的形成，特别是同步化节律的形成，是丘脑非特异性投射系统以一定节律的上行冲动促进大脑皮质电活动同时发放或同时终止的结果。脑电同步化程度愈大，则振幅愈高、频率愈低。当脑干网状结构上行激活系统活动时，其上行冲动通过对丘脑非特异核的影响，可干扰丘脑非特异投射系统与皮质之间的同步化环节，导致脑电活动不能同时发放或停止，脑电呈去同步化。去同步化程度愈大，则振幅愈低、频率愈高。

结合其他的临床资料，脑电图的改变在临床上对某些脑疾患具有重要的诊断价值，如脑肿瘤的患者，即使在清醒状态下，也可引出 δ 波或 θ 波；癫痫患者可出现异常的高频高幅脑电波和伴随慢波的综合波形。

(二) 皮层诱发电位

皮层诱发电位(evoked cortical potential)是指刺激特定感受器或感觉传入神经时,在大脑皮质相应区域引出的电位变化。目前认为,凡是外加一种特定的刺激所引起的中枢神经系统的电位变化,都可称为诱发电位。临床应用的有躯体感觉诱发电位、听觉诱发电位和视觉诱发电位等。

躯体感觉诱发电位由主反应、次反应和后发放三部分构成。主反应的潜伏期一般为5~12ms,潜伏期的长短取决于感觉冲动的长短、传导速度的快慢和传入途径中突触数目的多少。主反应的极性,一般表现为皮质表面先正后负,它很可能是皮质大锥体细胞电活动的总和反应。次反应是在主反应之后伴有的扩散性反应,可见于皮质的广泛区域;后发放则是在主反应和次反应之后的一系列正相的周期性电位变化,它是皮质与丘脑感觉接替核之间环路活动的结果。

二、觉醒与睡眠

觉醒(wakefulness)和睡眠(sleep)是人和高等动物生命活动中所必需的两个相互转化的生理过程。在觉醒状态下,机体有意识地去认识和适应环境因素的变化,主动地去从事人际交流、学习和工作或其他的活动。在睡眠期间机体对环境因素变化的反应能力减弱或暂时丧失,个体处于相对独立的状态。

有许多指标可对机体是处于觉醒或睡眠的状态进行判断,如对刺激(尤其是对痛刺激)的反射或反应的能力以及视觉和听觉功能的变化等。目前公认的最为客观的是根据脑电图的变化来判断个体是处于哪种功能状态,尤其是对睡眠不同时相的辨别。

(一) 觉醒

觉醒时,脑电呈现 β 波;抗重力的伸肌保持一定的张力以维持姿势;眼球可产生追踪外界物体的快速运动。此时,机体具有意识,即能对自身和环境的状况进行感知;能主动地与外界环境发生联系,并以适当的行为适应环境的变化,有效地进行体力和智力活动。

根据整体功能和脑电图的变化,可将觉醒分为行为觉醒和脑电觉醒两种状态。前者对各种新异刺激具有发生探究性行为的能力,后者仅表现为觉醒时的脑电图变化。

觉醒的产生机制尚未彻底阐明。丘脑感觉的非特异性投射系统以及某些中枢核团的活动同觉醒产生有关。传递该系统兴奋的递质有 ACh、去甲肾上腺素和多巴胺。目前认为,觉醒状态的维持,还有赖于特异性投射系统不断传入外周的各种感觉信息和网状结构上行激活系统的共同作用。在动物实验中观察到,静脉注射阿托品阻断脑干网状结构胆碱能系统的活动后,脑电呈现同步化慢波而不出现快波,但动物在行为上并不表现为睡眠;而单纯破坏中脑黑质多巴胺能系统后,动物对新异刺激不再产生探究行为,但脑电仍可有快波出现,这与帕金森病患者缺乏行为觉醒的表现是一致的。可见,行为觉醒的维持可能与黑质多巴胺能系统的功能有关。实验还表明,破坏脑桥蓝斑上部去甲肾上腺素能系统后,动物的脑电快波明显减少,在有感觉传入时,动物仍能被唤醒,脑电呈现快波,但这种唤醒作用很短暂,感觉刺激一停止,唤醒作用随即终止。因此,脑电觉醒的维持与蓝斑上部去甲肾上腺素能系统和脑干网状结构胆碱能系统的作用都有关,前者的作用是持续性的或紧张性的,后者的作用则为时相性的,并能调制前者的脑电觉醒作用。

（二）睡眠

1. 睡眠的特征　睡眠时，脑电波以高振幅慢波为特征，许多生理功能都发生了变化，表现为感觉减退、意识逐渐丧失，肌张力减弱，呼吸减慢，心跳频率减慢、心缩力减弱，血压下降，胃肠活动增强和体温降低等一系列自主神经功能的变化。此时，机体失去对环境变化的精确感受能力。

通过对整个睡眠过程的观察，发现睡眠有慢波睡眠(slow wave sleep)和快波睡眠(fast wave sleep)两种不同的时相状态。

2. 慢波睡眠和快波睡眠

(1) 慢波睡眠：慢波睡眠可分为入睡、浅睡、中等睡眠和深度睡眠4个时期，其脑电图特点是α波减少至消失，出现θ波和δ波，且δ波渐增多，在深睡期δ波可达50%以上。由于脑电图呈高振幅的慢波，即为同步化波，故又称之为同步睡眠(synchronous sleep)。

慢波睡眠的整体活动表现为：①大脑皮层的神经元放电活动减弱，神经元的活动高度同步；②机体各种感觉功能降低，骨骼肌反射活动和肌张力减弱，但颈肌仍有一定的紧张性；③自主神经系统的活动以副交感神经的功能占优势，呼吸深慢；心率减慢，血压降低；耗氧量减少和能量消耗减少，产热减少，体温有所降低；胃液分泌增多，消化吸收活动加强；④生长激素分泌增多，促进体内合成代谢，促进细胞的代谢和生长。

慢波睡眠的主要作用是消除机体的体力疲劳，促进体力的恢复；促进机体的生长发育，尤其是青少年，此期睡眠更为重要。

(2) 快波睡眠：快波睡眠的特点是脑电图与觉醒时类似，是一种去同步化的低振幅快波，故又称为去同步睡眠(desynchronous sleep)。主要表现为：①机体的各种感觉功能进一步降低，肌张力进一步减弱呈完全松弛状态，但常发生部分肢体的抽动；②自主神经系统功能不稳定，其活动呈明显不规则的短时性变化(呼吸可加快而不规则，心率可加快，血压偏高，脑血流量和脑耗氧量增加，瞳孔时大时小)，是导致心绞痛、脑血管病、消化性溃疡和哮喘等疾病在夜间突然发作的部分原因；③出现眼球的快速转动(每分钟达50~60次)；④脑内蛋白质合成加速。此外，做梦是快波睡眠期间的特征之一。

在快波睡眠时相，由于出现眼球的快速转动和视网膜电图活动明显增强而肌电活动减弱，故又称为快速眼动睡眠(rapid eye movement sleep)；由于唤醒阈相当于深睡时那样高，而脑电图又类似于初入睡时，故又称为异相睡眠(paradoxical sleep)。

在整个睡眠过程中，两种睡眠时相互相交替。成年人睡眠一开始，首先进入慢波睡眠，持续80~120min后，转入快波睡眠，持续20~30min，再转入慢波睡眠。整个睡眠期间转化4~5次，愈近睡眠后期，快波睡眠的持续时间愈长。两种睡眠状态均可被直接唤醒而进入觉醒状态，通常情况下，觉醒状态只能转入慢波睡眠，不能直接转入快波睡眠，即清醒状态和慢波睡眠可相互交替，快波睡眠和清醒状态不能相互交替。但是，如果受试者在快波睡眠期间被反复唤醒，也可由觉醒状态直接进入快波睡眠，且该相睡眠的时间会补偿性增加。

三、学习与记忆

学习(learning)是人类和其他动物的神经系统不断接受环境信息而获得新的行为习惯的过程。在学习过程中，通过感觉器官对外界事物认识之后，即使感知的事物不再作用于感官，事物在脑中的印象也可保持相当长的时间，并在某种条件下这种印象被再现出来，称为记忆(memory)。学习和记忆都属于脑的高级功能,是密切联系的神经活动过程。人类通过学习和记忆来适应不断变化着的生活环境。部分或完全失去回忆和再认能力称为遗忘(amnesia)。遗忘同有关条件反射的消退相关。

学习是记忆的前提,记忆是学习的结果,两者是密不可分和相互依存的;记忆和遗忘都是复杂的脑功能活动,所以在发生记忆的同时,伴随的遗忘是正常的和不可回避的。

(一) 学习

人类的学习是通过语言、文字和实际的操作等方式来进行的。因此,听、说、读和写以及用四肢去执行某种技能,都可构成学习活动。由于人类可用语言和文字建立许多联系,故可用这种形式进行知识的传授,这就使学习的过程得以简化,效率得到提高。学习主要分为非联合型学习和联合型学习两类。

1. 非联合型学习 非联合型学习(nonassociative learning)只需一种刺激即可产生,是一种较简单的学习形式,包括习惯化(habituation)和敏感化(sensitization)。习惯化是指当一种不产生伤害性效应的刺激重复作用时,机体对该刺激的反应逐渐减弱的过程,例如,一种声音有规律地持续作用于机体,由于不会再引起个体的探究反射而发生习惯化。人和动物依靠习惯化可去掉许多无意义的信息应答。敏感化是反射活动加强的过程,如一个新的、强烈的伤害性刺激(如夹持皮肤致痛)可引起另一弱刺激(如触摸皮肤)发生增强的反应,此时,由于习惯化而减弱的反应也可增强。这种学习使个体注意某种刺激以避免被伤害。

2. 联合型学习 联合型学习(associative learning)是两个或两个以上事件在时间上很接近地重复发生,最后在脑内逐渐地形成联系。人类的学习方式多数是联合性学习,经典条件反射和操作式条件反射均属于此类型的学习。

(二) 条件反射

巴甫洛夫把反射分为非条件反射和条件反射两类。非条件反射是人和动物在长期的种系发展中形成的,对于个体的生存和种族的繁衍具有重要的意义。条件反射是在非条件反射的基础上,机体通过后天学习和训练而建立起来的一种反射,是反射的高级形式。条件反射有极大的易变性和灵活性,数目可以是无限的,这就极大地提高了人类认识世界和适应环境的能力。

1. 条件反射的建立 条件反射是在非条件反射的基础上,无关刺激略先于或同时与非条件刺激多次结合后形成的。无关刺激与非条件刺激反复结合的过程称为强化(reinforcement)。在动物实验研究中,常用经典条件反射和操作条件反射。

(1) 经典条件反射:经典条件反射(classical conditioned reflex)是在巴甫洛夫研究消化生理功能时创立的。食物对口腔的刺激引起唾液分泌,是非条件反射。铃声是与食物无关的刺激。巴甫洛夫及其同事发现,如果先给予犬铃声刺激,紧接着给予食物刺激,这样多次结合后就可形成条件反射。此时无关刺激(铃声)已转化为条件刺激,条件刺激作为非条件刺激(食物)的信号引起非条件刺激的反应,即当铃声一出现,犬就出现唾液分泌。

(2) 操作条件反射:操作条件反射(operated conditioning)较经典条件反射复杂,它要求动物必须完成一定的操作。例如,将饥饿的大鼠置入实验箱内,在它走动时偶尔踩在杠杆上,即喂食以强化这一动作,如此重复多次,大鼠一进入实验箱即去自动踩杠杆而得食。在此基础上进一步训练动物,只有当出现某一特定的信息(如灯光)后,踩杠杆才能得到食物。训练一段时间后,大鼠见到特定的信息就去踩杠杆而得食。这种条件反射动物必须通过主动学习某种运动或操作才能完成，故为操作条件反射，该反射是受意识控制的高级反射活动。操作条件反射常分为以下类型：①趋向性条件反射，对动物而言，得到食物是一种奖赏性刺激，动物为获得食物而主动地去踩杠杆，故称之为趋向性条件反射（conditioned approach reflex）；②回避性条件反射，预先在食物内混入能够产生不适感的药物，或获得食物的同时会受到伤害性刺激，动物多次强化后，就会有意识地不愿意再去踩杠杆。由于得到惩罚而产生条件反射的抑制，称为回避性条件反射（conditioned avoidance reflex）。

2. 条件反射形成的机制 巴甫洛夫认为，条件反射的形成是无关刺激在大脑皮质和有关的脑中枢内的兴奋点，与非条件刺激所引起的有关中枢的兴奋点之间，建立起暂时性联系的结果。由于是暂时性联系，故是灵活可变的。进一步研究认为，脑内的核酸、蛋白质和多肽激素等可能参与该过程。

3. 条件反射的消退、泛化和分化

（1）条件反射的消退：在条件反射形成后，如只给条件刺激而不用非条件刺激加以强化，反复多次后，则条件反射的潜伏期逐渐延长，然后减弱至消失，即为条件反射的消退抑制（extinctive inhibition）。如犬对铃声形成食物性条件反射后，只给予铃声刺激而不用食物强化，重复多次后，犬听到铃声就不再有唾液分泌。

条件反射的消退是大脑皮质及有关中枢内的兴奋过程逐渐转变为抑制过程的结果。条件反射消退后，有时只要再强化 1~2 次又可恢复。这是因为大脑皮质及有关中枢间的暂时联系并未失去，只是受到了抑制，故可重建。由此可见，非条件刺激是否与条件刺激反复结合是条件反射建立和消退的关键因素。

（2）条件反射的泛化和分化：在条件反射形成的初期，除条件刺激外，一些近似条件刺激的信息也能引起同样的条件反射，称为条件反射的泛化（generalization）。例如，用每秒振动 100Hz 的音响与食物结合形成犬唾液分泌的条件反射后，用每秒 90 或 110Hz 的音响，也可引起唾液分泌的效应。条件反射泛化的机制是条件刺激引起的大脑皮质兴奋过程向外扩散并波及一定范围，在此兴奋波及的范围内，类似的条件刺激都与非条件刺激的皮质及有关中枢的兴奋点接通而建立暂时联系。但是，若只在每秒 100Hz 音响时给予食物强化，每秒 90 或 110Hz 音响时不予食物强化，经多次重复后，结果只有每秒 100Hz 音响保持阳性效应，得不到强化的类似刺激则逐渐消退，最后出现阴性效应。这种现象也是大脑皮质等部位发生抑制过程的表现，称为分化抑制（differential inhibition）。分化抑制实际上是消退抑制的另一种形式。

条件反射由泛化到分化的发展过程，其实质是大脑皮质内形成了分化抑制，它反映了大脑皮质对复杂事物进行鉴别、分析和整合的功能，为机体对外界繁多的事物进行正确的判断和反应提供了保证。

4. 人类条件反射的特征 在人类，除可由光、声、味和触等客观的刺激作为现实的具体的信号，直接作用于眼、耳、鼻、舌和躯体感受器，形成各种各样的条件反射外，还可用抽象的语词代替具体的信号形成条件反射。客观现实的信号称为第一信号，词语是客观事物信号的信号，称为第二信号。大脑内对第一信号发生反应的功能系统，称为第一信号系统（first signal system）。人和其他动物都具有第一信号系统。大脑皮质对第二信号发生反应的功能系统，称为第二信号系统（second signal system）。巴甫洛夫认为，第二信号系统是在第一信号系统的基础上发展和完善起来的，是大脑皮质进化到人类阶段特有的产物。人类的高级神经活动就是两种信号系统相互作用并协调的结果。该系统在出生后不到一年就开始形成，它是人类区别于动物的重要特征。第二信号是现实的抽象化，是人类特有的高级思维，个体间不同的和复杂的思想主要源于此。

（三）记忆

1. 记忆的过程 通过感觉器官进入大脑的信息量很大，估计约有1%的信息能被较长期地储存，其余的都被遗忘。能被长期储存的信息都是对个体产生深刻影响的或具有重要意义的或是反复作用后的信息。因此，在信息储存过程中必然包括对信息的选择和遗忘两个因素。

人类的记忆过程可分成四个连续的阶段，即感觉性记忆、第一级记忆、第二级和第三级记忆。前两个阶段为短时记忆（short term memory），后两个阶段为长时记忆（long term memory）。①感觉性记忆：信息储备容量甚小，维持时间一般不超过1秒钟。此时，大脑对进入的信息进行"筛选"，以选出重要信息进入长时记忆。如果进入的信息未被注意、未进行处理就会很快消失。②第一级记忆：是经过加工处理使那些不连续的、先后进入的信息整合成连续的新的印象的过程。第一级记忆的信息储量仍然很小，停留时间平均几秒钟、很不巩固，易受外界因素干扰，如突然惊吓可抹去此时储存的信息。③第二级记忆：经过反复运用学习，在第一级记忆中循环并停留较长时间的信息。第二级记忆的信息储量极大，可保持几分钟，几天甚至几年，但由于后续进入的信息干扰，进入此期的某些信息也容易遗忘。④第三级记忆：进入第三级记忆的信息量可无限大，不需要重复加强，因为，脑随时都在唤起这种记忆。把新的信息储存为长时记忆的过程叫巩固，这一过程并不一定需要短时记忆作为中介。第三级记忆可为终身记忆（图6-13）。

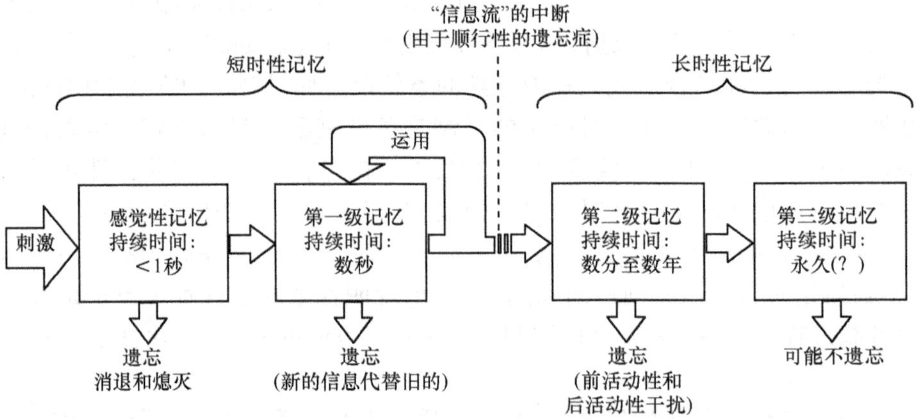

图6-13 记忆示意图

图示在每一级记忆内储存的持续时间以及遗忘的可能机制，只有一部分的储存材料能够到达最稳定的记忆之中，复习（运用）使得从第一级记忆转入第二级记忆更为容易

2. 记忆的分类 根据记忆的储存和回忆的方式可分为陈述性记忆（declarative memory）和非陈述性记忆（nondeclarative memory）两类，两者是独立的信息加工系统。

（1）陈述性记忆：陈述性记忆可分为情景式记忆和语义式记忆，是与特定时间、地点有关的事件情节和资料的记忆，它可用语言或文字陈述或作为一种非语言的映像形式保存在记忆中，这种记忆上升到意识能被清楚地回忆，并进行推理，能较快地建立，但也较易忘却。

（2）非陈述性记忆：是与实际操作、亲自实践有关的记忆，需要反复从事某种技能的操作（如工人的某项技术、骑自行车、游泳和技巧性运动等），经过长时期的经验积累才能缓慢地保存下来。这种记忆并不上升到意识,也不易忘却,如骑自行车,多次练习后达到“熟能生巧”,一旦学会一辈子也不会忘。

两种记忆形式可相互转化,如在学习某项技术的过程中,需要某些陈述性记忆,一旦学会就成为一套技术动作,便由陈述性记忆转为非陈述性记忆。

四、大脑皮质的优势半球和语言功能

两大脑半球皮质对称性地参与了对机体感觉、运动和其他功能活动的调节。但对语言和非语言方面的其他一些功能,左、右半球又各具优势而表现出功能的不对称性。

两半球皮质功能的不对称性,首先由法国解剖学家 Brocan 在 1861 年证明。他观察到左半球额叶受损的患者出现语言障碍,而右半球对应区域受损不影响语言表达,说明左半球在语言功能管理中具有重要作用。Sperry 将癫痫患者的胼胝体切断以治疗其疾病。通过对这种裂脑(split brain)患者的观察,他发现两半球某些功能不对称,左、右半球在功能上各具优势,其机制可能同解剖结构上的不对称和后天的学习训练有关。

(一) 大脑皮质功能不对称性的机制

1. 解剖结构的不对称性 两半球皮质功能的不对称与解剖上的不对称是相关的。对人脑颞平面的面积测定以及用磁共振成像术的研究表明,左侧大于右侧的占 65%,右侧比左侧大的占 11%,两侧大小接近的占 24%。在左侧颞叶 22 区和额叶 45 区的语言中枢比在右侧的对应区域发达;右半球听觉皮质 41 和 42 区的面积比左半球对应区要大。人在胎儿时期就已经表现出两半球的不对称,这种先天的、解剖上的不对称,提供了发育成优势半球的有利条件。但是,上述证据还不能完全证明两者间存在必然联系。

2. 后天学习训练的影响 后天学习训练对优势半球的形成具有显著的影响,如语言优势半球的形成。个体出生以后,语言的发生和发展,及生活和劳动的过程等均可促进左半球语言中枢的发育。小儿在 2~3 岁之前发生左半球或右半球损害时,其语言功能障碍没有差别,经过一段时间的训练,其语言功能都能得到恢复,说明这时尚未在皮质的某侧建立语言优势,两侧大脑皮质均与语言功能有关。随着个体生长发育,同周围的人接触并用语言交流的活动增多,大脑皮质的语言功能不断得到发展,而语言优势半球的建立则与用手进行劳动有关。据统计,习惯于使用右手从事劳动的人,90% 以上的是左半球的作用占优势,10% 是两半球的作用相等;即使是使用左手劳动的人,也有 40% 以上的是左侧优势;左右手混用的人有 60% 以上的是左侧优势。因此称左半球为语言功能的优势半球(dominant cerebral hemisphere)。语言优势半球在 10~12 岁时逐渐形成,成人后完全建立。

(二) 左、右半球各自的优势功能

Sperry 等的研究表明,在某些高级神经活动方面,左右半球各有其高度专门化的功能。相对而言,左半球在语言功能上较右半球占优势,右半球在非语词性认知功能上较左半球占优势。这种把复杂的功能局限在一侧半球内,可能是大脑对有限的颅内空间的进化适应;左、右半球有所分工,也符合人体经济和高效的原则,使得在耗能少的情况下,实现更多的脑的高级功能。

左半球的优势功能活动有:①语言能力,包括言语、说、写、读和听等;②计算、创造性和逻辑思维能力以及分析能力;③对问题的理解能力;④听觉和空间辨认;⑤意识;⑥复杂随

意运动的控制。

临床上发现，人类左侧大脑皮质一定区域受损可致特殊的语言功能发生障碍。研究表明，同语言有关的中枢位于左大脑半球的侧裂附近：①听觉语言中枢在颞上回后部（22 区），受损后听不懂别人说话；②说话语言中枢在左半球额下回后部（Broca 区，或 44 区和 45 区），受损后丧失说话能力；③视觉语言中枢在角回（39 区），亦称阅读中枢，受损后不能理解文字和符号的含义；④书写语言中枢在额中回后部（8 区），受损后不能写出正确的文字。各中枢之间存在着起协调作用的神经功能网络，使 4 大语言中枢通常作为一个整体活动。例如，在同时进行视、听、说和写的过程中，各中枢间功能紧密配合并产生协调活动：视信息经外膝体到达视皮质（17 区）和高级视皮质（18 区），在此，视觉语言中枢（39 区）和听觉语言中枢（22 区）通过相互的神经联系，对视、听信息进行比较，经弓状束至说话语言中枢（44 区）启动唇、舌和喉的运动而发音，再把信息传至书写运动中枢（8 区）和有关的运动皮质，进行书写活动。

基于语言中枢间既有相互联系又有独立处理语言信息的能力，因此，在学习中应提倡有步骤和有节奏地进行听、说、读和写，使 4 大语言中枢交替活动、定时轮换，这样既可保护大脑皮质的功能，又可延长学习时间和提高效率。

右半球的优势功能活动有：①非语言视觉图像的感知和分析，如认识空间，重现三维图像等方面的能力以及整体性综合能力；②对音乐、美术的认识和从事这方面工作的能力；③情绪及感情方面的能力；④深度感知、触觉认识；⑤学习、记忆和完成运动任务方面的能力；⑥时间概念。

在左、右半球的不同部位受损后，患者的临床表现不同（表 6-7），从中也说明两半球各自具有专门化的功能。

表 6-7　两半球皮质不同部位受损后的主要临床表现

皮质	受损部位	临床表现
左半球	额下回后部（Broca 氏区）	能看懂文字和听懂别人谈话，但丧失说话能力（运动性失语）
	额中回后部	能听懂别人谈话，能看懂文字，会讲话，但不会书写（失写症）
	颞上回后部	能讲话和书写，能看懂文字，但听不懂别人讲话（听觉性失语）
	角回	其他语言功能健全，但看不懂文字的含义（视觉性失语）
	大部分受损	患者为困惑感觉
右半球	额叶	患者将衬衣前后穿倒或只将一只胳膊伸入袖内（穿衣失用症）
	顶叶、枕叶和颞叶结合处	分不清左右、穿衣困难，不能绘制图表，不能制作模型
	后部	不能辨认别人面部，甚至不认识镜子里自己的面部，伴有对颜色、物体和地理位置的认识障碍
	大部分受损	患者对自己的状况漠不关心

事实上，左半球也有一定的非语词性认知功能，右半球也有一定的简单的语言活动能力。人类语言功能需要大脑左半球几个部位的共同协作才能完成。主要语言中枢受损虽可导致永久性失语症，但也有失语患者可能得到相当程度的改善，甚至恢复。其机制是学习本来就发生于两侧大脑半球，由于左半球对语言的优势，使右半球受到抑制，随着左半球损伤，一段时间后，右半球潜在的能力就得以充分地发挥。近年的研究也表明，加强左侧肢体活动和双侧肢体运动技能的协调发展，有利于开发右脑的潜能和培养“全脑型人”，可极大地开发人的智力。

（李　垚）

第七章　神经系统药理学

第一节　肾上腺素受体激动药

肾上腺素受体激动药(adrenomimetic drugs)是一类化学结构及药理作用和肾上腺素、去甲肾上腺素相似的药物,与肾上腺素受体结合并激动受体,产生肾上腺素样作用。它们都是胺类,作用与兴奋交感神经的效应相似,故又称为拟交感胺类(sympathomimetic drugs)。按其对不同肾上腺素受体亚型的选择性而分为α受体激动药、β受体激动药和α、β受体激动药三大类。

一、α肾上腺素受体激动药

(一)去甲肾上腺素(norepinephrine,NE)

去甲肾上腺素是肾上腺素能神经末梢释放的递质,肾上腺髓质亦少量分泌,药用的NE是人工合成品,化学性质不稳定,见光、遇热易分解,在中性及碱性溶液中迅速氧化变色而失效,在酸性溶液中较稳定,常用重酒石酸盐。

1. 体内过程　口服给药可使胃黏膜血管收缩而影响其吸收,在肠道及肝脏易被破坏,一般采用静脉滴注给药。不易透过血-脑屏障,很少到达脑组织,在体内大多被儿茶酚胺氧甲基转移酶(COMT)和单胺氧化酶(MAO)代谢失活,主要以代谢产物形式经肾排出。由于去甲肾上腺素进入机体迅速被摄取和代谢,故作用短暂。

2. 药理作用　激动α受体作用强大,对α_1和α_2受体无选择性,对心脏β_1受体作用较弱,对β_2受体几乎无作用。

(1)血管:激动血管平滑肌上的α_1受体,产生强大的缩血管作用,以皮肤粘膜血管收缩最明显,其次是肾脏血管。此外脑、肝、肠系膜甚至骨骼肌的血管也呈收缩反应。冠状血管可因心脏兴奋引起心肌的腺苷代谢产物增加而舒张,同时因血压升高,提高了冠状血管的灌注压,故冠脉流量增加。

(2)心脏:较弱激动心脏的β_1受体,使心肌收缩性加强,心率加快,传导加速,心排出量增加。在整体情况下,心率由于血压升高而反射性减慢。另外,由于药物的强烈血管收缩作用导致总外周阻力增高,增加了心脏的射血阻力,使心排出量不变或下降。大剂量时也可引起心律失常,但较肾上腺素少见。

(3)血压:小剂量静脉滴注,血管收缩作用尚不强烈时,由于心脏兴奋使收缩压升高,而舒张压升高不明显,故脉压加大。较大剂量时,因血管强烈收缩使外周阻力明显增高,故收缩压升高的同时舒张压也明显升高,脉压变小。

3. 临床应用　NE仅限于早期神经源性休克以及嗜铬细胞瘤切除后或药物中毒时的低血压的治疗。本药稀释后口服,可使食管和胃内血管收缩产生局部止血作用。

4. 不良反应

(1)局部组织缺血坏死:静脉滴注时间过长、浓度过高或药液漏出血管,可引起局部缺血坏死如发现外漏或注射部位皮肤苍白,应停止注射或更换注射部位,进行热敷。并用普

鲁卡因或 α 受体阻断药酚妥拉明进行局部浸润注射，以扩张血管。

（2）急性肾衰竭：滴注时间过长或剂量过大，可使肾脏血管剧烈收缩，产生少尿、无尿和肾实质损伤，故用药期间尿量应保持在每小时 25 ml 以上。

5. 禁忌证 伴有高血压、动脉硬化症、器质性心脏病及少尿、无尿、严重微循环障碍的患者及孕妇禁用。

（二）间羟胺（metaraminol，阿拉明，aramine）

间羟胺为人工合成品，化学性质较稳定，除直接激动 α_1受体外，还可促使肾上腺素能神经末梢释放递质 NE 而间接发挥作用，对 β_1受体作用较弱。本品不易被 MAO 破坏，收缩血管、升压作用较 NE 缓和而持久，由于轻度增加心肌收缩力，可使休克患者的心排出量增加。对心率的影响不明显，有时血压升高反射性减慢心率，但很少引起心律失常，对肾脏血管的收缩作用较弱，但仍能显著减少肾脏血流量。间羟胺可静脉滴注也可肌内注射，故临床作为 NE 的代用品，用于各种休克早期及手术后或脊髓麻醉后的休克。也可用于阵发性房性心动过速，特别是伴有低血压的患者，反射性减慢心率，并对窦房结可能具有直接抑制作用，使心率恢复正常。短时间内连续使用，可因囊泡内 NE 减少，使效应逐渐减弱，产生快速耐受性。

二、α、β 肾上腺素受体激动药

（一）肾上腺素

肾上腺素（adrenaline，epinephrine）是肾上腺髓质嗜铬细胞分泌的主要激素，药用肾上腺素可从家畜肾上腺提取或人工合成，理化性质与去甲肾上腺素相似。

1. 体内过程 口服后在碱性肠液、肠黏膜及肝内易被破坏而氧化失效，不能达到有效血药浓度。皮下注射因能收缩血管，故吸收缓慢，作用可持续 1 h 左右。肌内注射给药，因可扩张骨骼肌血管而吸收迅速，作用维持时间较短，约 10～30 min。肾上腺素在体内摄取与代谢途径与去甲肾上腺素相似。静脉滴注或静脉注射 96h 后主要以代谢产物和少量原型经肾排泄。

2. 药理作用 肾上腺素对 α 和 β 受体均有强大的激动作用，其作用强度取决于靶器官上肾上腺素受体的亚型及受体的密度。

（1）心脏：作用于心肌、传导系统和窦房结的 β_1受体，加强心肌收缩性，加速传导，加快心率，增加心排出量。肾上腺素舒张冠状血管，改善心肌的血液供应，且作用迅速。其不利的一面是提高心肌代谢，使心肌耗氧量增加，加之心肌兴奋性提高，如剂量过大或静脉注射过快，可引起心律失常，如出现期前收缩，甚至引起心室纤颤。

（2）血管：激动血管平滑肌上的 α 受体，血管收缩；激动 β_2受体，血管舒张。小动脉及毛细血管前括约肌血管壁的肾上腺素受体密度高，血管收缩较明显。皮肤、黏膜、肾和胃肠道等器官的血管平滑肌 α 受体在数量上占优势，故以皮肤，黏膜血管收缩为最强烈，内脏血管，尤其是肾血管，也显著收缩，对脑和肺血管收缩作用十分微弱，有时由于血压升高而被动地舒张，而静脉和大动脉的肾上腺素受体密度低，故收缩作用较弱。而在骨骼肌和肝脏的血管平滑肌及冠状动脉上 β_2受体占优势，故小剂量的肾上腺素往往使这些血管舒张。

（3）血压：皮下注射治疗量肾上腺素使心排出量增加，收缩压升高。由于骨骼肌血管的舒张作用,抵消或超过了皮肤黏膜血管收缩作用的影响,故舒张压不变或下降,此时脉压差加大,身体各部位血液重新分配,有利于紧急状态下机体能量供应的需要。较大剂量静脉注射时,由于缩血管反应使收缩压和舒张压均升高。

(4) 平滑肌:肾上腺素对平滑肌的作用主要取决于器官组织上的肾上腺素受体的类型。肾上腺素激动支气管平滑肌的 β_2受体,发挥强大的舒张支气管作用,并能作用肥大细胞上的 β_2受体,抑制组胺等过敏性物质。激动支气管黏膜血管的 α 受体,使其收缩,降低毛细血管的通透性,有利于消除黏膜水肿。使 β_1受体占优势的胃肠平滑肌张力降低,自发性收缩频率和幅度减少;对子宫平滑肌的作用与性周期、充盈状态和给药剂量有关,妊娠末期能抑制子宫张力和收缩。

(5) 代谢:肾上腺素能提高机体代谢。治疗剂量下,可使耗氧量升高 20%~30%。通过激动脂肪细胞、肌细胞和肝细胞上的 β 受体,促进脂肪、肌糖原和肝糖原分解,使血中游离脂肪酸、血糖升高。

3. 临床应用

(1) 过敏性疾病

1) 过敏性休克:肾上腺素激动 α 受体,收缩小动脉和毛细血管前括约肌,降低毛细血管的通透性;激动 β_1受体可改善心功能,缓解支气管痉挛,减少过敏性物质释放,扩张冠状动脉,可迅速缓解过敏性休克的临床症状,挽救患者的生命,为治疗过敏性休克的首选药。应用时一般肌内注射或皮下注射给药,严重病例亦可用生理盐水稀释 10 倍后缓慢静脉注射,但必须控制注射速度和用量。

2) 支气管哮喘:本品由于不良反应严重仅用于控制支气管哮喘的急性发作,皮下或肌内注射数分钟内奏效。

3) 血管神经性水肿及血清病:肾上腺素可迅速缓解血管神经性水肿、血清病、荨麻疹、花粉症等变态反应性疾病的症状。

(2) 心搏骤停:用于溺水、麻醉和手术过程中的意外、药物中毒、传染病和心脏传导阻滞等所致的心搏骤停。对电击所致的心搏骤停,可使用肾上腺素配合心脏除颤器或利多卡因等除颤,一般用于心室内注射。

(3) 与局麻药配伍及局部止血:肾上腺素加入局麻药注射液中(1 ∶ 100 000),可延缓局麻药的吸收,延长局麻药的麻醉时间。鼻黏膜或牙龈出血时,可用浸有 0.1% 的肾上腺素纱条或棉球填塞局部起止血作用。

(4) 治疗青光眼:通过促进房水流出降低眼内压。

4. 不良反应及禁忌证　主要不良反应为心悸、烦躁、头痛和血压升高等。剂量过大时,使血压骤升,有发生脑出血的危险,故老年人慎用。当 β 受体兴奋过强时,可使心肌耗氧量增加,引起心肌缺血和心律失常,甚至心室纤颤,故应严格掌握剂量。禁用于高血压、脑动脉硬化、器质性心脏病、糖尿病和甲状腺功能亢进症等。

(二) 多巴胺(dopamine,DA)

多巴胺是 NE 生物合成的前体,药用的多巴胺是人工合成品。

1. 体内过程　口服后易在肠和肝中被破坏而失效。临床均采用静脉滴注给药,在体内迅速经 MAO 和 COMT 代谢灭活,故作用时间短暂。因多巴胺不易透过血-脑屏障,所以外源性多巴胺对中枢神经系统无作用。

2. 药理作用 直接激动 α 和 β 受体及外周靶细胞上的多巴胺 1(D_1) 受体。

(1) 血管：多巴胺低浓度时主要与位于肾脏、肠系膜和冠脉的 D_1 受体结合，通过激活腺苷酸环化酶，使细胞内 cAMP 水平提高而导致血管舒张。

(2) 心脏：高浓度的多巴胺可作用于心脏 $β_1$ 受体，使心肌收缩力增强，心排出量增加。

(3) 血压：高浓度的多巴胺可增加收缩压，但对舒张压无明显影响或轻微增加，脉压差增大。由于心排出量增加，而肾和肠系膜血管阻力下降，其他血管阻力基本不变，总外周阻力变化不大。继续增加给药浓度，多巴胺可激动血管的 α 受体，导致血管收缩，引起总外周阻力增加，使血压升高。

(4) 肾脏：多巴胺在低浓度时作用于 D_1 受体，舒张肾血管，使肾血流量增加。肾小球的滤过率也增加，同时多巴胺具有排钠利尿作用。大剂量时，可使肾血管明显收缩。

3. 临床应用

(1) 休克：多巴胺是临床常用的抗休克药物，对心脏具有正性肌力作用，还有扩张肾血管、利尿等作用，在保持升压作用的同时不增加外周阻力，适用于各种休克，如感染中毒性休克、心源性及出血性休克等。多巴胺作用时间短，需静脉滴注，可根据需要逐渐增加剂量。用药时需补足血容量，同时需纠正酸中毒。

(2) 急性肾衰竭：多巴胺与利尿药联合应用，可增加尿量，用于治疗急性肾衰竭。

4. 不良反应 一般较轻，偶见恶心、呕吐。如剂量过大或静脉滴注太快可出现心动过速、心律失常和肾血管收缩导致肾功能下降等，一旦发生，应减慢滴速或停药。如仍不消失，可用酚妥拉明拮抗。

(三) 麻黄碱(ephedrine)

麻黄碱可直接激动 α 和 β 受体。

1. 体内过程 化学性质稳定，口服易吸收，吸收后可通过血-脑屏障，口服给药后，小部分在体内经脱氨氧化而被代谢，大部分以原形经肾排泄，消除缓慢，故作用较肾上腺素持久。

2. 药理作用 麻黄碱除激动 α 和 β 受体外，还可促使肾上腺素能神经末梢释放递质而间接发挥作用。与肾上腺素比较，麻黄碱口服有效，起效慢、作用弱而持久，中枢兴奋作用较显著，易产生快速耐受性。

(1) 心血管：使心肌收缩力加强、心排出量增加。在整体情况下由于血压升高反射性减慢心率，此作用可抵消其直接加快心率的作用，故心率变化不大。麻黄碱的升压作用出现缓慢，但维持时间较长。

(2) 支气管平滑肌：松弛支气管平滑肌作用缓慢而持久。

(3) 中枢神经系统：具有较显著的中枢兴奋作用，小剂量即可兴奋大脑和皮层下核团，引起精神兴奋、不安和失眠等。

(4) 快速耐受性：麻黄碱短期内反复给药，作用逐渐减弱，称为快速耐受性(tachyphylaxis)，也称为脱敏。停药后可用恢复，每日用药小于三次则快速耐受性一般不明显。

3. 临床应用

(1) 用于预防支气管哮喘发作和轻症的治疗，对于重症急性发作疗效较差。

(2) 消除鼻黏膜充血所引起的鼻塞，常用 0.5% ~1% 溶液滴鼻，可明显改善黏膜肿胀。

(3) 防治某些低血压状态，如用于防治硬膜外和蛛网膜下腔麻醉所引起的低血压。

（4）缓解荨麻疹和血管神经性水肿的皮肤黏膜症状。

4. 不良反应及禁忌证　有时出现中枢兴奋所致的不安、失眠等，晚间服用宜加镇静催眠药，如地西泮以防止失眠，禁忌证同肾上腺素。

三、β肾上腺素受体激动药

（一）异丙肾上腺素（isoprenaline）

异丙肾上腺素是人工合成的β肾上腺素受体激动药。药用其盐酸盐，化学结构是NE氨基上的氢原子键被异丙基所取代，是经典的β_1和β_2受体激动剂。

1. 体内过程　口服易被破坏，气雾剂吸入给药吸收迅速，也可静脉滴注或舌下给药，吸收后主要在肝及其他组织中被COMT所代谢。其作用维持时间较肾上腺素略长。

2. 药理作用　主要激动β受体，对β_1和β_2受体选择性很低，对α受体几乎无作用。

（1）心脏：激动心脏β_1受体，使心肌收缩力增强，心率加快，传导加速，心排出量增加。与肾上腺素相比，异丙肾上腺素作用较强，心肌耗氧量明显增加，对窦房结有显著兴奋作用，也能引起心律失常，但较少产生心室颤动。

（2）血管和血压：心脏兴奋，可使收缩压升高；激动β_2受体，使骨骼肌血管、肾血管、肠系膜血管和冠状血管舒张，导致外周阻力降低，舒张压略下降；但如静脉注射给药，则可引起舒张压明显下降，降低了冠状血管的灌注压，冠脉有效血流量不增加。

（3）支气管平滑肌：可激动β_2受体，舒张支气管平滑肌，作用比肾上腺素略强，并具有抑制组胺等过敏性物质释放的作用。但对支气管黏膜的血管无收缩作用，故消除黏膜水肿的作用不如肾上腺素。

（4）其他：增加肝糖原、肌糖原分解，增加组织耗氧量。

3. 临床应用

（1）房室传导阻滞：舌下含药或静脉滴注给药，治疗Ⅱ、Ⅲ度房室传导阻滞。

（2）心搏骤停：适用于心室自身节律缓慢，高度房室传导阻滞或窦房结功能衰竭而并发的心搏骤停，常与NE或间羟胺合用作心室内注射。

（3）支气管哮喘：气雾剂吸入或舌下给药，可有效控制支气管哮喘急性发作。

（4）感染性休克：在补足血容量的基础上，通过增加心排出量及扩血管作用治疗中心静脉压高、心排出量低的感染性休克。

4. 不良反应　常见的是心悸、头痛，对哮喘缺氧患者易引起心律失常，诱发或加剧心绞痛。如剂量过大，可致心肌耗氧量增加，引起心律失常，甚至产生危险的心动过速及心室颤动。久用本药，可产生耐受性。禁用于冠状动脉粥样硬化性心脏病（冠心病）、心肌炎和甲状腺功能亢进症等。

（二）多巴酚丁胺（dobutamine）

多巴酚丁胺为β_1受体激动药，属人工合成品，其化学结构和体内过程与多巴胺相似，口服无效，常静脉注射给药。

1. 药理作用　与异丙肾上腺素比较，本品可明显增强心肌收缩力而对心率影响不大，很少增加心肌耗氧量，也较少引起心动过速。

2. 临床应用　临床上主要用于治疗心肌梗死并发心力衰竭。多巴酚丁胺可增加心肌收缩力，增加心排出量和降低肺毛细血管血压，并使左室充盈压明显降低，使心功能改善，继发地促进排钠、排水、增加尿量，有利于消除水肿。

3. 不良反应 用药期间可引起血压升高、心悸、头痛、气短等不良反应，偶致室性心律失常，心房纤颤患者禁用。

第二节 肾上腺素受体阻断药

肾上腺素受体阻断药（adrenoceptor blocking drugs）又称肾上腺素受体拮抗剂，可与肾上腺素受体结合，从而拮抗肾上腺素能神经递质或肾上腺素受体激动药的作用。根据其对肾上腺素受体的选择性不同，分为 α 受体阻断药、β 受体阻断药及 α、β 受体阻断药三大类。

一、α 肾上腺素受体阻断药

α 受体阻断药能选择性地与 α 肾上腺素受体结合，其本身不激动或较弱激动肾上腺素受体，却能妨碍肾上腺素能神经递质及肾上腺素受体激动药与 α 受体结合，从而产生抗肾上腺素作用，它们能将肾上腺素的升压作用翻转为降压作用，这个现象称为“肾上腺素升压作用的翻转”。对主要作用于 β 受体的异丙肾上腺素的降压作用则无影响。

（一）酚妥拉明（phentolamine）

酚妥拉明是非选择性 α 受体阻断药，对 α_1 和 α_2 受体均有阻断作用，属于竞争性的 α 受体阻断剂。

1. 药理作用

（1）血管：酚妥拉明具有阻断血管平滑肌 α_1 受体和直接扩张血管作用。静脉注射能使血管舒张，外周血管阻力降低，血压下降。

（2）心脏：酚妥拉明可直接扩张血管和阻断 α_1 受体，使血压下降，反射性兴奋交感神经，引起心脏兴奋，使心肌收缩力增强，心率加快，心排出量增加。此外，酚妥拉明阻断神经末梢突触前膜 α_2 受体，从而促进 NE 释放，引起心脏兴奋。

（3）其他：酚妥拉明有拟胆碱和拟组胺样作用，使胃肠平滑肌兴奋，胃酸分泌增加，出现恶心、呕吐、腹痛、腹泻等症状。

2. 临床应用

（1）治疗外周血管痉挛性疾病：如肢端动脉痉挛的雷诺综合征、血栓闭塞性脉管炎及冻伤后遗症。

（2）NE 滴注外漏：长期过量静脉滴注 NE 或静脉滴注 NE 外漏时，可致皮肤缺血、苍白和剧烈疼痛，甚至坏死，此时可用酚妥拉明 5 mg 溶于 10～20 ml 生理盐水中做皮下浸润注射，防止组织缺血坏死。

（3）肾上腺嗜铬细胞瘤：酚妥拉明用于肾上腺嗜铬细胞瘤的鉴别诊断、骤发高血压危象以及手术前的准备。但有猝死的报道，应谨慎使用。

（4）抗休克：酚妥拉明舒张血管，降低外周阻力，使心排出量增加，并能降低肺循环阻力，防止肺水肿的发生，从而改善休克状态时的内脏血流灌注，解除微循环障碍。适用于感染性、心源性和神经源性休克，但给药前必需补足血容量。

(5) 治疗急性心肌梗死和顽固性充血性心力衰竭：应用酚妥拉明通过扩张小动脉、降低外周阻力。使心脏后负荷明显降低；通过扩张小静脉，使回心血量减少，减轻心脏前负荷。同时使肺毛细血管压降低，减轻肺水肿，有利于改善冠脉供血，纠正心衰。

(6) 药物引起的高血压：酚妥拉明用于肾上腺素等拟交感胺类药物过量所致的高血压。也可用于突然停用可乐定或单胺氧化酶抑制药患者食用富含酪胺失误后出现的高血压危象。

3. 不良反应 常见的反应有低血压，胃肠平滑肌兴奋所致的腹痛、腹泻、呕吐和诱发溃疡病。静脉给药可能引起严重的心率加快、心律失常和心绞痛，因此需缓慢注射或滴注。胃炎、胃及十二指肠溃疡病、冠心病患者禁用。

(二) 酚苄明(phenoxybenzamine)

1. 药理作用 酚苄明的药理作用与临床应用与酚妥拉明相似，但由于其与 α 受体形成牢固的共价键，因此属于长效非竞争性 α 受体阻断药。药物起效缓慢，作用强而持久，口服吸收率为 30%，因局部刺激性强，不作肌肉或皮下注射，酚苄明能舒张血管，降低外周阻力，降低血压，其作用强度与交感神经兴奋性有关。

2. 临床应用 临床上用于治疗外周血管痉挛性疾病，也可用于休克和嗜铬细胞瘤所致的高血压的治疗。

3. 不良反应 不良反应常见直立性低血压、反射性心动过速、心律失常及鼻塞，口服可致恶心、呕吐、嗜睡及疲乏等，静脉注射或用于休克时必须缓慢给药并且密切监护。

(三) 哌唑嗪(prazosin)

哌唑嗪是选择性 α_1 受体阻断药，对动脉和静脉的 α_1 受体有较高的选择性阻断作用，在拮抗 NE 和肾上腺素的升压作用同时，无促进神经末梢释放 NE 及明显加快心率的作用，临床主要用于高血压及心力衰竭的治疗，哌唑嗪在首次给药后可引起晕厥，大多数由体位性低血压引起，称为“首剂现象”。在首次服药后第一天应避免驾车等危险工作。

二、β 肾上腺素受体阻断药

β 肾上腺素受体阻断药(β-adrenoceptor blockers)能与肾上腺素能神经递质或肾上腺素受体激动药竞争 β 受体，从而拮抗其 β 型拟肾上腺素作用。根据其对受体亚型的选择性分为非选择性 β 受体阻断药和选择性的 β 受体阻断药两类。

(一) 药理作用

1. β 受体阻断作用

(1) 心血管系统：对心脏的抑制作用明显，主要表现为心率减慢，心肌收缩力减弱，心排出量减少，心肌耗氧量下降，血压略降。

(2) 支气管平滑肌：阻断 β 受体，收缩支气管平滑肌而增加呼吸道阻力。但这种作用较弱，对正常人影响较少，但对支气管哮喘或慢性阻塞性肺疾病的患者，可诱发或加重。

(3) 代谢：可抑制糖原分解及脂肪代谢，对正常人血糖无影响，但可延缓用胰岛素后血糖水平的恢复。

(4) 肾素:β 受体阻断药通过阻断肾小球旁器细胞的 β_1受体而抑制肾素的释放。此类药物中,普萘洛尔作用最强。

2. 内在拟交感活性 有些 β 肾上腺素受体阻断药与 β 受体结合后除能阻断受体外,对 β 受体亦具有部分激动作用,也称内在拟交感活性。

3. 膜稳定作用 β 受体阻断药能降低细胞膜对离子的通透性,大剂量时具有局部麻醉作用和奎尼丁样作用,故称为膜稳定作用。

4. 眼 β 受体阻断药能降低眼内压,治疗青光眼,其机制可能是通过阻断睫状体的 β 受体,减少 cAMP 生成,进而减少房水产生。

(二) 临床应用

1. 心律失常 β 受体阻断药对多种原因引起的室上性和室性快速型心律失常有效,尤其对运动或情绪紧张、激动所致心律失常或因心肌缺血、强心苷中毒引起的心律失常疗效好。

2. 心绞痛和心肌梗死 β 受体阻断药对心绞痛有良好的疗效。对心肌梗死患者长期服用 β 受体阻断药可明显降低复发和猝死率。

3. 高血压 β 受体阻断药可作为治疗高血压的基础药物,对高肾素水平高血压及心排出量高的高血压患者疗效较好,能减轻其他药物引起的心率加快,心排出量增加及水钠滞留等不良反应。

4. 充血性心力衰竭 β 受体阻断药能缓解由儿茶酚胺引起的心脏损害,上调 β 受体,改善心脏舒张功能,抑制肾素所致的缩血管,对扩张型心肌病的心力衰竭治疗作用明显。

5. 甲状腺功能亢进 β 受体阻断药用于焦虑状态,控制激动不安、心动过速和心律失常等症状有效,辅助治疗甲状腺功能亢进及甲状腺危象。

6. 其他 β 受体阻断药能降低眼内压,减少房水形成,用于治疗原发性开角型青光眼。

(三) 不良反应

常见有恶心、呕吐、轻度腹泻等消化道症状,偶见过敏性皮疹和血小板减少等。若应用不当,可引起急性心力衰竭、诱发和加重支气管哮喘等严重的不良反应。长期用药突然停药,可产生反跳现象,引起原来病情加重,其机制与受体向上调节有关。本类药物禁用于严重左室心功能不全、窦性心动过缓、重度房室传导阻滞和支气管哮喘的患者。心肌梗死及肝功能不良者应慎用。

(四) 常用 β 受体阻断药

1. 普萘洛尔(propranolol,心得安) 普萘洛尔对 β_1、β_2受体无选择性,也无内在拟交感活性,口服首关消除率 60%~70%,生物利用度仅为 30%。口服后血浆药物达峰时间为 1~3 h,半衰期为 2~5 h。易于通过血-脑屏障和胎盘屏障,也可分泌于乳汁中。其代谢产物 90%以上经肾排泄。不同个体口服相同剂量的普萘洛尔血浆药物浓度相差可达 25 倍,因此临床用药需从小剂量开始,逐新增加到适当剂量。普萘洛尔具有较强的 β 受体阻断作用,用药后心率减慢,心肌收缩力和心排出量降低,冠脉血流量下降,心肌耗氧量明显减少。对高血压患者可使其血压下降,但支气管阻力也有一定程度的增高,临床上可用于治疗心律失常、心绞痛、高血压、甲状腺功能亢进等。

2. 噻吗洛尔(timolol,噻吗心安) 噻吗洛尔是作用最强的β受体阻断药,常用其滴眼剂降低眼内压,治疗青光眼,作用机制主要在于减少房水的生成。每天滴眼两次即可,无缩瞳和调节痉挛等不良反应。局部应用对心率和血压无明显影响。治疗青光眼时,药物被吸收后引起的副作用发生于易感的患者,如哮喘或心功能不全者。

3. 阿替洛尔(atenolol,氨酰心安)**和美托洛尔**(metoprolol) 阿替洛尔和美托洛尔属于选择性β_1受体阻断药,对β_2受体作用较弱,故增加呼吸道阻力作用较轻,但对哮喘患者仍需慎用。阿替洛尔作用维持时间均较普萘洛尔和美托洛尔长,临床上主要用于高血压、心绞痛、心律失常等。

4. 拉贝洛尔(labetolol,柳胺苄心定) 拉贝洛尔口服可吸收,部分可被首过消除,生物利用度20%~40%,口服个体差异大,易受胃肠道内容物的影响。本品约有99%在肝脏迅速代谢,只有少量以原形经肾脏排出。本品兼有α_1受体及β受体的阻断作用,多用于中度和重度的高血压、心绞痛,静脉注射可用于高血压危象,常见不良反应有眩晕、乏力、恶心等,哮喘及心功能不全者禁用。

第三节 胆碱受体激动药

胆碱受体激动药(cholinoceptor agonists)又称拟胆碱药,能够兴奋胆碱受体,产生与乙酰胆碱类似的作用。按照对胆碱受体亚型的选择性不同可将拟胆碱药分为M胆碱受体激动药和N胆碱受体激动药。

一、乙酰胆碱

乙酰胆碱(acetylcholine,ACh)是胆碱能神经递质,其作用广泛,选择性差,即能激活M胆碱受体也能激活N胆碱受体,故无临床实用价值,可在研究中作为工具药使用。

药理作用

1. 心血管系统

(1) 减弱心肌收缩力,亦称负性肌力作用:ACh对心房收缩的直接抑制作用大于心室,但由于迷走神经末梢与交感神经末梢紧密相邻,迷走神经末梢所释放的ACh可激动交感神经末梢突触前M胆碱受体,反馈性抑制交感神经末梢NE释放,使心室收缩力减弱。

(2) 减慢心率,亦称负性频率作用:ACh能使窦房结舒张期自动除极延缓,到达阈值的时间延长,复极化电流增加,导致心率减慢。

(3) 减慢房室结和普肯野纤维传导,亦称负性传导作用:ACh可延长房室结和普肯野纤维的不应期,使其传导减慢。

(4) 缩短心房不应期:ACh不影响心房肌的传导速度,但可使心房不应期及动作电位时程缩短。

(5) 血管扩张作用:小剂量静注ACh可由于全身血管扩张而造成血压短暂下降,并伴有反射性心率加快。

2. 胃肠道 ACh可明显兴奋胃肠道平滑肌,使其收缩幅度、张力、蠕动增加并可促进胃、肠分泌,引起恶心、嗳气、呕吐、腹痛及排便等症状。

3. 泌尿道 ACh可使泌尿道平滑肌蠕动增加,膀胱逼尿肌收缩,使膀胱最大自主排空压力增加,同时膀胱三角区和外括约肌舒张而促进膀胱排空。

4. 其他

(1) 眼:局部用药,ACh 可致瞳孔收缩,调节近视。

(2) 腺体:ACh 可使泪腺、气管和支气管腺体、唾液腺、消化道腺体和汗腺分泌增加。

(3) 支气管和化学受体:ACh 可使支气管收缩,颈动脉体和主动脉体化学受体兴奋。

(4) 神经节和骨骼肌:ACh 作用于自主神经节 N_1胆碱受体和骨骼肌神经-肌接头的 N_2胆碱受体,引起交感、副交感神经节兴奋及骨骼肌收缩。

(5) 中枢:由于 ACh 不易进入中枢,故尽管中枢神经系统有胆碱受体存在,但外周给药很少产生中枢作用。

二、毛果芸香碱(pilocarpine)

毛果芸香碱是从毛果芸香属植物中提出的生物碱,又名匹鲁卡品。

(一) 药理作用

毛果芸香碱能直接选择性激动 M 胆碱受体,尤其对眼和腺体作用较明显。

1. 眼 毛果芸香碱滴眼后可引起缩瞳、降低眼内压和调节痉挛等作用。

(1) 缩瞳:瞳孔大小与虹膜内瞳孔括约肌和瞳孔开大肌的舒缩有关。瞳孔括约肌受胆碱能神经支配,兴奋时瞳孔括约肌收缩,瞳孔缩小;瞳孔开大肌受肾上腺素能神经支配,兴奋时瞳孔开大肌向外周收缩,使瞳孔扩大。毛果芸香碱可激动瞳孔括约肌的 M 胆碱受体,表现为瞳孔缩小,局部用药后作用可持续数小时至 1 天。

(2) 降低眼内压:眼内压的维持依赖于房水的正常循环,房水是由睫状体上皮细胞分泌及血管渗出产生的,从后房经瞳孔流入前房,到达前房角间隙,主要经小梁网(滤帘)流入巩膜静脉窦,最后进入血液循环。毛果芸香碱通过缩瞳作用使虹膜向中心拉动,虹膜根部变薄,从而使处于虹膜周围的前房角间隙扩大,房水易于经滤帘进入巩膜静脉窦,使眼内压下降。

(3) 调节痉挛:眼睛通过改变晶状体的屈光度,使其聚焦适于视近物时称为眼调节作用。晶状体囊富有弹性,趋向于呈球形,但由于受到悬韧带的外向牵拉,使晶状体维持在较为扁平的状态。悬韧带又受睫状肌控制,睫状肌由环状和辐射状两种平滑肌纤维组成,其中以副交感神经支配的环状肌纤维为主。副交感神经兴奋时或毛果芸香碱作用后环状肌向瞳孔中心方向收缩,造成悬韧带放松,晶状体由于本身弹性变凸,屈光度增加,此时只适合于视近物,而难以看清远物,毛果芸香碱的这种作用称为调节痉挛。

2. 腺体 较大剂量毛果芸香碱除可使汗腺和唾液的分泌明显增加外,也可使泪腺、胃腺、胰腺和呼吸道黏膜分泌增加。

(二) 临床应用

1. 青光眼 低浓度的毛果芸香碱(2%以下)滴眼可用于治疗闭角型青光眼,用药后可使患者瞳孔缩小,前房角间隙扩大,眼内压下降。高浓度药物可造成患者症状加重,故不宜使用。本品对开角型青光眼的早期也有一定疗效,其缩瞳作用牵拉使巩膜静脉窦周围血管扩张,有利于房水回流及眼压下降。

2. 虹膜炎　与扩瞳药交替使用,防止与晶状体粘连。

(三) 不良反应及应用注意

过量可出现 M 胆碱受体过度兴奋症状,可用阿托品对抗处理。滴眼时应压迫内眦,避免药液流入鼻腔增加吸收而产生不良反应。

三、其他拟胆碱药

1. 贝胆碱(bethanechol)　贝胆碱的化学性质稳定,不易被胆碱酯酶水解,口服和注射均有效。本品可兴奋胃肠道和泌尿道平滑肌,对心血管作用弱。临床可用于术后腹气胀、胃张力缺乏症及胃潴留等治疗。由于其对 M 胆碱受体具有相对选择性,故其疗效较卡巴胆碱好。

2. 卡巴胆碱(carbachol)　卡巴胆碱对 M、N 胆碱受体激动作用与 ACh 相似,但其不易被胆碱酯酶水解而作用时间延长。本品对膀胱和肠道作用明显,故可用于术后腹气胀和尿潴留,仅用于皮下注射,该药副作用较多,主要用于局部滴眼治疗青光眼。

第四节　抗胆碱酯酶药及胆碱酯酶复活药

一、胆碱酯酶的分类,水解乙酰胆碱的步骤

胆碱酯酶(cholinesterase,ChE)是一类糖蛋白,分为乙酰胆碱酯酶(AChE)和丁酰胆碱酯酶(BChE)。AChE 亦称真性胆碱酯酶,主要存在于胆碱能神经末梢突触间隙,特别是运动神经终板突触后膜的皱褶中聚集较多,也存在于胆碱能神经元内和红细胞中。AChE 活性极高,一个酶分子可在 1 min 内水解 6×10^5分子的 ACh。BChE 亦称假性胆碱酯酶,在肝脏中合成,主要存在于神经胶质细胞、血浆、肝、肾、肠中,对 ACh 的特异性较低,可水解其他胆碱酯类如琥珀胆碱。

AChE 蛋白分子表面活性中心有两个能与 ACh 结合的部位,即带负电荷的阴离子部位和酯解部位。AChE 通过下列三个步骤水解 ACh:①ACh 分子中带正电荷的季铵阳离子头以静电引力与 AChE 的阴离子部位相结合,同时 ACh 分子中的羰基碳与 AChE 酯解部位的丝氨酸羟基以共价键结合,形成 ACh-AChE 的复合物;②ACh 的酯键断裂,乙酰基转移到 AChE 的丝氨酸羟基上,使丝氨酸乙酰化,生成乙酰化 AChE,并释放出胆碱;③乙酰化 AChE 迅速水解,分离出乙酸。并使 AChE 游离,使酶的活性恢复。

根据药物与 AChE 结合后解离速度的快慢,抗 AChE 药可分为易逆性抗 AChE 药和难逆性抗 AChE 药。

二、易逆性抗胆碱酯酶药

(一) 新斯的明

新斯的明(neostigmine)是人工合成的季铵类化合物,口服后吸收少而不规则,较少进入中枢。可抑制 AChE 活性而发挥完全拟胆碱作用,其对骨骼肌及胃肠平滑肌兴奋作用较强,对腺体、眼、心血管及支气管平滑肌作用弱。

1. 药理作用

(1) 神经-肌接头:新斯的明对骨骼肌兴奋作用主要是通过其抑制神经肌接头 AChE 实现,但亦有一定的直接兴奋作用。

(2) 眼:结膜用新斯的明时可引起结膜充血,并可使瞳孔括约肌收缩和睫状肌收缩,促使房水回流,从而使升高的眼内压下降,该作用也引起瞳孔缩小和睫状肌调节痉挛。

(3) 腺体:低剂量的新斯的明可兴奋外分泌腺,如支气管腺体、泪腺、汗腺、唾液腺、胃腺、小肠及胰腺腺泡细胞等,促进腺体分泌。

(4) 胃肠道:新斯的明可促进胃的收缩及胃酸分泌增加,拮抗阿托品所致的胃张力下降及增强吗啡对胃的兴奋作用。

2. 临床应用

(1) 重症肌无力:重症肌无力是一种自身免疫性疾病,在患者血清中可见抗 ACh 受体的抗体,从而导致 ACh 受体数目减少。新斯的明为治疗重症肌无力常规使用药物,常用来控制疾病症状。剂量必须控制在能改善临床症状为宜,由于药物作用时间较短,故需反复给药。

(2) 腹气胀和尿潴留:新斯的明是治疗腹气胀及尿潴留的首选用药,可用甲硫酸新斯的明皮下注射,用药后 10~30 min 可见肠蠕动。而口服溴化新斯的明则需 2~4 h 起作用。

(3) 解救竞争性神经肌肉阻滞药过量中毒:竞争性神经肌肉阻滞药过量时,可用新斯的明进行解救。

(4) 阿尔茨海默病:他克林(tacrine)曾用于轻、中度阿尔茨海默病的治疗,但由于该药有较高的肝毒性发生率,需进行频繁的肝功能检查,从而限制了该药的使用。近年来,多奈哌齐(donepezil)已被批准用于临床。临床观察表明,该药物可延缓病情的进展,改善患者的认知功能和整体的临床症状,其副作用主要为胆碱能神经的兴奋效应,常见恶心、腹泻和呕吐等。

(二) 毒扁豆碱

毒扁豆碱(physostigmine,依色林)的作用与新斯的明相似,为易逆性 AChE 抑制药,无直接兴奋受体作用。眼内应用时,其作用类似于毛果芸香碱,但较强而持久,表现为瞳孔缩小,眼内压下降,可维持1~2 天,主要用途为局部用于治疗青光眼。与毛果芸香碱相比,本品起效较快,刺激性亦较强,长期给药时,患者不易耐受,可先用本品滴眼数次,后改用毛果芸香碱维持疗效。本品滴眼后可致睫状肌收缩而引起调节痉挛,并可出现头痛。滴眼时应压迫内眦,以免药液流人鼻腔后吸收中毒。本品全身毒性反应较新斯的明严重,大剂量中毒时可致呼吸麻痹。

(三) 难逆性抗胆碱酯酶药——有机磷酸酯类

有机磷酸酯类(organophosphates)主要作为农业和环境卫生杀虫剂,如敌百虫、乐果、马拉硫磷、敌敌畏、内吸磷和对硫磷等。有些则用作战争毒气,如沙林、梭曼和塔崩等。本类药物对人畜均有毒性,临床治疗价值不大主要为毒理学意义。

1. 有机磷酸酯类的中毒机制 有机磷酸酯类可经消化道、呼吸道、皮肤和黏膜吸收,进入机体后,其亲电子性的磷原子与 AchE 酯解部位丝氨酸羟基上具有亲核性的氧原子以共价键结合,形成磷酰化 AChE 从而使 AChE 丧失活性,造成 ACh 在体内大量积聚,引起一系列中毒症状。若不及时抢救，AChE 可在几分钟或几小时内就“老化”，此过程可能是磷酸化 AChE 的磷酰化基团上的一个烷氧基断裂，生成更为稳定的单烷氧基磷酰化 AChE。此时 AChE 复活药也难以使该酶活性恢复，必须等待新生的 AChE 出现，才可水解 ACh，此过程可能需要几周时间。

2. 有机磷酸酯类的中毒症状

（1）急性中毒：主要表现为对胆碱能神经突触、神经肌接头和中枢神经系统的影响。

1）胆碱能神经突触：呼吸道吸入后，全身中毒症状可在数分钟内出现，如经胃肠道或皮肤吸收，中毒症状出现可有不同程度延缓。当人体吸入或经眼接触毒物蒸气或雾剂后，眼和呼吸道症状可首先出现，表现为瞳孔明显缩小、眼球疼痛、结膜充血、睫状肌痉挛、视力模糊、眼眉疼痛。随着药物的吸收，由于血压下降所致交感神经的兴奋作用，缩瞳作用可能并不明显，但可见泪腺、鼻腔腺体、唾液腺、支气管和胃肠道腺体分泌增加。呼吸系统症状还包括由于支气管平滑肌收缩、呼吸道腺体分泌增加所致的呼吸困难。当毒物由胃肠道摄入时，则胃肠道症状可首先出现，表现为厌食、恶心、呕吐、腹痛、腹泻等。当毒物经皮肤吸收中毒时，则首先可见与吸收部位最邻近区域出汗及肌束颤动。严重中毒时，可见自主神经节呈先兴奋、后抑制状态，产生复杂的自主神经综合效应，常可表现为口吐白沫、呼吸困难、流泪、阴茎勃起、大汗淋漓、大小便失禁、心率减慢和血压下降。

2）胆碱能神经-肌接头：表现为肌无力、不自主肌束抽搐、震颤，常先从眼睑、颜面等处小肌肉开始，逐渐发展至全身，继而转为肌无力和麻痹，严重时可引起呼吸肌麻痹。

3）中枢神经系统：除了脂溶性极低的毒物外，其他毒物均可进入血-脑屏障而产生中枢作用，表现为先兴奋后抑制，出现意识模糊、共济失调、谵妄、反射消失、昏迷、中枢性呼吸麻痹及延髓血管运动中枢和其他中枢抑制造成血压下降。

（2）慢性中毒：多发生于长期接触农药的人员，其突出表现为血浆 AChE 活性持续明显下降，而临床症状不明显，可表现为失眠、躁动、不安、腹胀、多汗、偶见肌束颤动及瞳孔缩小，严重者出现抽搐、惊厥甚至昏迷。

3. 有机磷酸酯类中毒的诊断及防治

（1）诊断：诊断主要依据毒物接触史和临床体征，通过测定红细胞和血浆中的 AChE 的活性明确诊断。尽管 AChE 的活性在正常人群中差异极大，但中毒者在症状未出现前其 AChE 的活性已明显降低至正常人群的水平以下。

（2）预防：严格执行农药生产、管理制度。加强生产人员及使用农药人员的劳动保护措施及安全知识教育。

（3）急性中毒的治疗

1）清除毒物：对由皮肤吸收者，应用温水和肥皂清洗皮肤，经消化道中毒者，可用2%碳酸氢钠溶液或1%盐水反复洗胃，然后给以硫酸镁导泻。敌百虫口服中毒时不用碱性溶液洗胃，因其在碱性溶液中可转化为毒性更强的敌敌畏。眼部中毒者，可用2%碳酸氢钠溶液或0.9%盐水冲洗数分钟。

2）对症治疗：①维持病人呼吸道通畅，包括支气管内吸引术，必要时进行人工呼吸、给氧；②阿托品：为治疗急性有机磷酸酯类中毒的特异性、高效能解毒药物，能迅速对抗体内 ACh 的 M 样作用，开始时可用阿托品静脉注射（亦可肌内注射），如无效，可每隔 5～10 min 肌内注射，直至 M 胆碱受体兴奋症状消失或出现阿托品轻度中毒症状（阿托品化）；③AChE 复活药：AChE 复活药是一类能使 AChE 活性恢复的药物，这些药物不但能使单用阿托品所不能控制的严重中毒症状得到解救,而且也可缩短一般中毒的病程。

三、胆碱酯酶复活药

(一) 氯解磷定

氯解磷定(pralidoxime chloride,PAM-Cl)是临床上较为常用的 AChE 复活药,可肌内注射或静脉给药,作用快,不良反应较小。本品对不同有机磷酸酯类中毒疗效存在差异,如对内吸磷、马拉硫磷和对硫磷中毒疗效较好,对敌百虫、敌敌畏中毒疗效稍差,而对乐果中毒则无效。

1. 药理作用 氯解磷定能与磷酰化胆碱酯酶结合成复合物,复合物再裂解形成磷酰化氯解磷定,使 AChE 游离而恢复其活性;氯解磷定还能直接与体内游离的有机磷酸酯类结合,使之成为无毒的磷酰化氯解磷定从尿中排出。

2. 临床应用 氯解磷定可明显减轻 N 样症状,对骨骼肌痉挛的抑制作用最为明显,能迅速抑制肌束颤动,对中枢神经系统的中毒症状也有一定改善作用,但对 M 样症状影响较小,故应与阿托品合用,以控制症状。

3. 不良反应 治疗剂量的氯解磷定毒性较小,肌内注射局部有轻微疼痛。静脉注射过快可出现头痛、眩晕、乏力、视力模糊、恶心及心动过速。剂量过大本身也可以抑制 AChE,使神经肌肉传导阻滞,严重者呈癫痫样发作、抽搐、呼吸抑制。

(二) 碘解磷定

碘解磷定(prahdoxlme iodide,派姆,PAM)的药理作用和应用与氯解磷定相似,仅能静脉给药,不良反应较多,目前已较少应用。

第五节 胆碱受体阻断药

胆碱受体阻断药又称抗胆碱药,能与胆碱受体结合,阻断 ACh 或胆碱受体激动药与胆碱受体结合,从而产生抗胆碱作用,根据对 M 受体和 N 受体的选择性不同,可将胆碱受体阻断药分为 M 胆碱受体阻断药和 N 胆碱受体阻断药。

一、M 胆碱受体阻断药

M 胆碱受体阻断药包括:①天然形成的生物碱,如阿托品和东莨菪碱;②天然生物碱的半合成衍生物,其体内过程和作用时间与母体药物不同;③合成生物碱,其对 M 胆碱受体亚型具有选择性拮抗作用,如后马托品、托吡卡胺和哌仑西平等。

(一) 阿托品

阿托品(atropine)是天然形成的生物碱,是常用的 M 胆碱受体阻断药。

1. 药理作用及作用机制 治疗量的阿托品与 M 胆碱受体结合后,能阻断 ACh 或胆碱受体激动药与受体结合,从而拮抗了它们的作用。阿托品对 M 受体有较高选择性,但对 M 受体亚型的选择性较低,大剂量使用时对神经节的 N 受体也有阻断作用。阿托品的作用广泛,各器官对之敏感性不同,因此随着剂量增加可依次出现腺体分泌减少,瞳孔扩大和调节麻痹，心率加快，胃肠道及膀胱平滑肌抑制，大剂量可出现中枢症状。

（1）抑制腺体分泌：阿托品通过M胆碱受体的阻断作用抑制腺体分泌，对唾液腺与汗腺的作用最敏感，应用小剂量即可出现分泌减少，引起口干和皮肤干燥，剂量增大，使泪腺及呼吸道腺体分泌也明显减少，较大剂量也减少胃液分泌，迷走神经虽可调节促胃液素引起的组胺释放和胃酸分泌，但促胃液素分泌不完全受迷走神经张力支配，因此阿托品并不能阻断胃肠道激素和非胆碱能神经递质对胃酸分泌的调节作用，加之阿托品可同时抑制胃中 HCO_3^- 的分泌，故阿托品对胃酸浓度影响较小。

（2）扩瞳、升高眼内压和调节麻痹：阿托品对眼的作用与毛果芸香碱相反，阻断瞳孔括约肌上M胆碱受体，去甲肾上腺素能神经支配的瞳孔扩大肌功能占优势，出现瞳孔散大。由于瞳孔扩大，使虹膜退向四周外缘，前房角间隙变窄，阻碍房水循环，导致眼内压升高，阻断睫状肌上M受体，睫状肌松弛，使悬韧带拉紧，晶状体变为扁平，其折光度减低，只适合看远物，而不能将近物清晰地成像于视网膜上，造成视近物模糊不清，此即为调节麻痹。

（3）解除内脏平滑肌痉挛：阿托品对多种内脏平滑肌有松弛作用，尤其对过度活动或痉挛的平滑肌作用更为显著。它可抑制胃肠道平滑肌痉挛，降低蠕动的幅度和频率，缓解胃肠绞痛。阿托品也可降低尿道和膀胱逼尿肌的张力和收缩幅度，常可解除由药物引起的输尿管张力增高，对胆管的解痉作用较弱。阿托品对胃肠括约肌作用常取决于括约肌的功能状态，如当胃幽门括约肌痉挛时，阿托品则具有一定松弛作用，但作用常较弱或不恒定。阿托品对子宫平滑肌作用较弱。

（4）解除迷走神经对心脏的抑制：阿托品对心脏的主要作用为加快心率，心率加快的程度取决于迷走神经张力，在迷走神经张力高的青壮年，心率加快明显，而对运动时、婴幼儿和老年人的心率，阿托品影响较小，即使大剂量也不能加快心率。阿托品可拮抗迷走神经过度兴奋所致的房室传导阻滞和心律失常。阿托品尚可缩短房室结的有效不应期，增加房颤或房扑患者的心室率。

（5）扩张血管改善微循环：治疗量阿托品对血管与血压无显著影响，但可完全拮抗由胆碱酯类药物所引起的外周血管扩张和血压下降。大剂量的阿托品可引起皮肤血管扩张，出现潮红、温热等症状，尤其当微循环的血管痉挛时，有明显的解痉作用。阿托品扩血管作用机制可能是机体对阿托品引起的体温升高后的代偿性散热反应，也可能是阿托品的直接扩血管作用。

（6）对中枢神经系统的影响：治疗剂量的阿托品轻度兴奋延髓及高级中枢而引起弱的迷走神经兴奋作用，较大剂量可轻度兴奋延髓和大脑，大剂量时中枢兴奋明显加强，中毒剂量可见明显中枢中毒症状，持续的大剂量可见中枢由兴奋转为抑制，发生昏迷与呼吸麻痹，最后死于循环与呼吸衰竭。

2. 临床应用

（1）眼科

1）虹膜睫状体炎：阿托品溶液滴眼，可松弛虹膜括约肌和睫状肌，使之充分休息，有助于炎症消退。尚可与缩瞳药交替应用，预防虹膜与晶状体的粘连。

2）验光、检查眼底：眼内滴用阿托品可使睫状肌松弛，去除眼的调节作用，可准确测定晶状体的屈光度，亦可利用其扩瞳作用以检查眼底，但阿托品作用持续时间较长，其调节麻痹作用可维持3天，现已少用。因儿童的睫状肌调节功能较强，须用阿托品发挥其充分的调节麻痹作用。

(2) 抑制腺体分泌:阿托品用于全身麻醉前给药,以减少呼吸道腺体及唾液腺分泌,防止分泌物阻塞呼吸道及吸入性肺炎的发生,也可用于严重的盗汗及流涎症状。

(3) 解除平滑肌痉挛:阿托品用于各种内脏绞痛,对胃肠绞痛,膀胱刺激症状如尿频、尿急等疗效较好,但对胆绞痛或肾绞痛疗效较差,常需与阿片类镇痛药合用。

(4) 缓慢型心律失常:阿托品可用于治疗迷走神经过度兴奋所致的窦房阻滞、房室阻滞等缓慢型心律失常。

(5) 抗休克:对暴发型流行性脑脊髓膜炎、中毒性菌痢、中毒性肺炎等所致的感染性休克患者,可用大剂量阿托品治疗,能解除血管痉挛,舒张外周血管,改善微循环。但对休克伴有高热或心率过快者,不宜用阿托品。

(6) 解救有机磷酸酯类中毒。

3. 不良反应及禁忌证 阿托品治疗剂量常见不良反应有口干、视力模糊、心率加快、瞳孔扩大,皮肤潮红等。随着剂量增大,其不良反应逐渐加重,甚至出现明显中枢中毒症状。阿托品中毒的解救主要为对症治疗,并可用毒扁豆碱缓慢静脉注射,可迅速对抗阿托品中毒症状,但由于毒扁豆碱体内代谢迅速,患者可在1~2 h内再度昏迷,故需反复给药。如患者有明显中枢兴奋时,可用地西泮对抗,但剂量不宜过大,以免与阿托品导致的中枢抑制作用产生协同作用。青光眼、前列腺肥大者禁用阿托品。

(二) 其他生物碱类M胆碱受体阻断药

1. 山莨菪碱(anisodamine) 山莨菪碱是从茄科植物唐古特莨菪中分离出的天然生物碱,为左旋品,简称654,人工合成的为消旋品,称654-2,有与阿托品类似的药理作用,但其抑制唾液分泌和扩瞳作用仅为阿托品的1/20~1/10。因不易进入中枢,故其中枢兴奋作用很弱,可对抗ACh所致的平滑肌痉挛和抑制心血管作用,此作用与阿托品相似而稍弱,但其对血管痉挛的解痉作用的选择性相对较高,主要用于感染性休克,也可用于内脏平滑肌绞痛,不良反应和禁忌证与阿托品相似。

2. 东莨菪碱(scopolamine) 东莨菪碱对中枢神经系统的作用与阿托品不同,在治疗剂量时即可引起中枢神经系统抑制,表现为困倦、遗忘、疲乏、快动眼睡眠时相缩短等。东莨菪碱主要用于麻醉前给药,因其不但能抑制腺体分泌,而且具有中枢抑制作用,因此优于阿托品。此外还可用于抗晕动病,以预防给药效果较好,如已出现晕动病的症状如恶心、呕吐等再用药则疗效差,防晕作用可能与其抑制前庭神经内耳功能或大脑皮层功能有关,可与苯海拉明合用以增加疗效。本品也可用于妊娠呕吐及放射病呕吐。此外,东莨菪碱对帕金森病也有一定疗效,可改善患者的流涎、震颤和肌肉强直等症状,可能与其中枢抗胆碱作用有关,不良反应和禁忌证与阿托品相似。

由于阿托品作用广泛,不良反应多,用于眼科疾病时,作用时间太久,针对这些缺点,通过改变其化学结构,合成了一些作用与阿托品相似,但选择性更高,副作用更少的代用品,其中包括扩瞳药、解痉药和选择性M受体阻断药。

(三) 合成扩瞳药

目前临床主要用于扩瞳的药物有后马托品(homatropine)、环喷托酯(cyclopento1ate)和尤卡托品(eucatropine)等,这些药物与阿托品比较,其扩瞳作用维持时间明显缩短故适合于一般的眼科检查。

（四）合成解痉药

1. 季胺类解痉药　溴丙胺太林（普鲁本辛，propantheline bromide）是一种临床常用合成解痉药，口服吸收不完全，食物可妨碍其吸收，故宜在饭前 0.5~1 h 服用，作用时间约为6 h。本品为非选择性 M 胆碱受体拮抗药，治疗量可明显抑制胃肠道平滑肌，并能不同程度地减少胃液分泌。用于胃、十二指肠溃疡、胃肠痉挛和泌尿道痉挛，也可用于遗尿症及妊娠呕吐。不良反应类似于阿托品，中毒量可因神经-肌接头传递阻滞而引起呼吸麻痹。异丙托溴铵（ipratropium bromide）用于气道疾病的治疗，以减轻下呼吸道分泌物累积，但两药均无中枢作用。主要临床用途为治疗慢性阻塞性肺部疾病。异阿托溴铵常以气雾剂吸入给药，而噻托溴铵以干粉注射给药。

2. 叔胺类解痉药　贝那替秦（胃复康，benactyzine）口服较易吸收，能缓解平滑肌痉挛，抑制胃液分泌，且有中枢安定作用，适用于兼有焦虑症的溃疡患者，亦可用于肠蠕动亢进及膀胱刺激征患者。不良反应有口干、头晕及嗜睡等。此外，叔胺类 M 胆碱受体阻断药可进入中枢，其中枢的抗胆碱作用可用于帕金森病和抗精神病药引起的锥体外系副作用的治疗，主要药物是甲磺酸苯扎托品和盐酸苯海索，另外还包括盐酸双环维林（dicylomine hydrochloride）和氯化奥昔布宁（oxybutynin chloride），这些药物尚有非选择性直接松弛平滑肌的作用，在治疗剂量下能减轻胃肠道、胆道、输尿管和子宫平滑肌痉挛。

（五）选择性 M 受体阻断药

阿托品合成或半合成的类似物对 M 受体亚型缺乏选择性，临床应用时副作用较多。而选择性 M 受体阻断药对受体的特异性较高，副作用明显减少。哌仑西平（pirenzepine）为选择性 M_1 受体阻断药，其结构式与丙米嗪相似，属三环类药物。替仑西平（telenzepine）为哌仑西平同类物，对 M_1 受体的选择性阻断作用更强。两药均用于与泌酸有关的消化性溃疡的治疗，可抑制胃酸及胃蛋白酶的分泌。

二、N 胆碱受体阻断药

根据对不同亚型 N 受体选择性的差异，可将 N 胆碱受体阻断药分为 N_1 受体阻断药和 N_2 受体阻断药。

（一）N_1 受体阻断药

N_1 受体阻断药又称为神经节阻断药（N_1-cholinocepter blocking drugs），能与神经节的 N_1 受体结合，竞争性地阻断 ACh 与受体结合，从而阻断了神经节中神经冲动的传递。这类药物对交感神经节和副交感神经节都有阻断作用，因此其综合效应常视两类神经对该器官支配以何者占优势而定。本类药物作用广泛，副作用多，因此，除用于抢救高血压危象和某些手术控制性降压外，临床上几乎不使用。常用的是美甲明（mecamine）和樟磺咪芬（trimetaohan camsylate）。

（二）N_2 受体阻断药

N_2 受体阻断药又称为骨骼肌松弛药（skeletal muscular relaxants），能作用于神经-肌接头

后膜的 N_2 胆碱受体，产生神经肌肉阻滞的作用，只能使骨骼肌麻痹，而不产生麻醉作用，不能使患者的神志和感觉消失，也不产生遗忘作用。按其作用机制不同，可将其分为除极化型肌松药（depolarizing muscular relaxants）和非除极化型肌松药（nondepolarizing muscular relaxants）。

1. 除极化型肌松药 这类药物又称为非竞争型肌松药（noncompetitive muscular relaxants），能与神经-肌接头后膜的胆碱受体结合，产生与 ACh 相似但较持久的除极化作用，复极过程受阻，继而出现神经肌肉传递功能障碍，从而使骨骼肌松弛。其作用特点：①最初可出现短时肌束颤动，以胸、腹肌肉尤为显著，这与药物对不同部位的骨骼肌除极化出现的时间先后不同有关；②连续用药可产生快速耐受性；③抗胆碱酯酶药不仅不能拮抗其肌松作用，反能加强之，因此过量时不能用新斯的明解救；④治疗剂量并无神经节阻断作用。

琥珀胆碱（succinylcholine）是常用的非竞争型肌松药，由琥珀酸和两个分子的胆碱组成，又称司可林（scoline）。

琥珀胆碱进入体内后即可被血液和肝脏中的假性胆碱酯酶迅速水解为琥珀酰单胆碱，肌松作用明显减弱，然后可进一步水解为琥珀酸和胆碱，肌松作用消失。约 2% 药物以原形经肾排泄，其余以代谢产物的形式从尿液中排出。琥珀胆碱肌松作用快而短暂，静脉注射后 20 s 起效，1 min 后出现肌松作用，2 min 时作用达高峰，持续时间为 5~8 min。肌松作用从颈部肌肉开始，逐渐波及肩胛、腹部和四肢。肌松部位以颈部和四肢肌肉最明显，面、舌、咽喉和咀嚼肌次之，而对呼吸肌麻痹作用不明显。静脉注射琥珀胆碱适用于短时间操作的一些检查，如气管内插管、气管镜、食管镜、胃镜等，静脉滴注适用于较长时间手术，可维持较长时间的肌松作用。

本药可引起强烈的窒息感，故对清醒患者禁用，可先用硫喷妥钠行静脉麻醉后，再给琥珀胆碱。琥珀胆碱产生肌松作用前有短暂肌束颤动，有 25%~50% 患者出现术后肩胛部、胸腹部肌肉疼痛。肌肉持久性除极化而释放钾离子，使血钾升高。如患者同时有大面积软组织损伤如烧伤、恶性肿瘤、肾功能损害及脑血管意外等疾患存在，则血钾可升高 20%~30%，应禁用本药。过量可致呼吸肌麻痹，尤其对遗传性胆碱酯酶活性低下者，使用本药时需备有人工呼吸机。

2. 非除极化型肌松药 又称竞争型肌松药（competitive muscular relaxants），能与 ACh 竞争神经-肌接头的 N_2 胆碱受体，但不激动受体，能竞争性阻断 ACh 的除极化作用，使骨骼肌松弛，抗胆碱酯酶药可拮抗其肌松作用，故过量可用适量的新斯的明解救。筒箭毒碱（tubocurarine）是临床应用最早的典型非除极化型肌松药。该药口服难吸收，静脉注射后 4~6min 起效，快速运动肌如眼部肌肉首先松弛，而后可见四肢、颈部和躯干肌肉松弛，继之肋间肌松弛，出现腹式呼吸。如剂量加大，可致膈肌麻痹，呼吸停止，抢救时可进行人工呼吸，并用新斯的明对抗。肌肉松弛恢复时，其次序与肌松时相相反。临床上可作为麻醉辅助药，用于胸腹手术和气管插管等，禁忌证为重症肌无力、支气管哮喘和严重休克。

第六节 局部麻醉药

局部麻醉药（local anaesthetics，LAs）简称局麻药，是一类以适当的浓度应用于局部神经末梢或神经干的药物，本类药物能暂时、完全和可逆性地阻断神经冲动的产生和传导，在意识清醒的条件下可使局部痛觉等感觉暂时消失，局麻作用消失后，神经功能可完全恢复，同时对各类组织无损伤性影响。

常用局麻药分为两类:第一类为酯类,结构中具有—COO—基团,属于这一类的药物有普鲁卡因、丁卡因等;第二类为酰胺类,结构中具有—CONH—基团,属于这一类的药物有利多卡因、布比卡因等。

一、常用局麻药

1. 普鲁卡因(procaine) 普鲁卡因是常用的局麻药之一,对黏膜的穿透力弱。一般不用于表面麻醉,常局部注射用于浸润麻醉、传导麻醉、蛛网膜下腔麻醉和硬膜外麻醉。普鲁卡因在血浆中能被酯酶水解,转变为对氨苯甲酸(PABA)和二乙氨基乙醇,前者能对抗磺胺类药物的抗菌作用,故应避免与磺胺类药物同时应用。普鲁卡因也可用于损伤部位的局部封闭。有时可引起过敏反应,故用药前应做皮肤过敏试验,但皮试阴性者仍可发生过敏反应。对本药过敏者可用氯普鲁卡因和利多卡因代替。

2. 利多卡因(lidocaine) 利多卡因是目前应用最多的局麻药,又名赛罗卡因(xylocaine)。相同浓度下与普鲁卡因相比,利多卡因具有起效快、作用强而持久、穿透力强及安全范围较大等特点,同时无扩张血管作用及对组织几乎没有刺激性。可用于多种形式的局部麻醉,有全能麻醉药之称,主要用于传导麻醉和硬膜外麻醉。本药也可用于心律失常的治疗,对普鲁卡因过敏者可选用此药。

3. 丁卡因(tetracaine) 丁卡因又称地卡因(dicaine),其化学结构与普鲁卡因相似,属于酯类局麻药。本药对黏膜的穿透力强,常用于表面麻醉。以0.5%~1%溶液滴眼,无角膜损伤等不良反应。本药也可用于传导麻醉、腰麻和硬膜外麻醉,因毒性大,一般不用于浸润麻醉。

4. 罗哌卡因(ropivacaine) 罗哌卡因的化学结构类似于布比卡因,其阻断痛觉的作用较强而对运动的作用较弱,作用时间短,对心肌的毒性比布比卡因小,有明显的收缩血管作用。适用于硬膜外、臂丛阻滞和局部浸润麻醉。它对子宫和胎盘血流几乎无影响,故适用于产科手术麻醉。

5. 布比卡因(bupivacaine) 布比卡因又称麻卡因(marcaine),属酰胺类局麻药,化学结构与利多卡因相似,局麻作用较利多卡因强、持续时间长。本药主要用于浸润麻醉、传导麻醉和硬膜外麻醉。左旋布比卡因(levobupivacaine),为新型长效局麻药,作为布比卡因的异构体,具有相对较低的毒性。

二、局麻药的体内过程

局麻药由作用部位吸收后,进入血液循环的量和速度决定血药浓度。影响因素有:①药物剂量;②给药部位;③局麻药的性能;④血管收缩剂。局麻药吸收入血后,首先分布到脑、肺、肝、肾等高灌流器官,然后以较慢速度分布到肌、肠、皮肤等血液灌流较差的部位。

局麻药进入血液循环后,其代谢产物的水溶性更高,并从尿中排出,酯类局麻药主要由假性胆碱酯酶水解失活,酰胺类药物的转化降解规律尚不完全清楚,主要在肝细胞内质网代谢转化,故肝功能不全的患者用量应酌减。

三、局麻作用及作用机制

1. 作用机制 目前公认的是局麻药阻断神经细胞膜上的电压门控性 Na^+ 通道(voltage-gated Na^+ channels),使传导阻滞,产生局麻作用。局麻药的作用具有频率和电压依赖性。

2. 局麻作用 局麻药的作用与神经细胞或神经纤维的直径大小及神经组织的解剖特点有关。一般规律是神经纤维末梢、神经节及中枢神经系统的突触部位对局麻药最为敏感,细神经纤维比粗神经纤维更易被阻断。对无髓鞘的交感、副交感神经节后纤维在低浓度时可显效。对有髓鞘的感觉和运动神经纤维则需高浓度才能产生作用。对混合神经产生作用时,首先消失的是持续性钝痛(如压痛),其次是短暂性锐痛,继之依次为冷觉、温觉、触觉、压觉消失,最后发生运动麻痹,进行蛛网膜下腔麻醉时,首先阻断自主神经,继而按上述顺序产生麻醉作用。神经冲动传导的恢复则按相反的顺序进行。

四、局麻药的临床应用

1. 表面麻醉(surface anaesthesia) 表面麻醉是将穿透性强的局麻药根据需要涂于黏膜表面,使黏膜下神经末梢麻醉。用于眼、鼻、口腔、咽喉、气管、食管和泌尿生殖道黏膜部位的浅表手术。常选用丁卡因,如耳鼻喉科手术前咽喉喷雾法麻醉。

2. 浸润麻醉(infiltration anaesthesia) 浸润麻醉是将局麻药溶液注入皮下或手术视野附近的组织,使局部神经末梢麻醉。根据需要可在溶液中加少量肾上腺素,可减缓局麻药的吸收,延长作用时间。浸润麻醉的优点是麻醉效果好,对机体的正常功能无影响。缺点是用量较大,麻醉区域较小,在做较大的手术时,因所需药量较大而易产生全身毒性反应,可选用利多卡因、普鲁卡因。

3. 传导麻醉(conduction anaesthesia) 传导麻醉是将局麻药注射到外周神经干附近,阻断神经冲动传导,使该神经所分布的区域麻醉。阻断神经干所需的局麻药浓度较麻醉神经末梢所需的浓度高,但用量较小,麻醉区域较大,可选用利多卡因、普鲁卡因和布比卡因。为延长麻醉时间,也可将布比卡因和利多卡因合用。

4. 蛛网膜下腔麻醉(subarachnoidal anaesthesia) 蛛网膜下腔麻醉又称脊髓麻醉或腰麻(spinal anaesthesia),是将麻醉药注入腰椎蛛网膜下腔,麻醉该部位的脊神经根。首先被阻断的是交感神经纤维,其次是感觉纤维,最后是运动纤维。常用于下腹部和下肢手术。常用药物为利多卡因、丁卡因和普鲁卡因。药物在椎管内的扩散受病人体位、姿势、药量、注射力量和溶液比重的影响。普鲁卡因溶液通常比脑脊液的比重高。为了控制药物扩散,通常将其配成高比重或低比重溶液。如用放出的脑脊液溶解或在局麻药中加 10% 葡萄糖溶液,其比重高于脑脊液,用蒸馏水配制溶液的比重可低于脑脊液。患者取坐位或头高位时,高比重溶液可扩散到硬脊膜腔的最低部位,相反,如采用低比重溶液有扩散入颅腔的危险。

脊髓麻醉的主要危险是呼吸麻痹和血压下降,后者主要是由于静脉和小静脉失去神经支配后显著扩张所致,其扩张的程度由管腔的静脉压决定。静脉血容量增大时会引起心输出量和血压的显著下降,因此维持足够的静脉血回流心脏至关重要。可取轻度的头低位(10°~15°)或预先应用麻黄碱预防。

5. 硬膜外麻醉(epidural anaesthesia) 硬膜外麻醉是将药液注入硬膜外腔,麻醉药沿着神经鞘扩散,穿过椎间孔阻断神经根。硬膜外腔终止于枕骨大孔,不与颅腔相通,药液不扩散至脑组织,无腰麻后头痛或脑脊膜刺激现象。但硬膜外麻醉用药量较腰麻大5~10倍,如误入蛛网膜下腔,可引起严重的毒性反应。硬膜外麻醉也可引起外周血管扩张、血压下降及心脏抑制,可应用麻黄碱防治。常用药物为利多卡因、布比卡因及罗哌卡因等。

6. 区域镇痛(regional analgesia)　近年来,外周神经阻滞技术及局麻药的发展为患者提供了更理想的围术期镇痛的有效方法,通常与阿片类药物联合应用,可减少阿片类药物的用量。酰胺类局麻药如布比卡因、左旋布比卡因及罗哌卡因在区域镇痛中运用最为广泛,尤其是罗哌卡因,具有感觉和运动阻滞分离的特点,使其成为区域镇痛的首选药。

五、局麻药的不良反应及防治

1. 毒性反应　局麻药的剂量或浓度过高,或误将药物注入血管时引起的全身作用,主要表现为中枢神经系统和心血管系统的毒性。

(1) 心血管系统:局麻药对心肌细胞膜具有膜稳定作用,吸收后可降低心肌兴奋性。多数局麻药可使小动脉扩张,血压下降,因此在血药浓度过高时可引起血压下降,甚至休克等心血管反应。

(2) 中枢神经系统:局麻药对中枢神经系统的作用是先兴奋后抑制。中枢抑制性神经元对局麻药比较敏感,由于中枢神经系统兴奋和抑制的不平衡,中枢神经系统脱抑制而出现兴奋症状。局麻药引起的惊厥是边缘系统兴奋灶向外周扩散所致,静脉注射地西泮可加强边缘系统GABA能神经元的抑制作用,可防止惊厥发作。

防治:应以预防为主,掌握药物浓度和一次允许的极量,采用分次小剂量注射的方法。小儿、孕妇、肾功能不全患者应适当减量。

2. 变态反应　较为少见,在少量用药后立即发生类似过量中毒的症状。一般认为酯类局麻药比酰胺类发生过敏反应为多。

第七节　镇静催眠药

一、苯二氮䓬类

苯二氮䓬类(benzodiazepines,BZ)根据药物(及其活性代谢产物)消除半衰期的长短可分为三类:长效类如地西泮(diazepam),又称为安定;中效类如劳拉西泮(lorazepam);短效类如三唑仑(triazolam)、艾司唑仑(estazolam)等。

(一) 体内过程

BZ口服吸收迅速而完全,经0.5~1.5 h达峰浓度。肌肉注射,吸收缓慢而不规则,如需快速发挥疗效时可静脉注射给药。地西泮脂溶性高,易透过血-脑屏障和胎盘屏障。与血浆蛋白结合率高达95%以上。其在肝脏代谢,主要活性代谢物为去甲西泮(desmethyldiazepam),还有奥沙西泮(oxazepam)和替马西泮(temazepam),最后形成葡萄糖醛酸结合物经肾脏排出。

（二）药理作用与临床应用

1. 抗焦虑作用 焦虑是多种精神失常的常见症状，患者多有恐惧、紧张、忧虑、失眠并伴有心悸、出汗、震颤等症状。BZ小剂量即可明显改善上述症状，对各种原因引起的焦虑均有显著疗效。主要用于焦虑症。

2. 镇静、催眠作用 BZ随剂量增加，相继出现镇静及催眠作用。可明显缩短入睡时间，显著延长睡眠持续时间，减少觉醒次数。其镇静催眠作用具有以下优点：①治疗指数高，安全范围大，对呼吸影响小；②对快动眼睡眠（REMS）影响较小，停药后出现反跳性REMS睡眠延长较巴比妥类轻；③其依赖性和戒断症状也较轻微；④缩短3期和4期的NREMS睡眠，减少发生于此期的夜惊或梦游症。基于上述优点，BZ已取代了巴比妥类药物成为临床最常用的镇静催眠药。

3. 抗惊厥、抗癫痫作用 BZ有抗惊厥作用，临床上可用于辅助治疗破伤风、子痫、小儿高热惊厥、药物中毒性惊厥及躁狂症。抗癫痫作用，对癫痫大发作能迅速缓解症状，地西泮静脉注射是目前治疗癫痫持续状态的首选药物。

4. 中枢性肌肉松弛作用 BZ有较强的肌肉松弛作用，可缓解人类大脑损伤所致的肌肉僵直。临床用于脑血管意外、脊髓损伤等引起的中枢性肌肉强直，缓解局部关节病变、腰肌劳损及内镜检查所致的肌肉痉挛。

（三）作用机制

目前认为，苯二氮䓬类的中枢抑制作用主要与药物加强中枢抑制性神经递质GABA功能有关。可能和药物作用于不同部位的$GABA_A$受体密切相关。$GABA_A$是一个大分子复合体，为神经元膜上的配体-门控性Cl^-通道。此通道周围含有5个结合位点，包括GABA、BZ、巴比妥类、印防己毒素（picrotoxin）和乙醇（ethanol）等。GABA作用于$GABA_A$受体，使细胞膜对Cl^-通透性增加，Cl^-大量进入细胞膜内引起膜超极化，使神经元兴奋性降低。BZ与$GABA_A$受体复合物上的BZ受点结合，可以诱导受体发生构象变化，促进GABA与$GABA_A$受体结合，增加Cl^-通道开放的频率而增加Cl^-内流，产生上述中枢抑制的药理作用。

（四）不良反应

BZ毒性较小，安全范围大，很少因用量过大而引起死亡。最常见的不良反应是嗜睡、头昏、乏力和记忆力下降，其次为早醒、易激动、头痛等，大剂量时偶见共济失调。静脉注射速度过快可引起呼吸和循环功能抑制，严重者可致呼吸及心跳停止。与其他中枢抑制药、乙醇合用时，中枢抑制作用增强，加重嗜睡、昏睡、呼吸抑制、昏迷，严重者可致死。长期应用仍可产生耐受性，需增加剂量。久服可发生依赖性和成瘾，停用可出现反跳和戒断症状，表现为失眠、焦虑、兴奋、心动过速、呕吐、出汗及震颤，甚至惊厥。

BZ药物过量中毒可用氟马西尼（flumazenil，安易醒）进行鉴别诊断和抢救。氟马西尼是BZ结合位点的阻断剂，特异的竞争性阻断BZ衍生物与$GABA_A$受体上特异性结合位点结合，但对巴比妥类和其他中枢抑制药引起的中毒无效。

二、巴比妥类

巴比妥类（barbiturates）是巴比妥酸的衍生物。巴比妥酸本身并无中枢抑制作用，用不

同基团取代 C_5 上的两个氢原子后，可获得一系列中枢抑制药。包括长效类如苯巴比妥、鲁米那等；中效类如异戊巴比妥；短效类如司可巴比妥等；超短效类如硫喷妥。这些药物产生中枢抑制强弱不等的镇静催眠作用。

（一）体内过程

巴比妥类脂溶性较高，口服、注射吸收迅速，易透过血-脑屏障和胎盘屏障。与血浆蛋白结合率高。其在肝脏代谢，经肾脏排出。苯巴比妥中毒时，可用碳酸氢钠碱化尿液促进药物的排泄。

（二）药理作用与临床应用

巴比妥类对中枢神经系统有抑制作用。其剂量由小到大，对中枢抑制作用由弱变强，相应表现为镇静、催眠、抗惊厥及抗癫痫、麻醉等作用。由于其安全性差，易发生依赖性，目前其应用已日渐减少，临床上主要用于抗惊厥、抗癫痫和麻醉。

1. 镇静、催眠　小剂量巴比妥类药物可引起镇静，缓解焦虑、烦躁不安状态，低于此剂量并无抗焦虑作用；中等剂量可催眠，即缩短入睡时间，减少觉醒次数和延长睡眠时间，缩短 REMS 睡眠。久用停药，可“反跳性”地显著延长 REMS 睡眠时相，伴有多梦，引起睡眠障碍。另外，此类药物易产生耐受性和依赖性，诱导肝药酶活性，不良反应较多，因此，巴比妥类已不作镇静催眠药常规使用。

2. 抗惊厥、抗癫痫作用　苯巴比妥有较强的抗惊厥作用及抗癫痫作用，临床用于癫痫大发作和癫痫持续状态的治疗。也应用于小儿高热、破伤风、子痫、脑膜炎、脑炎及中枢兴奋药过量引起的惊厥。

3. 麻醉及麻醉前给药　一些短效及超短效巴比妥类药物，如硫喷妥钠可用做静脉麻醉。

（三）作用机制

巴比妥类药物在非麻醉剂量时主要抑制多突触反应，减弱易化，增强抑制。与其激活 $GABA_A$ 受体有关。巴比妥类药物结合 $GABA_A$ 受体的巴比妥类位点，通过增加 GABA 与 $GABA_A$ 受体的亲和力并通过延长 Cl^- 通道开放时间而增加 Cl^- 内流，增强 GABA 的抑制作用。此外，巴比妥类还可减弱或阻断谷氨酸作用于相应的受体后去极化导致的兴奋性反应，引起中枢抑制作用。

（四）不良反应

催眠剂量的巴比妥类可致眩晕、困倦，精细运动不协调。偶可引起剥脱性皮炎等严重过敏反应。中等剂量可轻度抑制呼吸中枢，严重肺功能不全和颅脑损伤致呼吸抑制者禁用。其肝药酶诱导作用可加速其他药物的代谢，影响药效。

长期连续服用巴比妥类可使患者产生对该药的精神依赖性和躯体依赖性，迫使患者继续用药，终至成瘾。成瘾后停药，出现戒断症状，表现为激动、失眠、焦虑，甚至惊厥。

三、其他镇静催眠药

1. 水合氯醛（chloral hydrate）　水合氯醛是三氯乙醛的水合物，口服吸收迅速，在肝中代谢为作用更强三氯乙醇。口服 15min 起效，催眠作用维持 6～8 h。不缩短 REMS，无宿醉后遗效应。可用于顽固性失眠或对其他催眠药效果不佳的患者。大剂量有抗惊厥作用，可用于小儿高热、子痫以及破伤风等惊厥。安全范围较小，使用时应注意。口服因其具有强烈的胃黏膜刺激性，易引起恶心、呕吐及上腹部不适等，不宜用于胃炎及溃疡患者。大剂量能抑制心肌收缩，缩短心肌不应期，过量对心、肝、肾实质性脏器有损害，故对严重心、肝、肾疾病患者禁用。一般以 10 % 溶液口服。直肠给药，以减少刺激性。久用可产生耐受和成瘾，戒断症状较严重，应防止滥用。

2. 丁螺环酮(buspirone)　丁螺环酮是一种新的非苯二氮䓬类药物，抗焦虑作用与地西泮相似，但无镇静、肌肉松弛和抗惊厥作用。丁螺环酮为 5-HT_{1A}受体的部分激动剂，激动突触前 5-HT_{1A}受体，反馈抑制 5-HT 释放，而发挥抗焦虑作用。其抗焦虑作用在服药后 1～2 周才能显效，4 周达到最大效应。临床适用于焦虑性激动、内心不安和紧张等急、慢性焦虑状态。不良反应有头晕、头痛及胃肠功能紊乱等，无明显的生理依赖性和成瘾性。

3. 佐匹克隆(zopiclone)　佐匹克隆又称唑比酮，忆梦返(imovane)，是一新型快速催眠药，属于环吡咯酮类。可缩短睡眠潜伏期，减少觉醒次数，提高睡眠质量。适用于各种类型失眠症。

第八节　抗癫痫药

癫痫是一类慢性、反复性、突然发作性大脑机能失调的神经系统疾病，其特征为脑神经元突发性异常高频率放电并向周围扩散。由于异常放电神经元所在部位(病灶)和扩散范围不同，临床就表现为不同的运动、感觉、意识和植物神经功能紊乱的症状。常用的抗癫痫药主要作用方式是：①直接抑制病灶神经元过度放电；②作用于病灶周围正常神经组织，以遏制异常放电的扩散。其作用机制包括：①加强脑内 GABA 介导的抑制作用；②干扰 Na^+、Ca^{2+}、K^+等阳离子通道。

一、苯妥英钠

苯妥英钠(phenytoin sodium)为二苯乙内酰脲的钠盐。作为最常用的抗癫痫药已有半个多世纪的历史。

(一) 体内过程

苯妥英钠口服吸收慢而不规则。不同制剂的生物利用度显著不同，且有明显的个体差异。由于本品呈强碱性(pH = 10.4)，刺激性大，故不宜肌内注射。癫痫持续状态时可作静脉注射。血浆蛋白结合率约 90%。60%～70% 在肝内质网中代谢为无活性的对羟基苯基衍生物，以原形由尿排出者不足 5%。消除速率与血浆浓度有密切关系。低于 10 μg/ml 时，按一级动力学消除，血浆 $t_{1/2}$6～24h；高于此浓度时，则按零级动力学消除，血浆 $t_{1/2}$可延长至 20～60h，且血药浓度与剂量不成比例地迅速升高，容易出现毒性反应。由于常用量时血浆浓度有较大个体差异，又受诸多因素影响，最好在临床药物监控下给药。

(二) 作用机制

苯妥英钠具有膜稳定作用，降低膜兴奋性。这与其治疗浓度(10μmol/L 以下)时即阻

滞 Na^+通道,减少 Na^+内流有关。苯妥英钠的这一作用具有明显的使用依赖性。

对高频异常放电的神经元的 Na^+通道阻滞作用明显,抑制其高频反复放电,而对正常的低频放电并无明显影响。苯妥英钠还抑制神经元的 T-Ca^{2+}通道,抑制 Ca^{2+}内流。较高浓度时,苯妥英钠能抑制 K^+外流,延长动作电位时程和不应期。另外,高浓度苯妥英钠能抑制神经末梢对 GABA 的摄取,诱导 GABA 受体增生,由此间接增强 GABA 的抑制作用,使 Cl^-内流增加而出现超极化,也可抑制异常高频放电的发生和扩散。

(三) 药理作用与临床应用

1. 抗癫痫　苯妥英钠是治疗癫痫大发作和局限性发作的首选药物。但对失神性发作无效,有时甚至使病情恶化。

2. 治疗中枢疼痛综合征　中枢性疼痛综合征包括三叉神经痛和舌咽神经痛等,其神经元放电与癫痫有相似的发作机制。感觉通路神经元在轻微刺激下即产生强烈放电,引起剧烈疼痛。苯妥英钠能使疼痛减轻,发作次数减少。

3. 抗心律失常　对于快速室性心律失常有治疗作用。

(四) 不良反应

1. 与剂量有关的毒性反应　除对胃肠道有刺激外,苯妥英钠的其他不良反应都与血药浓度大致平行。一般血药浓度 10 μg/ml 时可有效控制大发作,而 20 μg/ml 左右则可出现毒性反应。轻症反应包括眩晕、共济失调、头痛和眼球震颤等。血药浓度大于 40 μg/ml 可致精神错乱;50 μg/ml 以上出现严重昏睡以至昏迷。

2. 慢性毒性反应　长期用药可致牙龈增生,虽无痛苦,但影响美观。发生率约 20%,多见于青少年,为胶原代谢改变引起结缔组织增生的结果。应注意口腔卫生,经常按摩牙龈,可防止或减轻。一般停药 3~6 个月后可恢复。久服可致叶酸吸收及代谢障碍,抑制二氢叶酸还原酶,有时可发生巨幼细胞性贫血。补充甲酰四氢叶酸治疗有效。

3. 过敏反应　皮疹较常见。还可见粒细胞缺乏、血小板减少、再生障碍性贫血。偶见肝脏损害。应定期作血常规和肝功能检查。

4. 致畸反应　妊娠早期用药,偶致畸胎,如腭裂等。静脉注射过快时,可致心律失常、心脏抑制和血压下降,宜在心电图监护下进行。

二、卡马西平

卡马西平(carbamazepine)又称酰胺咪嗪。

(一) 体内过程

口服吸收良好,2~6 h 达血药峰浓度。血浆蛋白结合率为 80%。在肝中代谢为有活性的环氧化物。血浆半衰期在用药之初平均为 35 h。因本品为药酶诱导剂,连续用药 3~4 周后,半衰期可缩短 50%。

(二) 药理作用和临床应用

卡马西平的作用机制与苯妥英钠相似。治疗浓度时能阻滞 Na^+通道,抑制癫痫灶及其周围神经元放电。对复杂部分发作(如精神运动性发作)有良好疗效,至少 2/3 病例的发作可得到控制和改善。对大发作和部分性发作也为首选药之一。对癫痫并发的精神症状,以及锂盐无效的躁狂、抑郁症也有效。卡马西平对中枢性神经疼痛症(三叉神经痛和舌咽神经痛)有效,其疗效优于苯妥英钠。

(三) 不良反应

用药早期可出现多种不良反应,如头昏、眩晕、恶心、呕吐和共济失调等,亦可有皮疹和心血管反应。但一般并不严重,无须中断治疗,一周左右逐渐消退。

少见而严重的反应包括骨髓抑制(再生障碍性贫血、粒细胞减少和血小板减少)、肝损害和心血管系统不良反应。

三、乙琥胺

乙琥胺(ethosuximide)只对失神小发作有效。其疗效不及氯硝西泮,但副作用较少,至今仍是治疗小发作的常用药。对其他型癫痫无效。常见副作用有嗜睡、眩晕、呃逆、食欲减退和恶心、呕吐等。偶见嗜酸性粒细胞增多症和粒细胞缺乏症。严重者可发生再生障碍性贫血。

四、苯巴比妥

苯巴比妥(phenobarbital)抑制 Na^+内流和 K^+外流,但需较高浓度。对异常神经元有抑制作用,抑制其异常放电和冲动扩散。扑米酮(primidone,扑痫酮)在体内代谢成苯巴比妥和苯乙基丙二酰胺。曾认为这两种代谢产物是其抗癫痫作用的基础。但有报道认为扑米酮本身的抗癫痫机制更像苯妥英钠,具有独立的抗癫痫作用。苯巴比妥对除失神小发作以外的各型癫痫,包括癫痫持续状态,都有效。但因其中枢抑制作用明显,都不作为首选药,仅癫痫持续状态时常用以静脉注射。但临床更倾向于用戊巴比妥钠静脉注射以控制癫痫持续状态。扑米酮对部分性发作和大发作的疗效优于苯巴比妥;但对复杂部分发作的疗效不及卡巴西平和苯妥英钠。常见的不良反应为镇静、嗜睡、眩晕和共济失调等。偶可发生巨幼细胞性贫血、白细胞减少和血小板减少。

五、丙戊酸钠

丙戊酸钠(sodium valproate)的抗癫痫作用与抑制电压敏感性 Na^+通道有关,也有认为它能抑制 GABA 代谢酶,使脑内 GABA 积聚。对各种类型的癫痫发作都有一定疗效。对失神小发作的疗效优于乙琥胺,但因丙戊酸钠有肝毒性,临床仍愿选用乙琥胺。对全身性肌强直-阵挛性发作有效,但不及苯妥英钠和卡马西平。对非典型小发作的疗效不及氯硝西泮。对复杂部分性发作的疗效近似卡马西平。对其他药物未能控制的顽固性癫痫有时可奏效。丙戊酸钠的不良反应较轻。但偶见有肝损害,表现为谷草转氨酶升高,少数有肝炎发生,个别肝功能衰竭而死。儿童耐受性较好。对胎儿有致畸作用,常见脊椎裂。

六、苯二氮䓬类

苯二氮䓬类用于癫痫治疗者有地西泮、氯硝西泮(clonazepam)、硝西泮(nitrazepam)和氯巴占。地西泮是治疗癫痫持续状态的首选药,静脉注射显效快且较安全。硝西泮主要用于肌阵挛性发作、不典型小发作和婴儿癫痫。氟硝西泮对各型癫痫均有效,尤以对小发作、肌阵挛性发作和不典型小发作为佳,静脉注射还可治疗癫痫持续状态。不良反应较轻,常见中枢神经系统反应和消化系统症状,停药后可恢复。

第九节　治疗帕金森病药

帕金森病(Parkinson's disease,PD)是一种主要表现为进行性锥体外系功能障碍的中枢系统退行性疾病,典型症状为静止性震颤、肌肉强直、共济失调和运动迟缓,通常伴有智力减退。

目前年龄是比较公认的帕金森病危险因素之一,随着年龄的增长,帕金森病的患病率呈上升趋势。研究发现约10%的帕金森病患者有家族史,另外,毒物接触、职业、生活环境以及个人生活习惯等都会影响帕金森病的发病。

一、帕金森病发病机制

帕金森病与纹状体内的多巴胺(DA)含量显著减少有关。目前较公认的学说为"多巴胺学说"和"氧化应激学说"。

前者指出DA合成减少使纹状体DA含量降低,黑质-纹状体通路多巴胺能与胆碱能神经功能平衡失调,胆碱能神经元活性相对增高,使锥体外系功能亢进,发生震颤性麻痹,出现帕金森病的表现。

后者解释了黑质多巴胺能神经元变性的原因,即在氧化应激时,帕金森病患者DA氧化代谢过程中产生大量H_2O_2和超氧阴离子,在黑质部位Fe^{2+}催化下,进一步生成毒性更大的羟自由基,而此时黑质内的线粒体呼吸链的复合物Ⅰ活性下降,抗氧化物(特别是谷胱甘肽)消失,无法清除自由基,因此,自由基通过氧化神经膜类脂、破坏DA神经元膜功能或直接破坏细胞DNA,最终导致神经元变性。

二、抗帕金森病药

治疗帕金森病的药物可分为以下两大类:

1. 拟多巴胺类药

(1) 多巴胺的前体药,如左旋多巴。

(2) 左旋多巴的增效药。

1) 氨基酸脱羧酶(AADC)抑制药,如卡比多巴。

2) 单胺氧化酶-B(MAO-B)抑制药,如司来吉兰。

3) 儿茶酚胺氧甲基转移酶(COMT)抑制药,如硝替卡朋、托卡朋。

(3) DA受体激动药:溴隐亭、利修来得。

(4) 促多巴胺释放药:金刚烷胺。

2. 抗胆碱药　苯海索、苯扎托品。

(一) 左旋多巴(levodopa,*L*-DOPA)

左旋多巴是酪氨酸的羟化物,在体内是左旋酪氨酸合成儿茶酚胺的中间产物,为多巴胺的前体。

1. 体内过程 左旋多巴口服后通过芳香族氨基酸的主动转运系统从小肠迅速吸收，空腹服后1~2h达血药浓度峰值。左旋多巴吸收后首次通过肝脏时被外周组织的L-芳香族氨基酸脱羧酶脱羧成为多巴胺，大部分在外周脱羧转变为多巴胺。小部分可在肠道、心、肾中脱羧生成多巴胺。仅1%左右的左旋多巴能进入中枢神经系统而发挥治疗作用；外周形成的多巴胺易引起不良反应。通过血-脑屏障后的左旋多巴，补充纹状体中多巴胺的不足，而发挥治疗作用。

2. 药理作用与临床应用

（1）抗帕金森病：治疗多种类型的帕金森病患者。左旋多巴是多巴胺的前体，通过血-脑屏障后，补充纹状体中多巴胺的不足。其特点是：①起效慢但疗效持久，且随用药时间延长而递增。用药2~3周才出现疗效，1~6个月才获得最大疗效，作用持久；②轻症、年轻患者疗效好，但老年、严重患者效果差；③肌肉强直、运动困难改善好，但对肌肉震颤效果差；④对多种原因引起的帕金森综合征有效，但对抗精神病药（阻断中枢多巴胺受体）引起的症状无效；⑤缓解症状但不能阻止病情发展。

（2）治疗肝性脑病（俗称肝昏迷）：左旋多巴进入脑内后，经多巴胺转变成NE，发挥正常递质的功能，使神经功能恢复，患者苏醒。只作为肝昏迷的对症治疗。

3. 不良反应 均由左旋多巴在外周转变为多巴胺所引起，常见的有：

（1）早期反应：①胃肠道反应，初期表现为恶心、呕吐、食欲减退；长期偶见溃疡、出血和穿孔。②心血管反应，体位性低血压、心律失常等。

（2）长期反应

1）运动过多症：是异常动作舞蹈症的总称，也称为运动障碍，是由于服用大量左旋多巴后，多巴胺受体过度兴奋，出现手足、躯体和舌的不自主运动，服用两年以上发生率达90%，降低药物剂量可缓解。

2）症状波动：服药3~5年后，有40%~80%患者出现症状快速波动，重者出现“开-关现象”（on-off response）。“开”时活动正常或接近正常，而“关”时突然出现严重的帕金森症状。症状波动的发生与帕金森发展导致脑内多巴胺储存能力下降有关。可通过增加服药次数或加用左旋多巴的增效药缓解上述不良反应。

3）精神症状：出现精神错乱占10~15%，出现梦幻、幻想、幻视等，也有抑郁症等精神病症状，只能用非经典抗精神病药物，如氯氮平治疗。

（二）其他抗帕金森病药

卡比多巴（carbidopa）又称为α-甲基多巴肼、洛得新。卡比多巴不易通过血脑屏障，与左旋多巴合用时，仅能抑制外周多巴脱羧酶的活性，左旋多巴吸收后约99%在外周多巴脱羧酶的作用下转变多巴胺，多巴胺不易通过血-脑屏障进入中枢，只有1%左右左旋多巴通过血-脑屏障进入中枢，限制了疗效的发挥；同时外周多巴胺增多能引起较多不良反应。卡比多巴是外周多巴脱羧酶抑制剂，可减少左旋多巴在外周转化为多巴胺，使左旋多巴进入中枢量增加，可提高疗效又减少外周不良反应，症状波动减轻。单用基本无药理作用。

硝替卡朋（nitecapone）、托卡朋（tocapone）抑制COMT降低左旋多巴的降解，提高左旋多巴的生物利用度和在纹状体中的浓度。此类药物不易通过血-脑脊液屏障，仅在外周发挥作用。

溴隐亭(bromocriptine)、利修来得(lisuride)是 D_2类受体强激动剂,大剂量与左旋多巴合用治疗帕金森病取得较好疗效,能减少症状波动和"开-关反应"。不良反应与左旋多巴相似。

司来吉兰(selegiline)可迅速通过血-脑屏障,低剂量即可选择性和不可逆性抑制中枢神经系统单胺氧化酶-B,降低黑质-纹状体内多巴胺降解,使多巴胺浓度增加,该药又是抗氧化剂,抑制黑质-纹状体的超氧阴离子和羟自由基生成。该药对肠道单胺氧化酶-A 无作用,不会产生单胺氧化酶非选择性抑制剂所引起的高血压危象。本品与左旋多巴合用后,能降低左旋多巴用量,减少外周副反应,并能消除长期单独使用左旋多巴出现的"开-关反应"。

金刚烷胺(amantadine)可通过多种方式加强多巴胺的功能,如促进左旋多巴进入脑循环,增加多巴胺的合成,促使纹状体内残存的完整多巴胺能神经元释放多巴胺,并能抑制多巴胺的再摄取,且有直接激动多巴胺受体的作用及较弱的抗胆碱作用。

苯海索(benzhexol)又称为安坦(artane),口服易吸收,为胆碱受体阻断药可阻断中枢胆碱受体,减弱纹状体中 ACh 的作用。适用于:轻症患者;不能耐受左旋多巴或禁用左旋多巴的患者,合用左旋多巴,可使 50% 患者症状进一步改善;对抗精神病药引起的帕金森氏病有效。苯海索抗震颤疗效好,但改善强直及运动迟缓较差,对某些继发性症状如过度流涎有改善作用。

第十节　治疗阿尔茨海默病药

阿尔茨海默病(Alzhemer's disease,AD)是一种与年龄高度相关的、以进行性认知障碍和记忆力损害为主的中枢神经系统退行性疾病。表现为记忆力、判断力、抽象思维等一般智力的丧失,但视力、运动能力等则不受影响。病因尚未阐明,研究认为,其发病可能与遗传和环境因素有关。

发病机制目前尚未明确,主要与中枢胆碱能受损有关。胆碱能神经递质是脑组织中的重要化学物质,发生阿尔茨海默病时脑内的胆碱能神经元减少,导致 ACh 合成、储存和释放减少,进而引起以记忆和识别功能障碍为主要症状的一系列临床表现。阿尔茨海默病迄今尚无十分有效的治疗方法,现有的药物治疗策略是增加中枢胆碱能神经功能,主要有胆碱酯酶抑制药和胆碱受体激动药。

一、胆碱酯酶抑制药

他克林(tacrine)属第一代可逆性胆碱酯酶抑制药,通过抑制 AChE 而增加 ACh 的含量,既可抑制血浆中的 AChE,又可抑制组织中的 AChE;可激动 M 受体和 N 受体,促进 ACh 释放;还可促进脑组织对葡萄糖的利用。因此,他克林对阿尔茨海默病的治疗作用是多方面共同作用的结果,也是目前最有效的治疗药物。他克林临床用于治疗阿尔茨海默痴呆(与磷脂酰胆碱合用),可延缓病程 6~12 个月,提高患者的认知能力和自理能力。最常见的不良反应为肝毒性及消化道反应。

多奈哌齐(donepezil)为第二代可逆性 AChE 抑制药。与他克林相比:①多奈哌齐对中枢 AChE 有更高的选择性和专属性,能改善轻度至中度 AD 患者的认知能力和临床综合功能;②外周不良反应很少,患者耐受性较好。

加兰他敏(galantamine)属于第二代 AChE 抑制剂。疗效与他克林相当,但没有肝毒性。

其抗胆碱酯酶作用较弱，易透过血-脑屏障，故中枢作用较强，也可用于重症肌无力的治疗。

石杉碱甲（huperzine A）为强效、可逆性胆碱酯酶抑制药，有很强的拟胆碱活性，能易化神经-肌接头递质传递。用于老年性记忆功能减退及老年痴呆患者，可改善其记忆和认知能力。

美曲磷酯（metrifonate）又称敌百虫，是目前用于 AD 治疗的唯一以无活性前药形式存在的 AChE 抑制剂。

二、M 受体激动药

占诺美林（xanomeline）是 M_1受体选择性激动药，对 M_2、M_3、M_4、M_5受体作用很弱，易透过血-脑屏障，且皮质和纹状体的摄取率较高，为目前发现的选择性最高的 M_1受体激动剂之一。应用该药后，AD 患者的认知功能和动作行为有明显改善。但因胃肠不适以及心血管方面的不良反应，部分患者中断治疗。新研制的透皮吸收贴剂可避免消化道不良反应。

第十一节 镇 痛 药

镇痛药（analgesics）是作用于中枢神经系统，能选择性地缓解疼痛，而对其他感觉如听觉、触觉和视觉等无明显影响，并能保持意识清醒的一类药物。最典型的镇痛药物是阿片类生物碱及其合成代用品。此类镇痛药物通过激动中枢神经系统的特定部位的阿片受体，而产生镇痛作用，并同时缓解疼痛引起的不愉快情绪的药物。因其镇痛作用与激动阿片受体有关，且易产生药物依赖性或成瘾性，易导致药物滥用及停药戒断症状，故称阿片类镇痛药或麻醉性镇痛药、成瘾性镇痛药。

一、阿片生物碱类镇痛药

阿片（opium）为罂粟科植物罂粟未成熟浆果浆汁的干燥物，内含 20 余种生物碱。按其化学结构可分为菲类（主要有吗啡和可待因）和异喹啉类（主要是罂粟碱）。

（一）吗啡（morphine）

吗啡是阿片中最主要的生物碱，含量约为 10%。

1. 体内过程 吗啡口服后有较强的首关消除，生物利用度低，一般不作口服给药，常采用皮下注射。注射后 30min 可吸收 60%，约 1/3 与血浆蛋白结合，游离型吗啡可迅速分布至肝、肾等实质性器官。虽仅有少量可通过血-脑屏障，但已足以产生强大的镇痛效应。吗啡可通过胎盘屏障进入胎儿体内，约 10% 在肝脏代谢为仍具有生物活性的产物去甲吗啡。主要由肾脏排泄，也可少量通过乳汁和胆汁排泄，半衰期 2.5～3 h。

2. 药理作用 吗啡是一种阿片受体激动剂，其镇静、镇痛、抑制呼吸和镇咳等作用均与激动阿片受体有关。

（1）中枢神经系统

1）镇痛作用：吗啡具有强大的镇痛作用，对绝大多数急性疼痛和慢性疼痛的镇痛效果均良好，对持续性慢性钝痛的效力大于间断性锐痛，改善疼痛所引起的紧张焦虑、恐惧等情绪反应，并可伴有欣快感。椎管内注射可产生节段性镇痛，不影响意识和其他感觉。一次给药,镇痛作用持续4~6h,主要与其激动脊髓胶质区、丘脑内侧、脑室及导水管周围灰质的阿片受体有关。

2）镇静、致欣快作用:吗啡能消除由疼痛所引起的焦虑、紧张、恐惧等情绪反应,同时产生欣快感。吗啡还有镇静作用,使患者对疼痛的耐受力大大提高。用药后出现嗜睡、理智障碍,安静环境下易诱导入睡,但易被唤醒。吗啡还会引起欣快症,表现为满足感和飘然欲仙等,且对正处于疼痛折磨的患者十分明显,而对已适应慢性疼痛的患者则不显著或引起烦躁不安,这是吗啡镇痛效果良好的原因,同时也是造成强迫用药的重要原因。吗啡改变情绪的作用机制尚未明了,可能与激活边缘系统和蓝斑核的阿片受体,以及中脑边缘叶的中脑腹侧背盖区-伏隔核多巴胺能神经通路与阿片受体/肽系统的相互作用有关。

3）抑制呼吸:治疗量吗啡即可抑制呼吸,使呼吸频率减慢(中毒时3~4次/分)、潮气量降低。呼吸抑制是吗啡急性中毒时致死的主要原因。呼吸抑制的机制是:①治疗量吗啡可降低呼吸中枢对血液CO_2张力的敏感性,使呼吸频率减慢,潮气量降低;②抑制脑桥的呼吸调整中枢。

4）缩瞳:吗啡兴奋支配瞳孔的副交感神经,使瞳孔缩小。中毒时瞳孔缩小,针尖样瞳孔为其中毒特征。吗啡缩瞳作用不产生耐受性,治疗量尚可降低正常人和青光眼患者眼内压。

5）镇咳:吗啡可直接抑制咳嗽中枢,使咳嗽反射减轻或消失,产生明显镇咳作用。该作用与其镇痛和呼吸抑制作用无关,可能与激动延髓孤束核阿片受体有关,具体机制尚不清楚。

6）其他中枢作用:吗啡对体温和内分泌系统也有影响。吗啡兴奋延髓催吐化学感受区,引起恶心、呕吐。抑制下丘脑释放促性腺激素释放激素、促肾上腺皮质激素释放激素,从而降低血浆促肾上腺皮质激素、黄体生成素和卵泡刺激素的浓度。

(2) 平滑肌

1）胃肠道平滑肌:吗啡提高胃肠、泌尿道括约肌和支气管平滑肌张力。使小肠、大肠推进性蠕动减弱,延缓肠内容物通过,水分吸收增加,并抑制消化液分泌;回盲瓣及肛门括约肌张力提高,肠内容物通过受阻;对中枢系统抑制,便意和排便反射迟钝,引起便秘。

2）胆道平滑肌:治疗量吗啡可使奥狄括约肌痉挛性收缩,而诱发胆绞痛。阿托品可部分缓解。

3）其他平滑肌:吗啡对抗缩宫素(催产素),降低子宫平滑肌张力,而延长产程;提高输尿管平滑肌和膀胱括约肌的张力,导致尿潴留;使支气管平滑肌收缩,诱发或加重支气管哮喘。

(3) 心血管系统

吗啡对心率及节律均无明显影响,能扩张血管,降低外周阻力,可发生直立性低血压,部分与其促进组胺释放有关。治疗剂量吗啡仅轻度降低心肌耗氧量和左室舒张末压。吗啡对脑循环影响较小,但因其抑制呼吸使体内CO_2蓄积,间接扩张脑血管而使颅内压升高。此外,吗啡对心肌缺血性损伤具有保护作用,减小梗死病灶,减少心肌细胞死亡,其机制可能与吗啡类药物作用于δ_1受体而激活线粒体K_{ATP}通道有关。

(4) 免疫系统:吗啡抑制免疫系统作用,如抑制淋巴细胞增殖,减少淋巴因子分泌,减弱自然杀伤细胞的细胞毒作用。此外,吗啡还可抑制人类免疫缺陷病毒(HIV)蛋白诱导的免疫反应,抑制淋巴细胞增殖,减弱自然杀伤细胞的细胞毒作用,因此,吗啡吸食者易感HIV

感染。

3. 作用机制 痛觉向中枢传导过程中，痛觉刺激感觉神经末梢并释放谷氨酸和 P 物质，作用于相应受体而完成痛觉冲动向中枢的传递引起疼痛。内源性阿片肽由特定的神经元释放后可激动感觉神经突触前、后膜上的阿片受体，通过 G 蛋白偶联机制，抑制腺苷酸环化酶、促进 K^+外流、减少 Ca^{2+}内流，使突触前膜递质释放减少、突触后膜超极化，最终减弱或阻滞痛觉信号的传递，产生镇痛作用。

吗啡类药物通过激动脊髓胶质区、丘脑内侧、脑室及导水管周围灰质 μ 受体，模拟内源性阿片肽而发挥镇痛作用，作用于边缘系统和蓝斑的阿片受体，则可减缓疼痛所引起的不愉快、焦虑等情绪和致欣快。

4. 临床应用

（1）镇痛：吗啡对于各种原因引起的疼痛都有效，但由于久用易成瘾，仅用于严重创伤、烧伤、手术后和癌症晚期的剧痛及其他镇痛药无效时的短期应用；可缓解心肌梗死引起的剧痛。也可用于胆绞痛、肾绞痛，但需合用阿托品。注意，诊断未明的疼痛（特别是腹痛）要慎用，以免掩盖病情而延误诊断。吗啡作用的药理学基础是：①止痛；②镇静作用可消除焦虑情绪；③扩张血管可减轻心脏负担。

（2）心源性哮喘辅助治疗：心源性哮喘系急性左心衰竭引起的肺水肿，需综合治疗，除强心、利尿、给氧外，静脉注射吗啡可产生良好效果。治疗机制：①吗啡扩张血管，减少回心血量，减轻心脏负担；②镇静作用，消除患者焦虑、恐惧情绪；③抑制呼吸，降低呼吸中枢对二氧化碳的敏感性，使呼吸由浅快变深慢。但伴有休克、昏迷、严重肺部疾病或痰液过多时禁用。对尿毒症引起的肺水肿可应用吗啡作为辅助治疗。

（3）止泻：用于非感染性急、慢性消耗性腹泻症状。用含阿片制剂（阿片酊、复方樟脑酊）。如为细菌感染，应同时服用有效的抗菌药。

5. 不良反应

（1）治疗量：吗啡即可引起以下反应如眩晕、恶心、呕吐、便秘、排尿困难（老年患者多见）、胆绞痛、直立性低血压、呼吸抑制等。偶见烦躁不安等情绪改变。

（2）耐受性及依赖性：前者是指长期用药后中枢神经系统对其敏感性降低，需要增加剂量才能达到原来的药效。后者是指本类药物被人们反复使用后，使用者将对它们产生瘾癖的特性，又可分为躯体依赖性（physical dependence）和精神依赖性（psychological dependence）。产生躯体依赖性后，一旦停药会出现“戒断综合征”，产生难以忍受的不适感，表现为兴奋、失眠、流泪、流涕、出汗、震颤、呕吐、腹泻，甚至虚脱、意识丧失等。

（3）急性中毒：主要表现为昏迷、瞳孔极度缩小、深度呼吸抑制、血压下降、严重缺氧以及尿潴留等，多死于呼吸麻痹。抢救措施主要是人工呼吸、适量给氧以及静脉注射纳洛酮。

6. 禁忌证 分娩止痛、哺乳期止痛、支气管哮喘、肺源性心脏病、颅脑损伤所致的颅内压增高、严重肝功能损害及儿童等禁用吗啡。

（二）可待因（codeine）

可待因又称甲基吗啡，阿片中含量约占 0.5%，其作用与吗啡相似，但强度较弱，镇痛作用为吗啡的 1/10 左右，镇咳作用为吗啡的 1/4 左右。无明显便秘、尿潴留及直立性低血压等不良反应，欣快及成瘾性也低于吗啡。临床主要用于中等程度的疼痛和剧烈干咳。与解热镇痛药合用有协同作用。

二、人工合成的阿片类镇痛药

吗啡镇痛作用虽很强，但其易产生依赖性和呼吸抑制，为寻找安全、有效的代用品，合成了许多镇痛药，如哌替啶、芬太尼、美沙酮和喷他佐辛等。

（一）哌替啶（pethidine）

哌替啶是临床常用的人工合成镇痛药，又名度冷丁（dolantin）、麦啶（meperidine），作用与吗啡相似但较弱。

1. 药理作用 哌替啶主要激动 μ 型阿片受体，药理作用基本与吗啡相同。

（1）中枢神经系统：哌替啶镇痛效力较弱，其效价强度为吗啡的1/10~1/7，作用持续时间较短（2~4h）。镇静作用、呼吸抑制、致欣快和扩血管作用与吗啡相当。

（2）平滑肌：可提高胃肠道平滑肌及括约肌张力，但作用短暂，故较少引起便秘和尿潴留，亦无止泻的作用。也可引起胆道括约肌痉挛，提高胆道内压力，但比吗啡弱。大剂量哌替啶可引起支气管平滑肌收缩，也可轻微兴奋子宫平滑肌，但对妊娠末期子宫正常收缩无影响，也不对抗缩宫素兴奋子宫的作用，故不延缓产程。

（3）心血管系统：治疗量哌替啶能扩张血管，降低外周阻力，可发生直立性低血压。可抑制呼吸使体内 CO_2 蓄积，间接扩张脑血管而使颅内压升高。

2. 临床应用

（1）镇痛：本品可替代吗啡用于各种剧痛（严重创伤、烧伤、术后和晚期癌症疼痛等），因易产生依赖性，故对慢性钝痛不宜使用；与阿托品合用于胆绞痛、肾绞痛；用于分娩止痛，临产前 2~4h 不宜使用，以免抑制新生儿呼吸。

（2）心源性哮喘：机制同吗啡。

（3）麻醉前给药、人工冬眠：消除患者的紧张、恐惧情绪，减少麻醉药用量及缩短诱导期；组成冬眠合剂（哌替啶+氯丙嗪+异丙嗪），可进行人工冬眠。

3. 不良反应 同吗啡，较吗啡轻。治疗量哌替啶可引起眩晕、出汗、口干、恶心、呕吐、直立性低血压等，成瘾性弱于吗啡，但久用也成瘾。大剂量可抑制呼吸。

（二）美沙酮（methadone）

与吗啡比较，美沙酮镇痛作用强度相当，持续时间较长，镇静作用较弱，耐受性与成瘾性发生较慢，戒断症状略轻。口服美沙酮后再注射吗啡不能引起原有的欣快感，亦不出现戒断症状，因而使吗啡等的成瘾性减弱。临床适用于创伤、手术及晚期癌症等所致剧痛。亦是吗啡、海洛因等所致的药物成瘾的脱毒治疗时的代替药物。

（三）二氢埃托啡（dihydroetorphine）

二氢埃托啡是我国生产的强效镇痛药，其镇痛作用是吗啡的 500~1000 倍。本品激动阿片的μ受体，对阿片δ、κ受体作用弱。临床用于哌替啶、吗啡等无效的慢性顽固性疼痛和晚期癌症疼痛。

（四）芬太尼（fentanyl）

芬太尼是短效镇痛药（强度为吗啡的 100 倍），用于麻醉辅助用药和静脉复合麻醉，或与氟哌利多合用产生神经阻滞镇痛。舒芬太尼(sufentanil)和阿芬太尼(alfentanil)均为芬太尼的类似物。舒芬太尼的镇痛作用强于芬太尼,是吗啡的1000倍,而阿芬太尼弱于芬太尼。两药对心血管系统影响小,常用于心血管手术麻醉的辅助治疗。

三、阿片受体部分激动药

阿片受体部分激动药的共同特点是大多数具有部分激动剂特点。有些药物对某些受体亚型是激动剂,而对另外一些亚型则是拮抗剂,又称阿片受体混合型激动-拮抗剂。以镇痛作用为主,依赖性较小,呼吸抑制作用较弱,但致焦虑、幻觉等精神症状。

喷他佐辛(pentazocine,镇痛新)可激动阿片 κ 和δ受体和阻断 μ 受体,镇痛强度为吗啡的1/3,呼吸抑制为吗啡的1/2。其成瘾性较小,在药政管理上已列入非麻醉药品管理范围。但剂量增大能引起烦躁、幻觉、恶梦、血压升高、心率增快(与提高血浆中NE水平有关)、思维障碍和发音困难等。用于各种慢性疼痛,对剧痛止痛效果不如吗啡。不适用于心肌梗死时的疼痛。

四、其他镇痛药

曲马朵(tramadol)是中枢性镇痛药,为阿片 μ 受体弱激动剂,NE、5-HT再摄取抑制剂。镇痛效力类似喷他佐辛。镇咳作用为可待因的1/2。呼吸抑制作用较弱,致平滑肌痉挛和依赖性也较弱。无明显心血管作用。适用于中、重度急慢性疼痛,如手术、创伤、分娩及晚期癌症疼痛等。不良反应和其他镇痛药相似,偶有多汗、头晕、恶心、呕吐、口干和疲劳等。

罗通定(rotundine)的有效部分为延胡索乙素的左旋体。有镇静、安定、镇痛和中枢肌肉松弛作用。可能与促进脑啡肽和内啡肽的合成和释放、阻断脑内DA受体有关。对慢性持续性钝痛效果较好。用于胃肠系统钝痛、一般性头痛、脑震荡后头痛,对创伤性和癌性疼痛效果较差。

五、阿片受体拮抗药

纳洛酮(naloxone)对各型阿片受体都有竞争性拮抗作用,作用强度依次为:$\mu>\kappa>\delta$。口服易吸收,首关消除明显,常静脉给药。临床用于治疗阿片类药物过量中毒,解救呼吸抑制和中枢抑制。诊断吸毒成瘾,可诱发戒断症状。试用于酒精中毒、感染中毒性休克的治疗。纳洛酮是研究疼痛与镇痛的重要实验工具药。同类还有纳曲酮(naltrexone)。

第十二节　解热镇痛抗炎药

解热镇痛抗炎药是一类具有解热、镇痛,大多数还有抗炎、抗风湿作用的药物。由于其化学结构和抗炎机制与糖皮质激素类甾体抗炎药不同,故称为非甾体抗炎药(non-steroidal anti-inflummatory drugs,NSAIDs)。阿司匹林是本节的代表药物,所以NSAIDs也称为阿司匹林类药物。根据NSAIDs化学结构不同,通常可分为水杨酸类、苯胺类、吲哚类、芳基乙酸类、芳基丙酸类、吡唑酮类、烷酮类和异丁芬酸类。NSAIDs具有相似的药理作用、作用机制和不良反应。NSAIDs的主要作用机制是抑制环氧化酶(cycloxygenase,COX)活性而减少局部组织前列腺素(prostaglandin,PG)的生物合成。根据NSAIDs对COX作用的选择性可分为非选择性 COX 抑制药和选择性的 COX-2 抑制药。

目前,市场上尚无理想的 NSAIDs,经典的 NSAIDs 有比较明显的诱发消化道溃疡和出血及肝脏、肾脏损害等副作用,对于老年群体更为明显。新型的 NSAIDs 消化道副作用较轻微,但长期使用有增加心血管系统不良反应的隐患。

一、解热镇痛抗炎药的作用机制及药理作用

体内环氧化酶有 COX-1 和 COX-2 两种同工酶。COX-1 为结构型,主要存在于血管、胃、肾等组织中。COX-1 多参与血管紧张度的调节等一些生理反应,如血管舒缩、血小板聚集、胃黏膜血流、胃黏液分泌及肾功能等的调节。COX-2 为诱导型,多种损伤因子和细胞因子可诱导其表达,参与发热、疼痛、炎症等病理过程。各种损伤性因子也诱导多种细胞因子,如 IL-1、IL-6、IL-8、TNF 等的合成,这些因子又能诱导 COX-2 表达,增加 PGs 合成,参与机体的炎症反应等病理过程。

PG 是一族含有一个五碳环和两条侧链的二十碳不饱和脂肪酸,广泛存在于人和哺乳动物的各种重要组织和体液中,多种细胞都可合成 PG。细胞膜的磷脂中以脂化方式结合有花生四烯酸(arachidonic acid,AA)。在磷脂酶 A_2(PLA_2)的作用下,AA 可从磷脂中释放出来。游离的 AA 转化途径有二:一是经细胞微粒体内 COX 的催化生成各种 PG,如 PGE_2、$PGF_{2\alpha}$、PGI_2 及血栓素 A_2(TXA_2)等。它们参与多种生理和病理过程的调节,如炎症、发热、疼痛、凝血、胃酸分泌,及血管、支气管和子宫平滑肌的舒缩;AA 的另一代谢途径为经细胞质中的脂氧酶的催化生成白三烯类(leukotrienes,LTs),参与过敏反应、诱发炎症、增强白细胞和巨噬细胞的趋化以及支气管、胃肠平滑肌收缩等活动。AA 这两条代谢途径的产物有相互调节和制约作用。在炎症反应过程中,PG 可致血管扩张和组织水肿,与缓激肽等协同产生致炎作用。NSAIDs 的解热镇痛抗炎作用可能与抑制 COX-2 有关;而抗血栓作用及多数不良反应则可能与抑制 COX-1 有关,药物对两种 COX 的选择性不同。临床上还将 COX 抑制药用于结肠癌和阿尔茨海默氏病的治疗,这表明 COX 抑制剂的作用机制可能不只局限于抑制 PG 系统。然而两种 COX 的各种作用尚未完全阐明,COX-2 抑制剂对肾脏有无毒性尚有争论。

解热镇痛抗炎药具有许多共同的药理作用:

1. 解热作用 正常体温的调节是由下丘脑支配的,下丘脑的体温调节中枢使散热和产热之间保持动态平衡。在炎症反应中,细菌内毒素可引起巨噬细胞 IL-1β、IL-6、IFN-β 和 TNF-α 等细胞因子的释放,这些细胞因子又使下丘脑视前区附近合成 PGE2,通过 cAMP 触发下丘脑的体温调节中枢使体温调定点上调,体温升高。NSAIDs 解热机制是抑制下丘脑体温调节中枢环加氧酶活性,从而抑制 PG 的合成,发挥解热作用。当体温升高,NSAIDs 能促使升高的体温恢复到正常水平,而对正常体温不会产生影响。研究显示,PG 并非引起发热的唯一介质,因而 NSAIDs 可能存在其他未被发现的解热降温机制。

2. 镇痛作用 解热镇痛药对于炎症和组织损伤引起的疼痛尤为有效,通过抑制 PG 的合成,使局部痛觉感受器对缓激肽等致痛物质引起的痛觉敏感性降低。对临床常见的慢性钝痛,如头痛、牙痛、肌肉痛、神经痛、关节痛和痛经等有较好的镇痛作用。而对尖锐的一过性刺痛(直接刺激感觉神经末梢引起)无效。与吗啡类镇痛药物比较,其镇痛作用具有如下特点:

(1)为非麻醉性(非成瘾性)镇痛药,无欣快感、耐受性、呼吸抑制。

(2)镇痛强度弱于哌替啶,对慢性钝痛有效,对创伤性剧痛、内脏绞痛无效。

(3)部分 NSAIDs 能在中枢神经系统产生镇痛作用,主要作用于脊髓。

(4) 镇痛机制是抑制局部 PG 合成,减轻 PG 致痛作用,且降低痛觉感觉器对缓激肽致痛作用的敏感性。

3. 抗炎、抗风湿作用 PG 和缓激肽不仅是致痛、致热物质,同时也是很强的致炎物质。在炎症反应过程中,PG 可致血管扩张和组织水肿,与缓激肽等物质还有协同产生致炎作用。解热镇痛药,除苯胺类外,其他药均具有抗炎和抗风湿作用,能抑制局部 PG 合成,使炎症缓解或消失。对控制风湿性和类风湿性关节炎症状有一定的疗效,但只是对症治疗,不能根治,也不能防止疾病的发展及并发症的发生。

目前认为,NSAIDs 对 COX-2 的抑制是其发挥药效作用的基础,对 COX-1 的抑制构成了此类药物的不良反应的毒理学基础。选择性抑制 COX-2 认为是治疗炎症的新途径。近年来随着对 COX 研究的不断深入,可能还存在其他未知的 COX 同工酶,其作用有待进一步研究。

4. 其他 解热镇痛抗炎药可抑制 PG 合成酶,减少血栓素 A_2(TXA_2)形成,从而抑制血小板聚集和血栓形成。目前,也有报道表明,解热镇痛抗炎药物对肿瘤的发生、发展及转移可能均有抑制作用。抗肿瘤作用除与抑制 PGs 的产生有关外,还与其抑制肿瘤细胞增殖,以及抗新生血管形成等有关。此外尚有预防和延缓阿尔茨海默病发病、延缓角膜老化等作用。

NSAIDs 的药理作用主要与其抑制 COX 活性,抑制 PG 的生成有关。除此之外,尚有其他作用机制参与。阿司匹林具有抑制转录因子的表达,从而抑制炎症介质基因的转录。研究发现 NSAIDs 可通过抑制转录因子 NF-B 及 AP-1 产生抗炎作用。中性粒细胞和巨噬细胞生成的氧自由基可引起组织损伤,NSAIDs 不仅可以抑制 COX 的活性,还可清除过量的氧自由基从而抑制组织损伤。

二、水 杨 酸 类

水杨酸类(salycylates)包括乙酰水杨酸和水杨酸钠;水杨酸因其刺激性大,仅作外用。阿司匹林(aspirin,乙酰水杨酸)是目前最常用的解热镇痛药。以下以阿司匹林为代表讨论水杨酸类。

(一) 体内过程

阿司匹林口服后大部分在小肠吸收,在吸收过程中和吸收后,可被胃黏膜、血浆、红细胞及肝脏中的酯酶水解为水杨酸。血浆中乙酰水杨酸的浓度低,血浆半衰期短(约 15min),可迅速分布到全身组织,包括关节腔和脑脊液等,也可通过胎盘。水杨酸与血浆蛋白结合率可达 80%~90%。主要在肝脏代谢,经尿液排出体外。尿液 pH 可明显影响水杨酸盐的排泄,碱性尿液时可排出 85%,而酸性尿液时仅为 5%。服用碳酸氢钠可促进其排泄,降低其血药浓度。

(二) 药理作用及临床应用

阿司匹林对 COX-1 和 COX-2 的抑制作用基本相当。

1. 解热镇痛及抗炎、抗风湿作用 解热、镇痛作用较强。

(1) 解热镇痛作用:中等剂量时(成人一般为每日 0.5~1 g),表现出较强的解热镇痛作用。用于头痛、牙痛、肌肉痛、神经痛、痛经、感冒发热等。

(2) 抗炎、抗风湿作用:大剂量的阿司匹林(成人一般为每日 3~5g)能迅速缓解风湿性关节炎的症状,用药后 24~48h 内使急性风湿热患者退热,缓解关节的红、肿、热、痛等症状,红细胞沉降率下降,使患者主观感觉良好。对类风湿性关节炎也有明显疗效。

2. 影响血小板功能 小剂量阿司匹林(50~100 mg/日)能使COX活性中心的丝氨酸乙酰化,不可逆地抑制血小板环氧酶,减少血小板中TXA_2的生成,影响血小板的聚集,从而发挥抗凝及抗血栓形成作用。

然而,高浓度的阿司匹林则抑制血管壁中COX,导致前列腺素I_2(PGI_2)(TXA_2对抗剂)合成减少,可能会促进血栓形成。因此,临床上将小剂量阿司匹林常用于缺血性心脏病和脑缺血病患者,以防止血栓形成,可降低心肌梗死患者的病死率和再梗死率。

3. 川崎病治疗 儿科用于皮肤黏膜淋巴结综合征(川崎病)的治疗

(三)不良反应

1. 胃肠道反应 最为常见的不良反应。主要表现为上腹部的不适、恶心、呕吐,大剂量可诱发和加重溃疡及无痛性出血,故溃疡病患者应禁用。可能的机制是:①药物直接刺激胃黏膜;②解热镇痛药可抑制对胃黏膜有保护作用的PG的合成;③大剂量时可刺激延脑催吐化学感受器。可采取以下措施减轻不良反应:①饭后服药;②同服抗酸药;③合用胃黏膜保护剂,如米索前列醇(PGE_1的衍生物);④服用肠溶制剂。

2. 凝血障碍 一般剂量即可抑制血小板的聚集而延长出血时间,大剂量或长期还可抑制凝血酶原形成,延长凝血酶原时间,造成出血。可用维生素K对抗此不良反应。对严重肝损害,凝血酶原过低,维生素K缺乏及血友病患者可引起出血,故这些患者应避免使用,长期应用本药应术前1周停用。

3. 水杨酸反应 长期或大剂量服用可出现眩晕、恶心、呕吐、耳鸣、听力下降等中毒症状,称为水杨酸反应。严重的患者可出现谵妄、高热、大量出汗、脱水、过度呼吸及酸碱平衡失调,甚至精神错乱。处理:应立即停药,并静脉滴注碳酸氢钠,以促进药物排泄。

4. 过敏反应 少数患者可出现皮疹、血管神经水肿、阿司匹林哮喘甚至过敏性休克。阿司匹林哮喘的发生与其抑制了花生四烯酸代谢过程中的环氧化酶途径,抑制PG合成,使脂氧酶的代谢产物白三烯等增多,内源性支气管收缩物质占优势,导致支气管痉挛诱发的哮喘。故有哮喘史者禁用。肾上腺素对"阿司匹林哮喘"无效,可用糖皮质激素治疗。

5. 瑞夷综合征 患病毒感染(流感、水痘、麻疹、流行性腮腺炎等)的儿童服用阿司匹林后,出现急性肝脂肪变性,以肝衰竭合并脑病为突出表现引,引起脑病综合征(Reye综合征)。虽少见,但预后恶劣。病毒感染患儿不宜用阿司匹林退热,可用对乙酰氨基酚代替。

6. 肾损害 阿司匹林对正常肾功能并无明显影响。但在少数人,特别是老年人。伴有心、肝、肾功能损害的患者,即便用药前肾功能正常,长期或大量应用此类药物的老年人,可能会造成肾功能减退。也可引起水肿、多尿等肾小管功能受损的症状。其发病机制可能由于阿司匹林抑制PG,取消了PG的代谢机制,而出现水肿等症状。偶见间质性肾炎、肾病综合征,甚至肾损害。

三、苯 胺 类

对乙酰氨基酚(扑热息痛,paracetamol,acetaminophen)是非那西丁的体内代谢产物。

(一)体内过程

对乙酰氨基酚口服后自胃肠道吸收迅速、完全(在高碳水化合物饮食后服药可能降低吸收)，吸收后在体液中分布均匀，约有 25% 与血浆蛋白结合。小量时(血药浓度<60μg/ml)与蛋白结合不明显，大量或中毒量则结合率较高，可达 43%。对乙酰氨基酚 90%～95% 在肝脏代谢，主要与葡糖醛酸、硫酸及半胱氨酸结合。中间代谢产物对肝脏有毒性作用。半衰期一般为 1～4h(平均 2h)，肾功能不全时不变，但在某些肝脏疾患者可能延长，老年人和新生儿可有所延长，小儿则有所缩短。口服后 0.5～2h 血药浓度可达峰值，剂量在 650mg 以下时血药浓度为 5～20μg/ml，作用持续时间为 3～4h。对乙酰氨基酚主要与葡糖醛酸结合的形式从肾脏排泄，24h 内约有 3% 以原形随尿排出。

(二) 药理作用及临床应用

对乙酰氨基酚通过抑制环氧化酶，选择性抑制下丘脑体温调节中枢 PG 的合成，导致外周血管扩张、出汗而达到解热的作用，其解热作用强度与阿司匹林相似；通过抑制 PG 等的合成和释放，提高痛阈而起到镇痛作用，属于外周性镇痛药，作用较阿司匹林弱，仅对轻、中度疼痛有效。解热、镇痛作用与阿司匹林相似，无明显抗炎作用。对乙酰氨基酚能抑制中枢神经系统 PG 合成，产生解热、镇痛作用。对外周组织的环氧酶抑制作用不明显，因而抗炎作用不明显。适用于缓解轻度至中度疼痛，如感冒引起的发热、头痛、关节痛、神经痛以及偏头痛、痛经等。该品因仅能缓解症状，消炎作用无或极微，不能消除关节炎引起的红、肿及活动障碍，故不能用以代替阿司匹林或其他非甾体抗炎药治疗各种类型关节炎。但该品可用于对阿司匹林过敏、不耐受或不适于应用阿司匹林的病例，如水痘、血友病及其他出血性疾病患者(包括应用抗凝治疗的病例)，以及消化性溃疡、胃炎等。应用对乙酰氨基酚时必要时还须同时应用其他疗法解除疼痛或发热的原因。

(三) 不良反应

治疗量不良反应很少，可引起恶心、呕吐，偶见过敏。过量可致急性肝坏死，严重者可致肝昏迷甚至死亡。

1. 肝脏的毒副反应 长期服用或过量服用均可引起肝细胞坏死。对乙酰氨基酚引起肝细胞坏死是其直接对肝细胞的作用，可能是过量服用对乙酰氨基酚致使体内生成一种毒性代谢产物，当积存达到一定量时，造成肝脏谷胱甘肽耗竭，使肝脏解毒能力大大下降，毒性代谢产物破坏肝细胞，产生细胞变性和坏死。由于过量对乙酰氨基酚所致急性肝小叶中心性坏死，进展迅速者可发生暴发性肝功能衰竭并引起死亡。

2. 肾脏的毒副反应 过量对乙酰氨基酚所生成的毒性代谢产物同样可损害肾脏，造成肾细胞坏死，特别是合用水杨酸钠或咖啡因时，更易损伤肾脏。

3. 血液系统的毒副反应 长期过量服用对乙酰氨基酚，所生成的毒性代谢产物可直接作用于骨髓造血系统，构成破坏，还可能诱发血小板减少性紫癜或白血病。

4. 神经系统的毒副反应 如果小儿过量服用扑热息痛，还可引起中枢神经系统的中毒症状，主要出现大脑损害、神经功能减退、陷入昏迷等。

四、芳基丙酸类

布洛芬(Brufen)又名异丁苯丙酸，具有较明显的解热、镇痛、抗风湿作用，由于其胃肠道不良反应比阿司匹林少而轻微，被广泛应用于治疗风湿性及类风湿性关节炎，也可用于中等程度的疼痛及感冒发热等。

五、芳基乙酸类

双氯芬酸(diclofenac)为强效抗炎镇痛药。解热、镇痛、抗炎效应强于吲哚美辛、萘普生等。临床适用于各种中等程度疼痛、类风湿关节炎、粘连性脊椎炎、非炎性关节痛、椎关节炎等引起的疼痛,各种神经痛、手术及创伤后疼痛,以及各种疼痛所致发热等。不良反应轻,与阿司匹林相同外,偶见肝功能异常,白细胞减少。

六、吲哚基衍生物

吲哚美辛(indomethacin,消炎痛)是吲哚类衍生物,为最强的 PG 合成酶抑制剂,具有显著抗炎、抗风湿和解热镇痛作用。其解热、抗炎、抗风湿作用较阿司匹林强。但不良反应多,故仅用于对其他药不能耐受或疗效不显著的风湿、类风湿性关节炎、痛风性关节炎,强直性脊柱炎,癌症发热。

七、吡唑酮类

保泰松(phenylbutazone)及羟基保泰松(oxyphenbutazone)的解热、镇痛作用较弱,一般不用。其抗炎、抗风湿作用很强,常用于风湿性、类风湿性关节炎,关节强直性脊椎炎等。不良反应较多,毒性较大,可出现胃肠道损害、水钠潴留、过敏反应和肝、肾损害等,已少用。

八、选择性环氧酶-2抑制药

鉴于解热镇痛抗炎药的治疗作用的机制与抑制 COX-2 有关,而传统的此类药物大多为非选择环氧酶抑制药,而抑制环氧酶-1 会引起临床常见的不良反应,如胃肠道反应、凝血功能障碍等,为此,近年来选择性环氧酶-2 抑制药相继出现。

塞来昔布(celecoxib)具有抗炎、镇痛和解热作用。塞来昔布抑制 COX-2 的作用较抑制 COX-1 高 375 倍,是选择性的 COX-2 抑制药。在治疗剂量时对人体内 COX-1 无明显影响,也不影响 TXA_2的合成,但可抑制 PGI_2合成。口服易吸收,血浆蛋白结合率高,3h 达峰浓度,半衰期为 11h。主要用于风湿性、类风湿性关节炎和骨关节炎的治疗,也可用于手术后镇痛、牙痛、痛经。胃肠道不良反应、出血和溃疡发生率均较其他非选择性非甾体抗炎药低。

罗非昔布(rofecoxib)为果糖的衍生物。对 COX-2 有高度的选择性抑制作用,具有较强的解热、镇痛和抗炎作用,但不抑制血小板聚集。口服吸收良好,半衰期为 17h。胃肠道不良反应较轻,但是,近年来已有证据证实,罗非昔布有心血管不良反应。

尼美舒利(nimesulide)是一种新型非甾体抗炎药。具有抗炎、镇痛和解热作用,对 COX-2 的选择性抑制作用较强。因而其抗炎作用强,副作用较小。常用于类风湿性关节炎和骨关节炎、腰腿痛、牙痛、痛经的治疗。胃肠道不良反应少而轻微。

第十三节　抗精神失常药

精神失常是由多种原因引起的精神活动障碍性疾病,包括精神分裂症、躁狂症、抑郁症和焦虑症等。治疗这一类疾病的药物统称为抗精神失常药,包括抗精神分裂症药、抗躁狂症药、抗抑郁症药和抗焦虑症药。

一、抗精神病药

（一）精神分裂症的发病机制

精神分裂症是一类常见的病因未明的精神病。根据临床症状表现的不同将精神分裂症分为Ⅰ型和Ⅱ型。Ⅰ型以阳性症状(幻觉和妄想)为主，Ⅱ型以阴性症状(情感淡漠、主动性缺乏等)为主。精神分裂症的病因和发病机制至今仍不清楚。现已提出的假说有：多巴胺(DA)假说、五-羟色胺(5-HT)假说、兴奋性氨基酸假说等。

1. 中枢多巴胺功能亢进假说　目前认为，精神分裂症的阳性症状与 D_2受体密度增高或功能异常有关。D_3受体选择性表达于大脑边缘系统，此区域与认知、情感、内分泌功能密切相关，这说明 D_3受体与精神分裂症可能有关。此外，D_4受体的过度激活对精神分裂症的发病也具有重要意义。以阴性症状为主的分裂症患者对传统抗精神病药疗效不佳，并且存在认知功能缺陷，可能与前额叶 DA 功能下降有关。

2. 兴奋性氨基酸假说　谷氨酸的兴奋毒性可能会诱发精神分裂症的发生。

3. 5-HT 假说　5-HT 是中枢神经递质之一，近年来研究显示 5-HT 与精神分裂症密切相关。在临床上，氯氮平和利培酮等非典型抗精神病药物的应用及其对精神分裂症的阴性症状具有较好的疗效，进一步提示 5-HT 系统与精神分裂症有关。

（二）常用抗精神病药

抗精神病药主要有吩噻嗪类药物、硫杂蒽类和丁酰苯类等。吩噻嗪类药物为吩噻嗪的衍生物，具有硫氮杂蒽母核，按侧链结构不同，又可分为三类：①脂肪族(如氯丙嗪)；②哌啶类(如甲硫达嗪)；③哌嗪类(如奋乃静、氟奋乃静、三氟拉嗪)。

1. 氯丙嗪(chlorpromazine)　氯丙嗪是吩噻嗪类药物的代表药，又名为冬眠灵(wintermine)，是第一个抗精神病药，开创了药物治疗精神疾病的历史，也是应用最为广泛的抗精神病药物。从 1952 年氯丙嗪用于治疗精神分裂症和躁狂症开始，它不仅控制了患者的兴奋、躁动等症状，而且对其他精神症状也有效，是精神分裂症临床治疗学的重大突破。氯丙嗪主要阻断脑内边缘系统多巴胺受体，这是其抗精神病作用的主要机制。氯丙嗪也能阻断肾上腺素 α 受体和 M 胆碱受体，因此其药理作用广泛，也是其长期应用产生严重不良反应的基础。尽管氯丙嗪选择性较低，但作为第一个精神安定药及抗精神失常药，目前在临床治疗中仍发挥着巨大的作用。

(1) 体内过程：氯丙嗪口服吸收慢而不规则，达血药浓度峰值时间为 2～4 h。胃内容物、抗胆碱能药物等均能明显延缓其吸收。肌内注射吸收迅速，但刺激性较强，应深部注射。吸收后血浆蛋白结合率约 90%，分布到全身，脑、肺、肾和脾中较多，脑内浓度可达血浆浓度的 10 倍，其中以下丘脑、基底神经节、丘脑和海马等部位浓度最高。氯丙嗪主要经肝药酶 P_{450}系统代谢为多种产物，经肾排泄。

(2) 药理作用及机制

1) 中枢神经系统作用

a. 抗精神病作用：氯丙嗪对中枢神经系统有较强的抑制作用，也称神经安定作用。其对精神失常患者具有如下药理作用特点：能显著控制活动状态和躁狂状态而又不损伤感觉能力；能明显减少动物自发活动，易诱导入睡，但唤之易醒；不引起麻醉；氯丙嗪能减少动物的攻击行为，使之驯服，易于接近。临床主要用于Ⅰ型精神分裂症，对急性疗效好；也可用于其他精神病伴有的兴奋、躁动、紧张及妄想等症状；对各种器质性精神病和症状性精神病的兴奋、幻觉和妄想症状也有效。氯丙嗪等吩噻嗪类药物主要是阻断中脑-边缘系统和中脑-皮层系统的 D_2受体而发挥疗效。但是由于氯丙嗪对这两个通路和黑质-纹状体通路的 D_2受体的亲和力几乎无差异，因此，在长期应用氯丙嗪的患者中，引起锥体外系反应的发生率较高。

b 镇吐作用：氯丙嗪有强大的镇吐作用，对许多疾病、药物及妊娠所引起的呕吐都有效，但对晕动病引起的呕吐无效。对顽固性呃逆也有效。这主要是氯丙嗪阻断了延髓的催吐化学感受器（CTZ）的 D_2受体的结果。氯丙嗪对顽固性呃逆也有效，其机制是抑制位于延髓 CTZ 旁的呃逆调节中枢。

c 对体温调节的影响：氯丙嗪抑制下丘脑体温调节中枢，与解热镇痛药不同，氯丙嗪不但降低发热机体的体温，也能降低正常体温。氯丙嗪的降温作用随外界环境温度的变化而改变，在低温环境中体温降低；在高温环境中体温上升，这是其影响了机体正常散热机制的结果。

2）自主神经系统作用：①氯丙嗪阻断 α 受体可致血管扩张、血压下降，但有较多副作用，故不适合于高血压的治疗；②氯丙嗪阻断 M 受体可出现口干、便秘、视力模糊等不良反应，无治疗意义。

3）对内分泌系统的影响：其机制与阻断结节-漏斗部的 D_2受体有关，增加催乳素的分泌，抑制促性腺激素释放激素和糖皮质激素的分泌；抑制垂体生长激素的分泌，试用于巨人症的治疗。

（3）临床应用

1）精神分裂症：氯丙嗪能够显著缓解精神分裂症患者的阳性症状，如攻击性、亢进、妄想和幻觉等，但对冷漠等阴性症状效果不显著。急性期起效较快。氯丙嗪主要用于Ⅰ型精神分裂症（精神运动性兴奋和幻觉妄想为主）的治疗，Ⅰ型精神病患者用药后，一般需连续用药 6 周~6 个月才能充分显效。能使精神分裂症的躁狂、幻觉、妄想等症状逐渐消失，理智恢复，情绪安定，生活自理。氯丙嗪对慢性精神分裂症患者疗效较差；对Ⅱ型精神分裂症患者无效甚至加重病情；氯丙嗪对其他精神病伴有的兴奋、躁动、幻觉和妄想等有显著疗效；对各种器质性精神病（如脑动脉硬化性精神病、感染中毒性精神病等）和症状性精神病也有效。

2）呕吐和顽固性呃逆：氯丙嗪对多种疾病（如尿毒症和恶性肿瘤）和药物（如洋地黄、吗啡、四环素等）等引起的呕吐都有显著镇吐作用，但对晕动病引起的呕吐无效。对顽固性呃逆也有效。

3）低温麻醉与人工冬眠：临床上，氯丙嗪配合物理降温用于低温麻醉；也用于人工冬眠疗法（氯丙嗪+异丙嗪+哌替啶），使患者处于深睡，体温、代谢及组织耗氧量降低的状态，可用做严重创伤、感染性休克、高热惊厥、中枢性高热及甲状腺危象等疾病的辅助治疗，辅助患者度过危险期。

（4）不良反应：由于氯丙嗪选择性较低，药理作用广泛，临床用药时间长，所以不良反应也较多。

1）常见的不良反应：①中枢抑制症状（嗜睡、淡漠、无力等）；②M 受体阻断症状（视力模糊、口干、无汗、便秘、眼压升高等）；③α 受体阻断症状（鼻塞、血压下降、直立性低血压及反射性心动过速等）；④局部刺激：不作皮下注射，稀释后静脉注射或肌内注射。

2）锥体外系反应：是长期大量服用氯丙嗪可出现三种不良反应为，①帕金森综合征：表现为肌张力增高、面容呆板、动作迟缓、肌肉震颤等；②静坐不能：表现为坐立不安、反复徘徊；③急性肌张力障碍：用药后1~5天出现，由于舌、面、颈部及背部肌肉痉挛，患者表现为强迫性张口、伸舌、斜颈和呼吸运动障碍及吞咽困难。以上三种反应是由于氯丙嗪阻断了黑质-纹状体通路的D_2受体，使纹状体中的DA功能减弱，胆碱能神经占优势的结果。可通过减少药量、停药来减轻或消除，也可用中枢抗胆碱药苯海索缓解；④迟发性运动障碍：表现为不自主的刻板运动，停药后仍长期不消失，抗胆碱药反可使症状加重，抗DA药使此反应减轻。其机制可能因为DA受体长期被阻断、受体敏感性增加或反馈性促进突触前膜DA释放增加所致。

3）精神异常：如意识障碍、萎靡不振、淡漠、兴奋、躁动不安、消极、抑郁、幻觉、妄想等。一旦发生应减量或停药。

4）惊厥与癫痫：少数患者出现局部或全身抽搐，脑电有癫痫样放电。有癫痫病史者慎用，必要时加用抗癫痫药。

5）心血管和内分泌系统反应：直立性低血压，持续性低血压休克。内分泌紊乱：乳腺增大、泌乳、月经停止、儿童生长缓慢、阳痿、闭经等。

6）过敏反应：常见皮疹、光敏性皮炎；少数出现肝损伤、黄疸，也可出现粒细胞减少、溶血性贫血和再生障碍性贫血等。

7）急性中毒：一次吞服大剂量氯丙嗪后可致昏睡、血压下降至休克、心肌损害如心动过速、心电图异常（P-R间期或Q-T间期延长，T波低平或倒置）。此时应立即对症治疗。

2. 氯氮平（clozapine） 氯氮平属于苯二氮䓬类，为新型抗精神病药，目前在我国很多地区已将其作为治疗精神分裂症的首选药。

（1）药理作用：对脑内5-HT和多巴胺受体的阻滞作用较强，对D_4受体亚型也有阻滞作用，对多巴胺D_2受体的阻滞作用较弱，此外还有抗胆碱、抗组胺、及抗肾上腺素受体作用。能直接抑制脑干网状结构上行激活系统，具有强大镇静催眠作用。

（2）临床应用：为广谱神经安定药，对精神分裂症的疗效与氯丙嗪接近，但起效迅速，多在一周内见效。抗精神病作用强，对其他药无效的病例仍有效，也适用于慢性患者，对其他抗精神病无效的精神分裂症的阴性和阳性症状都有治疗作用。主要用于其他抗精神病药无效或锥体外系反应过强的患者。也可用于长期给予氯丙嗪等抗精神病药物引起的迟发运动障碍。

（3）不良反应：有抗胆碱作用、抗组胺作用、抗α肾上腺素能作用；几乎无锥体外系反应和内分泌方面的不良反应；但可引起粒细胞减少，严重者可致粒细胞缺乏（女性多于男性）。

3. 其他抗精神病药

（1）吩噻嗪类哌嗪衍生物，如奋乃静、氟奋乃静、三氟拉嗪等药物的抗精神病作用与氯丙嗪相似，较氯丙嗪缓和，对心血管系统、肝脏及造血系统的不良反应较氯丙嗪轻，镇吐作用较强，镇静作用较弱。

（2）硫杂蒽类：包括泰尔登（tardan）和氟哌噻吨（flupenthixol）等，药理作用与氯丙嗪相似，比吩噻嗪类镇静作用弱，但有一定的抗焦虑和抗抑郁作用。对伴有焦虑、抑郁的精神病属于首选。不良反应较轻，锥体外系症状较少。

（3）丁酰苯类：化学结构与吩噻嗪类完全不同，但药理作用却相似，为一类强效抗精神病、抗焦虑药。丁酰苯类抗精神病药为D_2受体拮抗药，对外周自主神经系统无明显作用。氟哌啶醇（haloperidol），是一种典型丁酰苯类抗精神分裂药，其药理作用与酚噻嗪类抗精神分裂药类似。抗焦虑症、抗精神病作用强而久，对精神分裂症与其他精神病的躁狂症状都有效。镇吐作用亦较强，但镇静作用弱。临床不仅可显著控制各种精神运动兴奋的作用，同时对慢性症状有较好疗效。氟哌啶醇的锥体外系副作用发生率高、程度严重，但对心血管系统的副作用较轻，对肝功能影响小。氟哌利多（droperidol），药理作用与氟哌啶醇相同，特点为体内代谢快，维持时间短，临床上用于治疗精神分裂症的急性精神运动性兴奋躁狂状态。利用本药的安定作用及增强镇痛作用的特点，将其与强镇痛药芬太尼一起静脉注射，可使患者产生一种特殊麻醉状态（精神恍惚、活动减少、痛觉消失），称为"神经安定镇痛术"。也可用于小的手术如烧伤清创、窥镜检查、造影等。也用于麻醉前给药，镇吐、控制精神病患者的攻击行为。

（4）其他类：五氟利多（penfluridol），为口服长效抗精神病药。抗精神病作用与其阻断脑内多巴胺受体有关，还可阻断肾上腺素受体，抗精神病作用强而持久，口服一次可维持数天至一周，适用于急、慢性精神分裂症，尤其适用于慢性患者，对幻觉、妄想、退缩均有较好疗效。亦有镇吐作用，但镇静作用较弱，对心血管功能影响较轻。利培酮（risperidone），是一种选择性的单胺能拮抗剂，对 $5\text{-}HT_2$受体、D_2受体、α_1及 α_2受体和 H_1受体亲和力高。对其他受体亦有拮抗作用，但较弱。利培酮对精神分裂症阳性症状如幻觉、妄想、思维障碍等以及阴性症状等均有较好的治疗效果。适用于首发急性患者和慢性患者。该药对精神分裂症患者的认知功能障碍和继发性抑郁亦具治疗作用。利培酮的锥体外系不良反应轻，抗胆碱作用及镇静作用弱。舒必利（sulpiride），属苯甲酰胺类抗精神病药，作用特点是选择性阻断中脑-边缘系统的多巴胺受体，对其他递质受体影响较小，抗胆碱作用较轻，无明显镇静和抗兴奋躁动作用，对紧张型精神分裂症疗效好，奏效快，有"药物电休克"之称。对情绪低落、忧郁等症状也有治疗作用，对长期用其他药物无效的难治性病例也有一定疗效。中枢性止吐药，有很强的止吐作用。锥体外系不良反应较少。

二、抗躁狂症药

躁狂症（mania）是以情感高涨或易激惹为主要临床症状，伴精力旺盛、言语增多、活动增多，严重时伴有幻觉、妄想、紧张症状等精神病性症状。抗躁狂症药物包括上述抗精神病药物，此外卡马西平、硫酸镁及某些钙通道阻滞剂，有时也用作躁狂症的治疗，最常用的是碳酸锂。

碳酸锂（lithium carbonate），口服吸收快而完全，生物利用度高。

以锂离子形式发挥作用，其抗躁狂发作的机制是能抑制神经末梢 Ca^{2+}依赖性的 NE 和多巴胺释放；促进神经细胞对突触间隙中 NE 的再摄取；增加其转化和灭活，从而使 NE 浓度降低；还可促进 5-HT 合成和释放，而有助于情绪稳定。

碳酸锂对躁狂症患者有显著疗效，特别是对急性躁狂和轻度躁狂疗效显著，有明显抑制躁狂症作用，可以改善精神分裂症的情感障碍，治疗量时对正常人精神活动无影响。有时也对抑郁症有效，有情绪稳定药之称。近年来发现，碳酸锂不仅可以治疗躁狂症，还可以预防躁狂抑郁的复发，因而成为十分重要的精神药物之一。

碳酸锂的不良反应多，安全范围窄。轻度的毒性症状包括恶心、呕吐、腹痛、腹泻和震颤；较严重的毒性反应涉及神经系统，包括精神紊乱、反射亢进、明显震颤、发音困难、惊厥、直至昏迷与死亡。由于该药治疗指数很低，测定血药浓度至关重要。

三、抗抑郁症药

抗抑郁药是一组主要用来治疗以情绪抑郁为突出症状的精神疾病的精神药物。与兴奋药不同之处为只能使抑郁患者的抑郁症状消除，而不能使正常人的情绪提高。主要包括：三环类抗抑郁药、NE 再摄取抑制药、5-HT 再摄取抑制药和单胺氧化酶抑制剂。

（一）三环类抗抑郁药

三环类抗抑郁药于20世纪50年代末始用于治疗抑郁症，其疗效肯定。其主要药理作用为：①阻滞单胺递质（主要为肾上腺素和5-HT）再摄取，使突触间隙单胺含量升高而产生抗抑郁作用；②阻断多种递质受体，它与治疗作用无关，是诸多不良反应的主要原因，如阻滞 M 胆碱受体，可出现口干、视力模糊、心动过速、便秘、尿潴留、记忆功能障碍等；阻滞肾上腺素 α_1受体，可出现降压作用、体位性低血压、头昏、反射性心动过速；阻滞组胺 H_1受体，可出现加强中枢抑制剂作用、镇静、嗜睡、体重增加、降低血压；阻滞 D_2受体，可出现锥体外系症状、内分泌改变。

三环类抗抑郁药又可再分为：叔胺类如米帕明、阿米替林、多塞平；仲胺类，如去甲米帕明（地昔帕明）、去甲替林；四环类，如马普替林。

1. 米帕明（imipramine）　米帕明又名丙咪嗪，为常用三环类抗抑郁药。米帕明能阻止神经末梢突触前膜对 NE、5-HT 的再摄取，使突触膜间隙这两种递质的含量增加，从而发挥抗抑郁作用，米帕明还能提高中枢神经系统中 NE 受体和5-HT 受体的敏感性。

（1）药理作用

1）对中枢神经系统作用：正常人服用后，出现困倦、头晕、口干、视力模糊及血压稍降等。若连续用药数天，以上症状加重，并出现注意力不集中，思维能力下降。相反，抑郁症患者连续服药后，情绪提高，精神振奋，出现明显抗抑郁作用。但米帕明起效缓慢，连续用药2~3周后才见效，故不作应急药物应用。

2）对植物神经系统的作用：治疗量米帕明能阻断 M 胆碱受体，引起阿托品样作用。

3）对心血管系统的作用：治疗量米帕明能降低血压，抑制多种心血管反射，易致心律失常，这与它抑制心肌中 NE 再摄取有关。此外还可以引起体位性低血压及心动过速，心电图中 T 波倒置或低平。近来证明，米帕明对心肌有奎尼丁样作用，因此心血管疾病患者慎用。

（2）临床应用

1）治疗抑郁症：用于各种原因引起的抑郁症，对内源性抑郁症、更年期抑郁症效果较好，对反应性抑郁症次之，对精神病的抑郁效果较差。也可用于强迫症。

2）治疗遗尿症：儿童遗尿症可试用，剂量依年龄而定，睡前口服。

3）治疗焦虑和恐惧症：对伴有焦虑的抑郁症患者疗效显著，对恐惧症患者也有效。

（3）不良反应

常见的不良反应有口干、扩瞳、视力模糊、便秘、排尿困难和心动过速等抗胆碱作用，还出现多汗、无力、头晕、失眠、皮疹、直立性低血压、反射亢进、共济失调、肝功能异常、粒细胞缺乏症等。因易致尿潴留和眼内压升高，故前列腺肥大和青光眼患者慎用。

2. 阿米替林（amitriptyline）　阿米替林为临床常用的三环类抗抑郁药，其药理作用与临床应用与米帕明相似。阿米替林可使抑郁症患者情绪提高，对思缓慢、行为迟缓及食欲减退等症状能有所改善。一般用药后 7~10 日可产生明显疗效。其镇静作用与抗胆碱作用比米帕明强。阿米替林的不良反应与米帕明相似，但比米帕明严重，偶有加重糖尿病症状的不良反应。

3. 多塞平(doxepin)　多塞平又名多虑平，其药理作用与临床应用与米帕明相似，抗抑郁作用比后者弱，镇静作用和对血压影响较米帕明大，但对心脏影响较小。对伴有焦虑症状的抑郁症疗效最佳，也可用于治疗消化性溃疡。不良反应与米帕明相似。NE 再摄取抑制药主要有地西帕明和马普替林等。

4. 马普替林(maprotiline)　马普替林为第二代抗抑郁药。本品主要阻滞 NE 在神经末梢的再摄取，其抗抑郁作用奏效较快(一般 5~7 天生效，少数人则需 2~3 周)，而抗组胺作用、抗 M 胆碱受体作用和镇静作用较轻。可用于各种类型的抑郁症，也可用于伴有抑郁或激进行为的儿童和夜尿者。治疗剂量可见口干、便秘、眩晕、头痛、心悸等。也有用药后出现皮炎和皮疹的报道。

5. 地西帕明(desipramine)　地西帕明为 NE 再摄取抑制药，其药理作用与米帕明相似，具有较强的抗抑郁作用，但镇静和抗 M 胆碱受体作用明显较弱，因而更适合用于老年人。临床用于治疗更年期、反应性及神经性抑郁症，也可缓解多种慢性神经痛。与米帕明相比，其不良反应较少，但对心脏的影响与米帕明相似。过量导致血压降低，心律失常、震颤、惊厥、口干便秘等。

(二) 5-HT 再摄取抑制药

1. 氟西汀(fluoxetine)　氟西汀是一种选择性血清再吸收抑制剂(SSRI)型的抗抑郁药，其药物形态为盐酸氟西汀。

(1) 体内过程：氟西汀口服后从胃肠道吸收良好，进食不影响其生物利用度。吸收后与血浆蛋白大量结合，分布广泛。服药数周后达到稳态血浆浓度。氟西汀基本由肝脏代谢，通过去甲基化作用生成活性代谢产物去甲氟西汀。氟西汀的消除半衰期为 4~6 天，去甲氟西汀则为 4~16 天。主要经肾脏排泄。

(2) 药理作用：通过抑制神经元对神经递质血清素的再吸收以增加细胞外可以和突触后受体结合的血清素水平。而对其他受体，如 α-肾上腺素能、β-肾上腺素能、5-HT、多巴胺等受体，氟西汀则几乎没有结合力。

(3) 临床应用：在临床上用于成人抑郁症、强迫症和神经性贪食症的治疗，还用于治疗广场恐惧症的惊恐症。

(4) 不良反应：偶有恶心呕吐、头痛头晕、乏力失眠、厌食、体重下降、震颤、惊厥、性欲降低等。心血管疾病、糖尿病患者应慎用。

2. 帕罗西汀(paroxetine)　帕罗西汀为一种新型的抗抑郁药物。帕罗西汀通过抑制脑神经元 5-HT 再摄取而发挥药效，选择性较氟西汀、舍曲林或氯丙咪嗪强。对胆碱能、组胺或肾上腺能受体的亲合力低，抗胆碱性、心血管不良反应小于三环类抗抑郁剂。适用于治疗各种忧郁症以及强迫症。常见不良反应为口干、便秘、视力模糊、震颤、头痛、恶心等。

(刘春娜)

参 考 文 献

柏树令. 2013.系统解剖学.第 8 版. 北京:人民卫生出版社

陈杰, 李甘地.2010. 病理学. 北京: 人民卫生出版社

高英茂.2013.组织学与胚胎学. 北京: 科学出版社

高英茂, 李和. 2010. 组织学与胚胎学.第 2 版. 北京: 人民卫生出版社

管茶香. 2012.生理学.长沙:中南大学出版社

李玉林.2013. 病理学 . 第 8 版. 北京: 人民卫生出版社

娄建石. 2002. 药理学. 北京:人民卫生出版社

石玉秀. 2014.组织学与胚胎学.第 2 版. 北京: 高等教育出版社

唐军民, 张雷. 2009.组织学与胚胎学.第 2 版. 北京: 北京大学医学出版社

王恩华.2008.病理学. 北京: 高等教育出版社

席焕久, 姜恩魁. 2005.现代医学基础.北京: 人民军医出版社

杨宝峰. 2013. 药理学. 第 8 版. 北京:人民卫生出版社

杨佩满. 2013. 组织学与胚胎学.第 5 版. 北京: 人民卫生出版社

张均田. 2008. 神经药理学. 北京:人民卫生出版社

朱大年. 2013.生理学.第 8 版. 北京:人民卫生出版社

朱启文. 2012. 生理学.案例版.第 2 版.北京:科学出版社

邹仲之, 李继承. 2013.组织学与胚胎学.第 8 版. 北京: 人民卫生出版社

邹仲之 . 2005. 组织学与胚胎学 . 第 6 版 . 北京:人民卫生出版社

Guyton AC, Hall JE. 2011. Textbook of Medical Physiology. 12th ed. Philadelphia: Saunders

Kumar V, Cotran RS, Robbins SL. 2003.Basic Pathology. 7th ed. Philadelphia: W.B. Saunders

Lin Yuan, Lin Shangan. 2008. Fundamental Medicai Pharmacology. 长春:吉林科学技术出版社

Lingappa VR, Farey K. 2001.Physiological Medicine. New York: McGraw-Hill

彩　　图

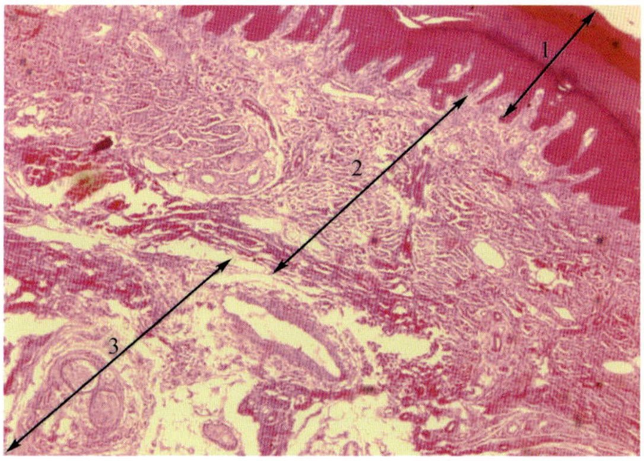

彩图 -1　手掌皮光镜像，HE 染色，低倍

1. 表皮；2. 真皮；3. 皮下组织

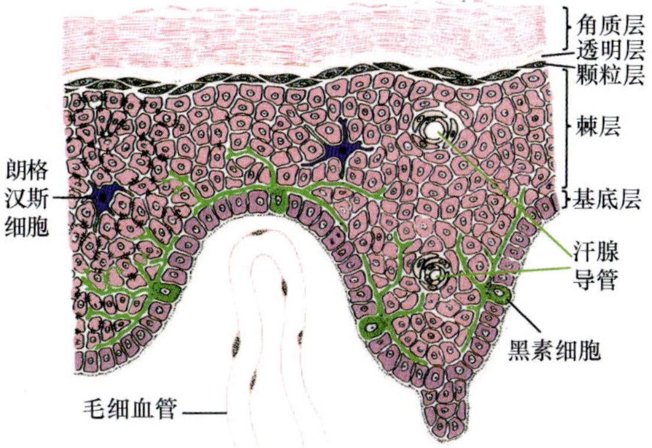

彩图 -2　表皮细胞组成模式图

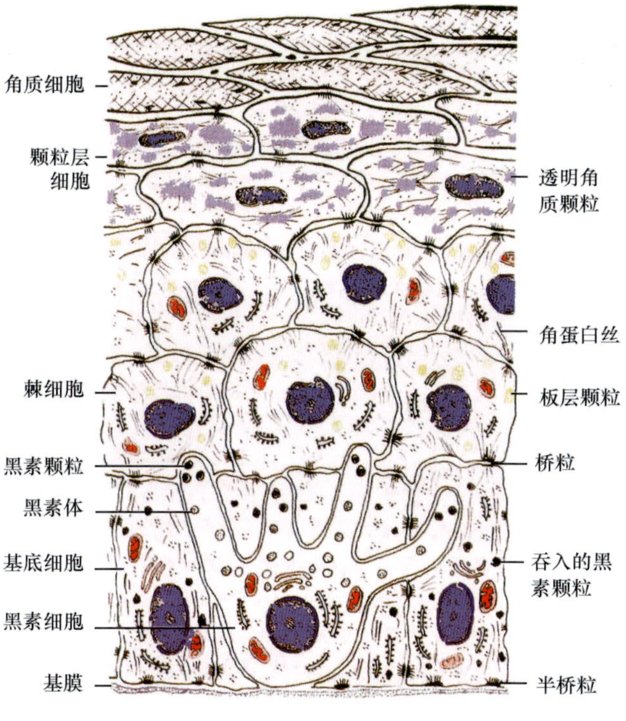

彩图 -3　角质形成细胞与黑素细胞超微结构模式图

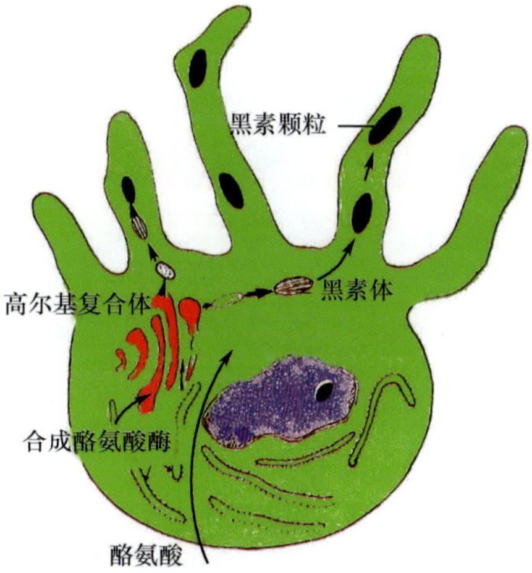

彩图 -4　黑素细胞超微结构模式图

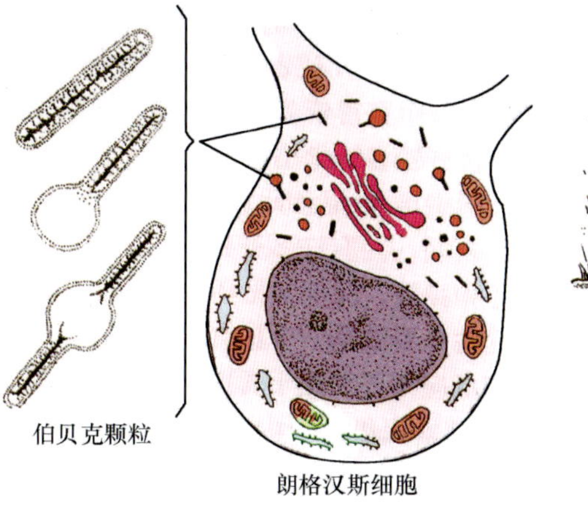

彩图 -5　朗格汉斯细胞超微结构模式图

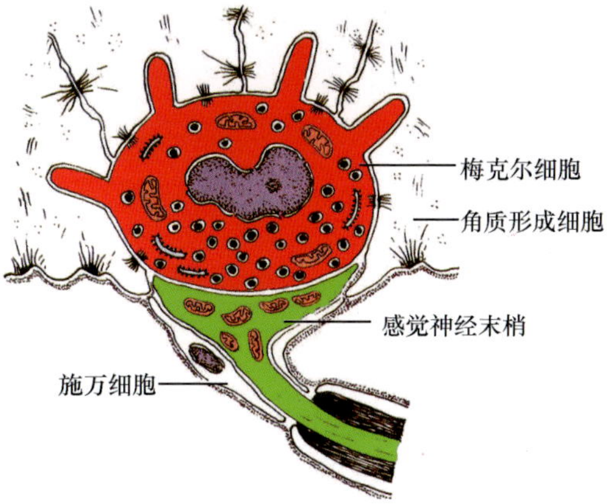

彩图 -6　梅克尔细胞与神经末梢超微结构模式图

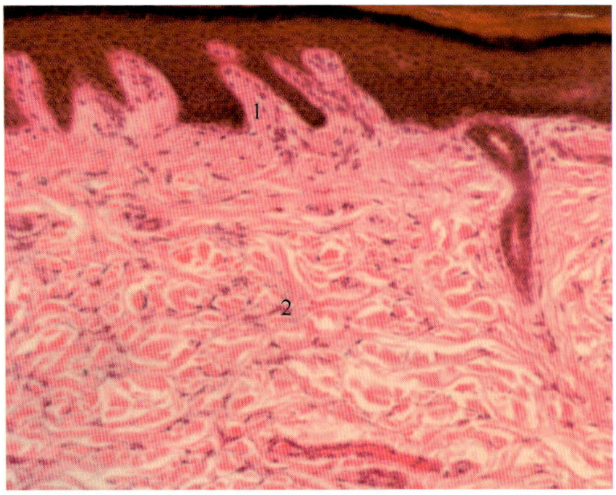

彩图 -7　手掌皮真皮光镜像，HE 染色，高倍

1. 乳头层；2. 网织层

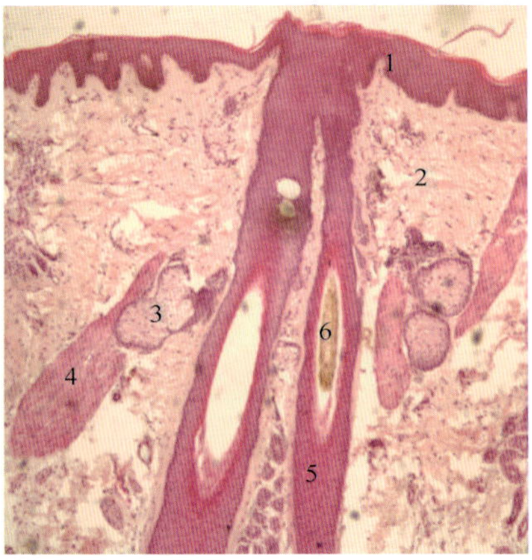

彩图 -8　头皮光镜像，HE 染色，低倍

1. 表皮；2. 真皮；3. 皮脂腺；4. 立毛肌；5. 毛囊；6. 毛根

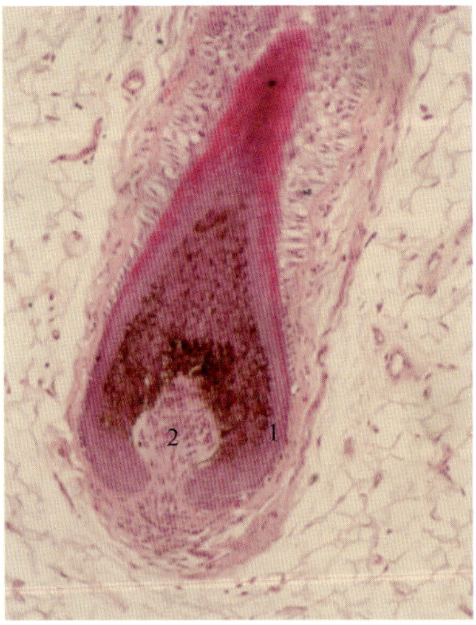

彩图 -9　毛球与毛乳头光镜像，HE 染色，高倍

1. 毛球；2. 毛乳头

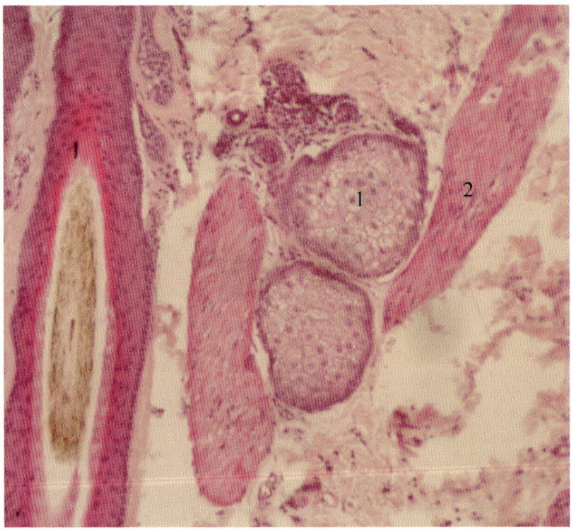

彩图 -10　皮脂腺与立毛肌光镜像，HE 染色，高倍

1. 皮脂腺；2. 立毛肌

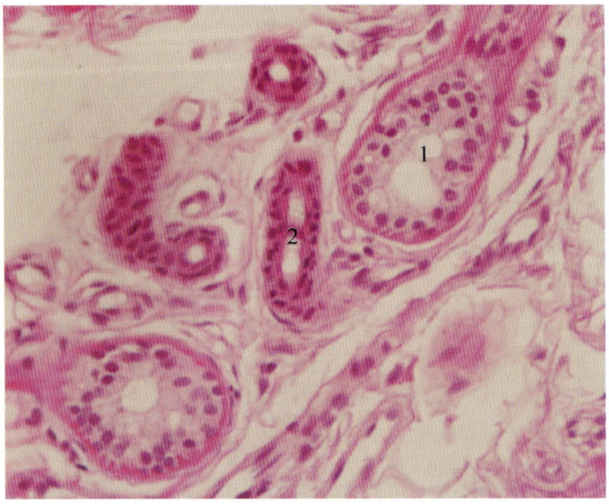

彩图 -11　外泌汗腺光镜像，HE 染色，高倍

1. 分泌部；2. 导管

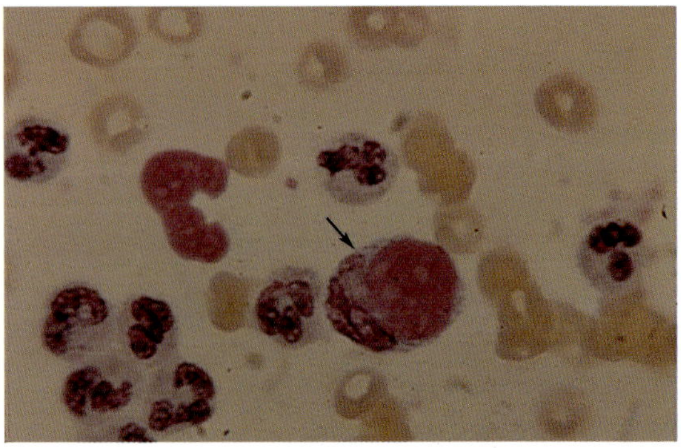

彩图 -12　箭头所示为狼疮细胞

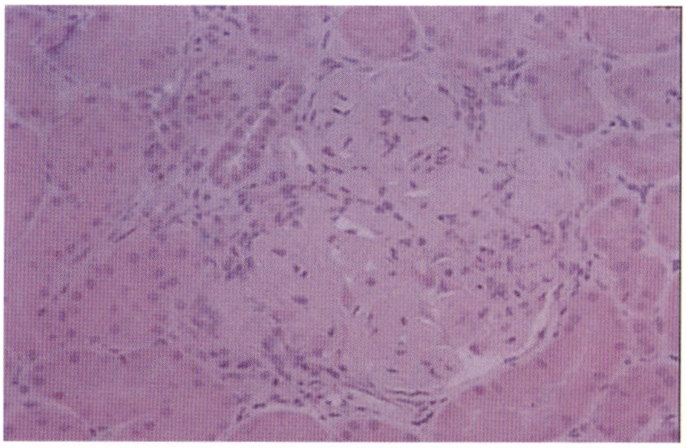

彩图 -13　狼疮性肾小球肾炎

肾小球毛细血管丛节段性纤维素样坏死，伴系膜细胞增生；间质炎细胞浸润

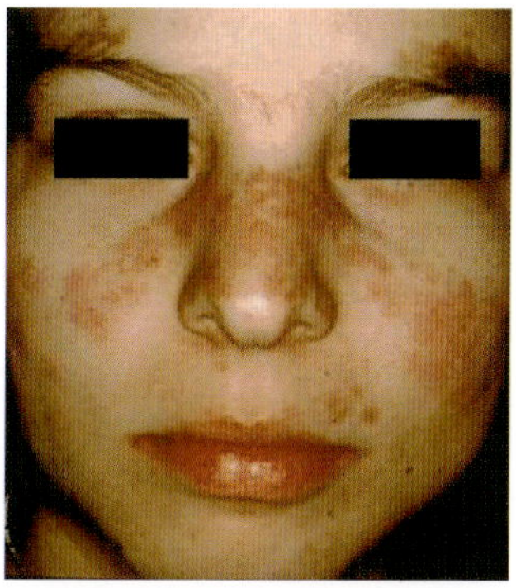

彩图 -14　面部蝶形红斑

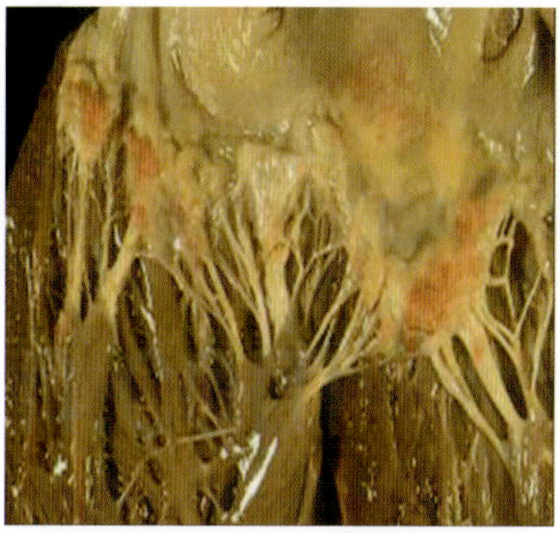

彩图 -15　红斑性狼疮的心瓣膜疣状心内膜炎二尖瓣上有疣状赘生物形成

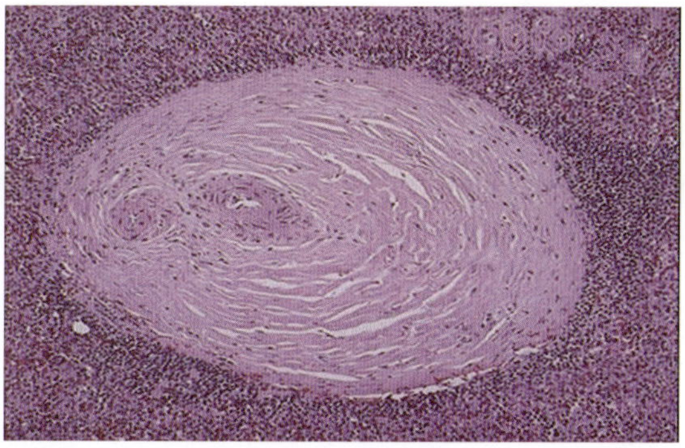

彩图 -16　红斑性狼疮之脾病变脾小体中央细动脉壁呈洋葱皮样结构

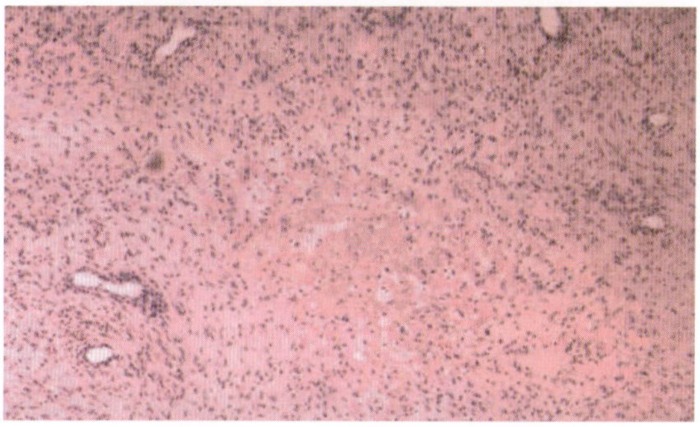

彩图 -17　类风湿性肉芽肿

中央为大片纤维素样坏死，周围有细胞核呈栅状或放射状排列的上皮样细胞，外围为肉芽组织

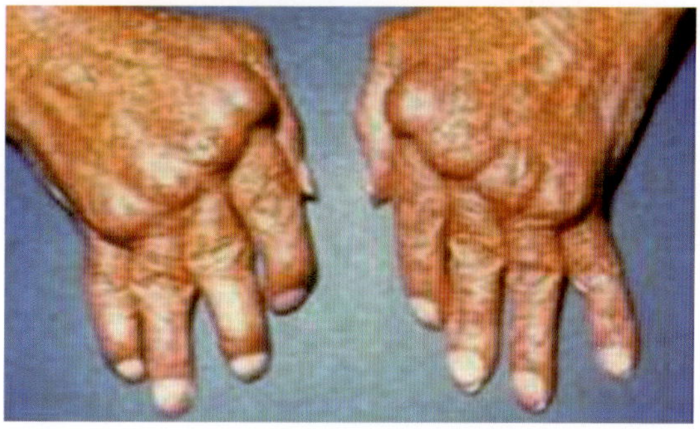

彩图 -18　尺侧偏斜畸形

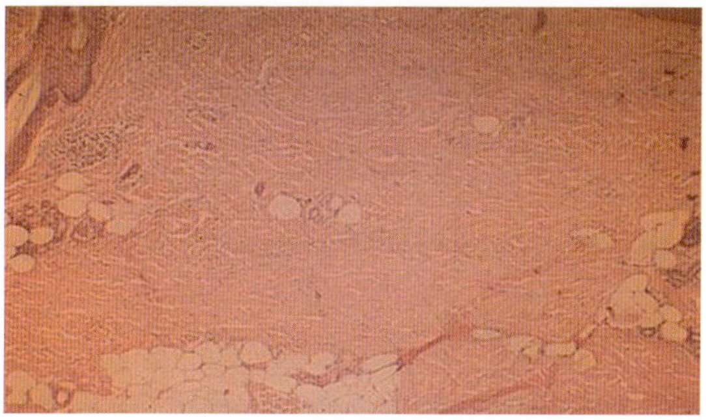

彩图 -19　真皮广泛纤维化

表皮萎缩变薄，附属器明显减少

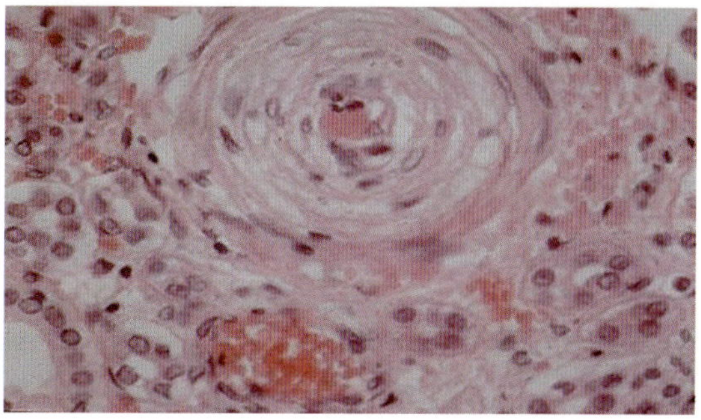

彩图 -20　增生性小动脉硬化

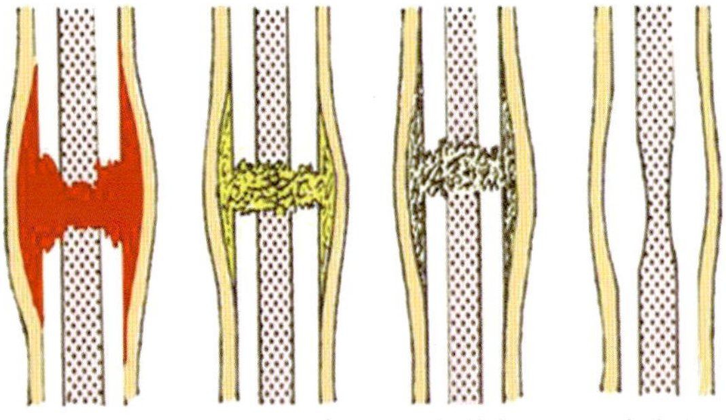

彩图 -21　骨折愈合过程模式图

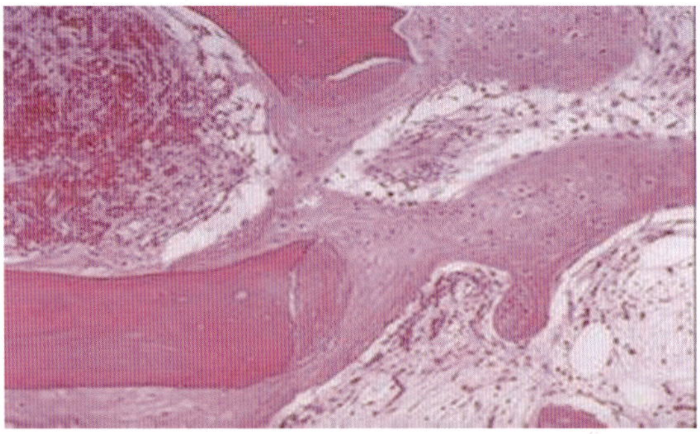

彩图 -22　骨痂

在幼稚编织骨骨小梁表面的骨母细胞排列成行

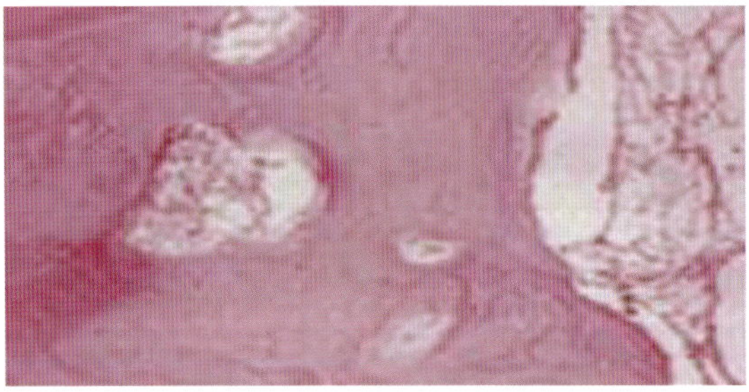

彩图 -23　眼眶骨瘤

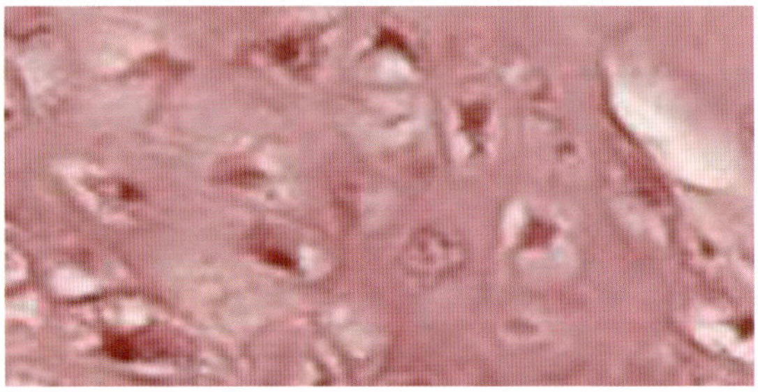

彩图 -24　软骨瘤

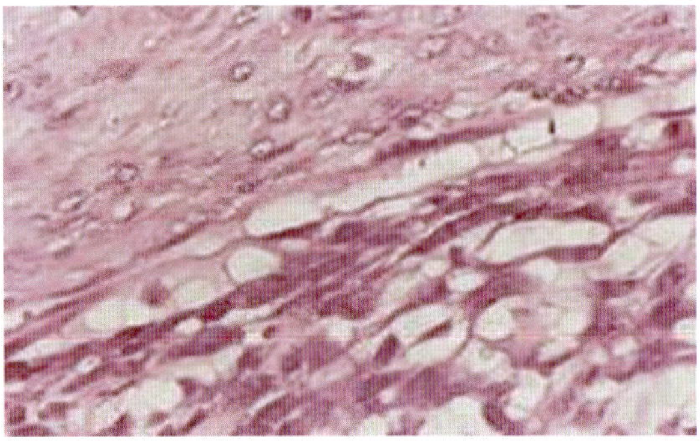

彩图 -25　软骨肉瘤

瘤细胞大小不等

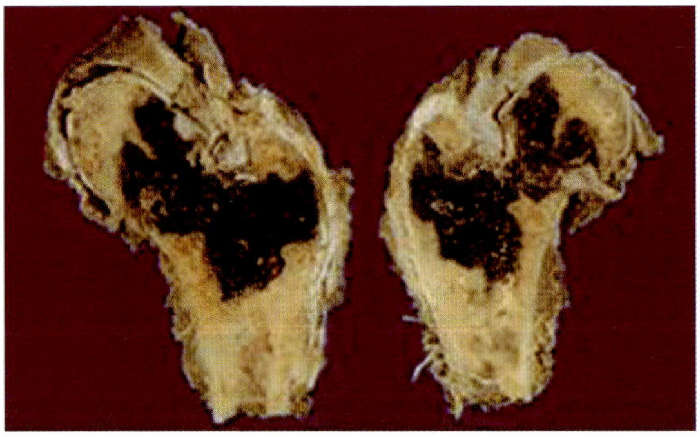

彩图 -26　骨巨细胞瘤

骨皮质破坏，合并出血、坏死

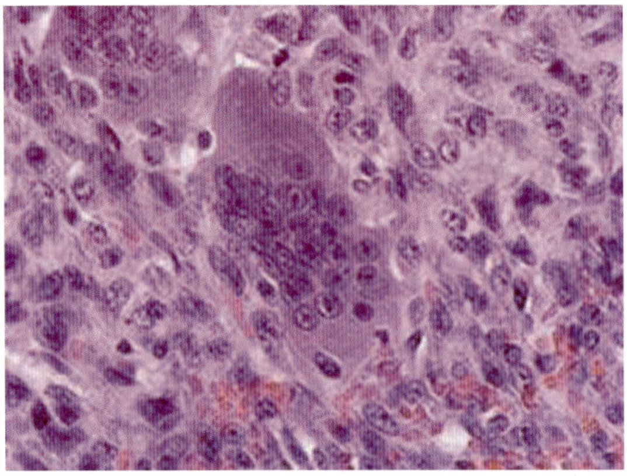

彩图 -27　骨巨细胞瘤（Ⅰ级）

肿瘤由大量基质细胞和多核巨细胞两种细胞组成

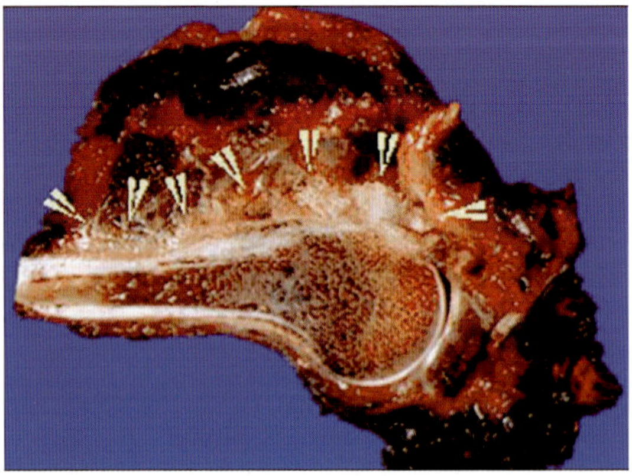

彩图 -28　骨肉瘤

股骨干骺端呈梭形肿大，骨干被包埋于中央，周围有清晰的放射状骨梁

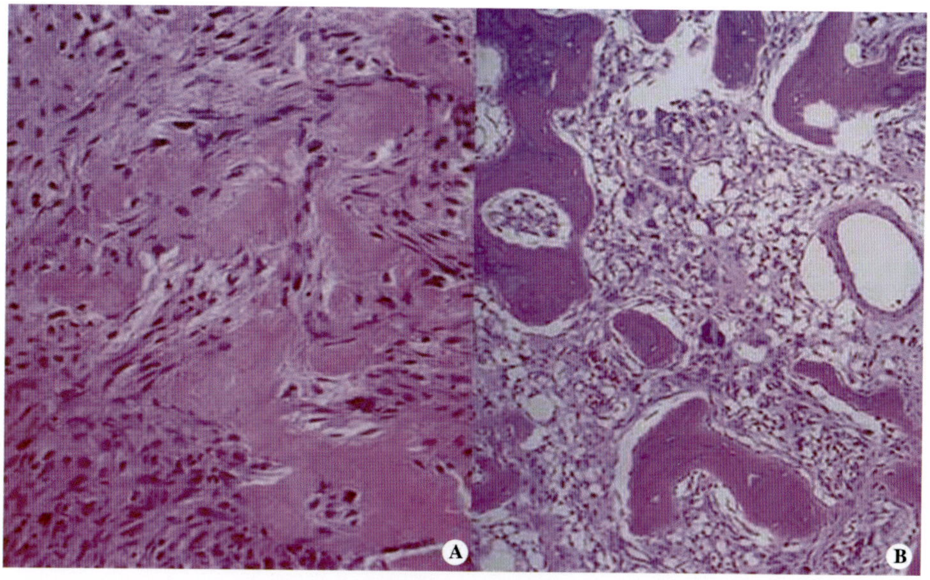

彩图 -29　骨肉瘤

多形性肉瘤细胞直接形成肿瘤性骨样组织 (A) 和骨组织 (B)

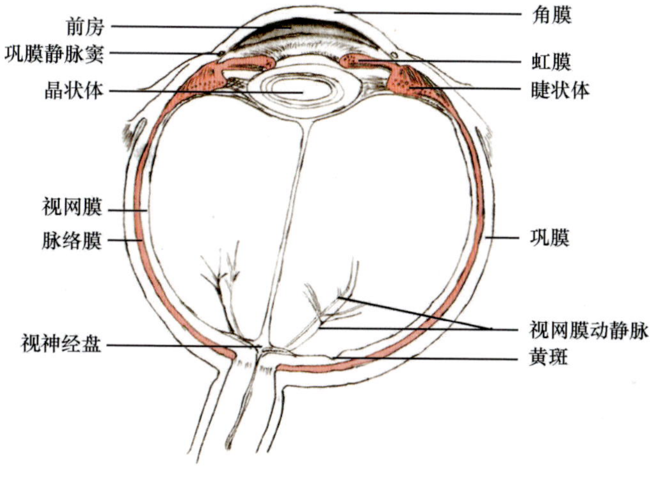

彩图 -30　右眼球水平切面

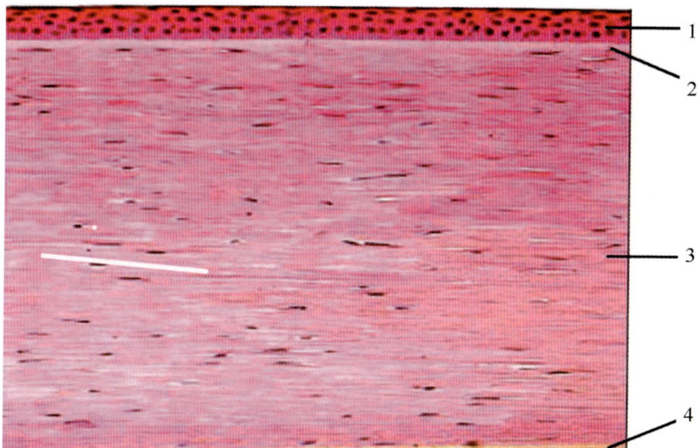

彩图 -31　角膜光镜图

1. 前上皮；2. 前界层；3. 角膜基质；4. 后界层；5. 角膜内皮

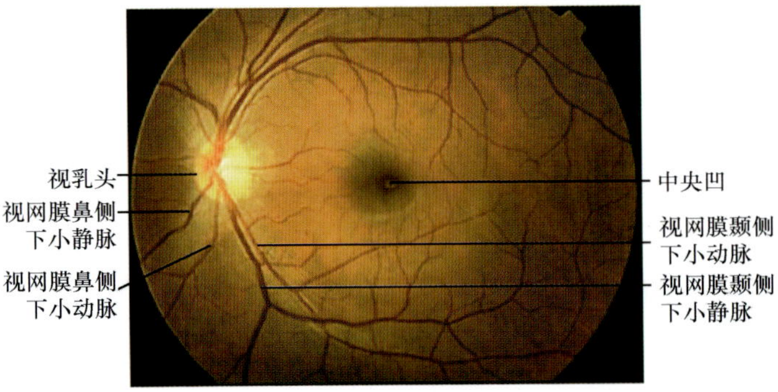

彩图 -32　右侧眼底

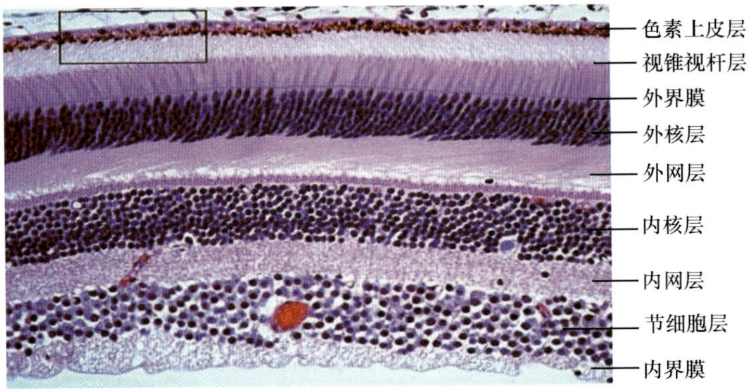

彩图 -33　视网膜光镜结构图

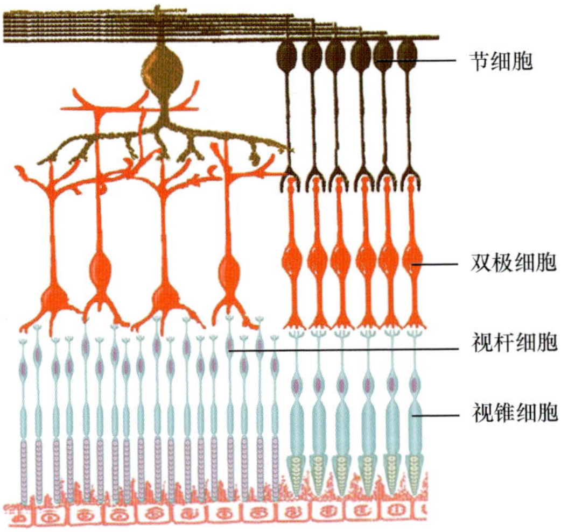

彩图 -34　视网膜神经细胞示意图

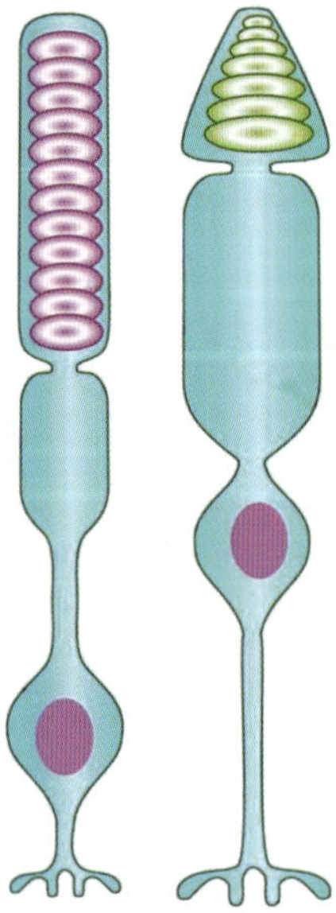

彩图 -35　视锥细胞和视杆细胞模式图

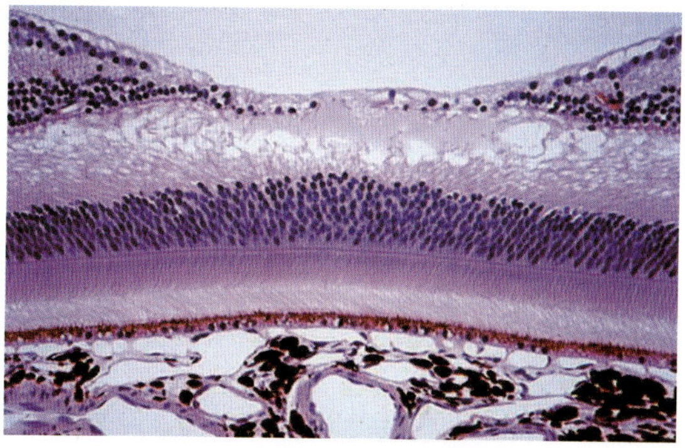

彩图 -36　黄斑结构图

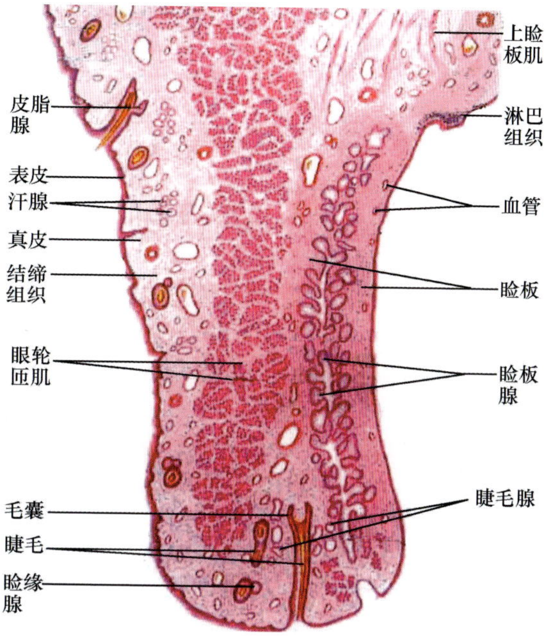

彩图 -37　眼睑结构图

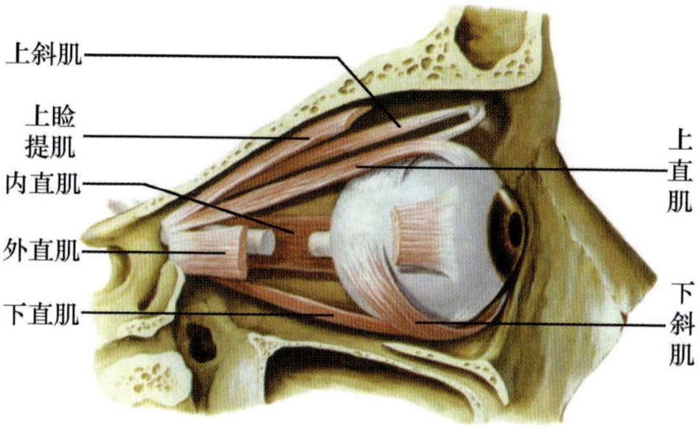

彩图 -38　眼球外肌

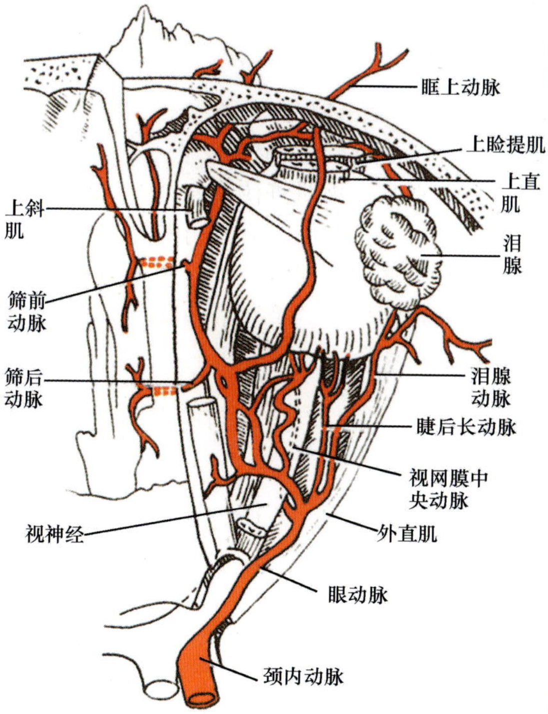

彩图 -39　眼的动脉

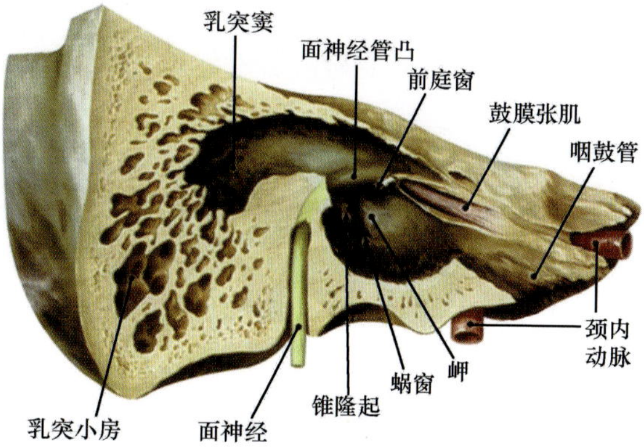

彩图 -40　鼓室内侧壁

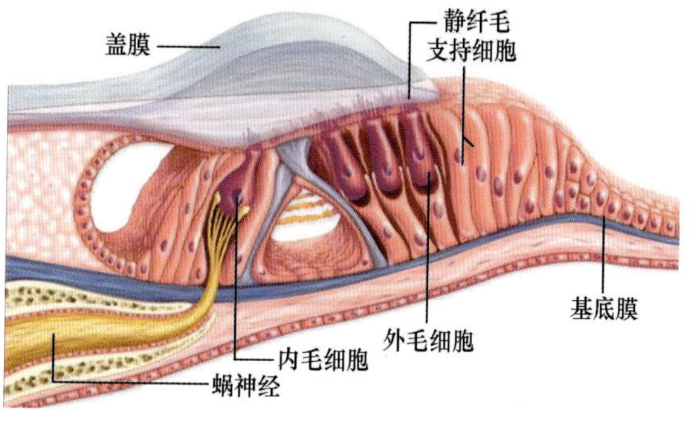

彩图 -41　螺旋器模式图

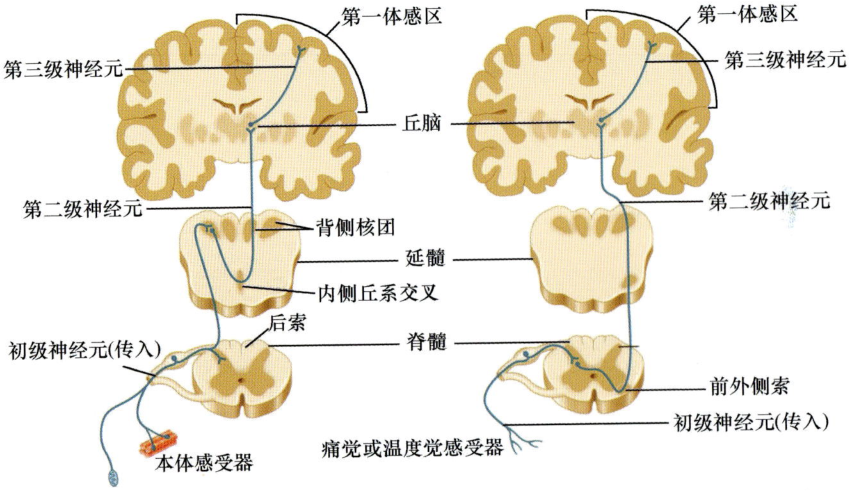

彩图 -42　躯体感觉传导通路示意图

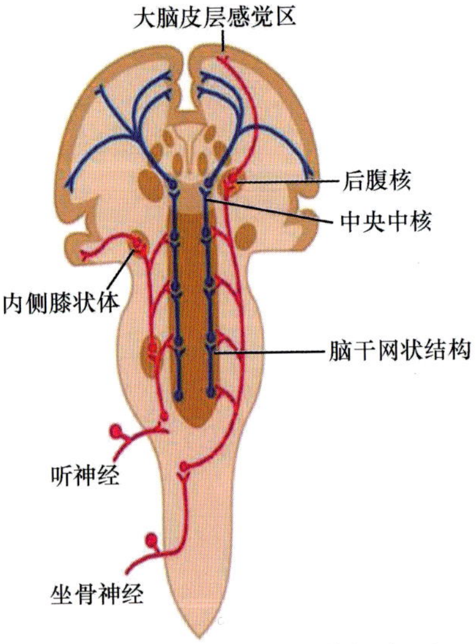

彩图 -43　感觉投射系统示意图

红线代表特异性投射系统，蓝线代表非特异性投射系统

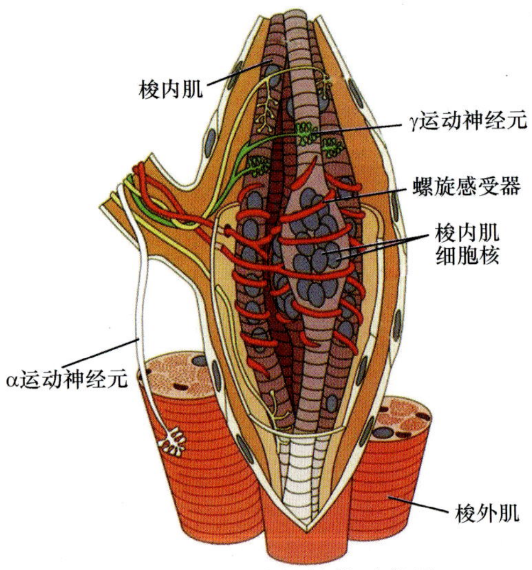

彩图 -44　肌梭的结构示意图

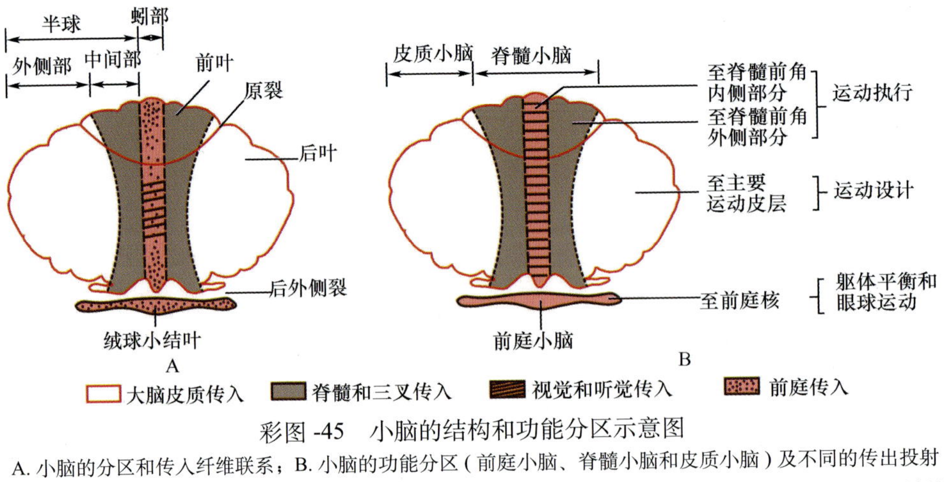

彩图 -45　小脑的结构和功能分区示意图

A. 小脑的分区和传入纤维联系；B. 小脑的功能分区（前庭小脑、脊髓小脑和皮质小脑）及不同的传出投射

A 中以原裂和后外侧裂可将小脑横向分为前叶、后叶和绒球小结叶三部分，也可纵向分为蚓部、半球的中间部和外侧部三部分，小脑各种不同的传入纤维联系用不同的图例在图下方表示